全国高等中医药院校规划教材

中医特色护理精品系列

中医护理导论

（供护理学专业用）

主 编

罗尧岳（湖南中医药大学）
李卫红（广西中医药大学）

副主编

刘 伟（山东中医药大学）
宋 阳（广州中医药大学）
王云翠（湖北中医药大学）
毕立雄（云南中医药大学）
王佳琳（成都中医药大学）

编 委（以姓氏笔画为序）

王丽霞（云南中医药大学）
王莉莉（河南中医药大学）
史红健（湖南中医药大学）
张 欢（辽宁中医药大学）
张秀芬（河北中医学院）
姚立群（福建中医药大学）
聂 莎（广西中医药大学）
顾 鸿（贵州中医药大学）

中国中医药出版社
·北 京·

图书在版编目（CIP）数据

中医护理导论 / 罗尧岳，李卫红主编 . —北京：中国中医药出版社，2020.1
全国高等中医药院校规划教材 . 中医特色护理精品系列
ISBN 978 – 7 – 5132 – 5611 – 7

Ⅰ . ①中… Ⅱ . ①罗… ②李… Ⅲ . ①中医学—护理
学—中医学院—教材 Ⅳ . ① R248

中国版本图书馆 CIP 数据核字（2019）第 122474 号

中国中医药出版社出版

北京经济技术开发区科创十三街 31 号院二区 8 号楼
邮政编码 100176
传真 010-64405750
赵县文教彩印厂印刷
各地新华书店经销

开本 850×1168 1/16 印张 12.25 字数 304 千字
2020 年 1 月第 1 版 2020 年 1 月第 1 次印刷
书号 ISBN 978 – 7 – 5132 – 5611 – 7

定价 49.00 元
网址 www.cptcm.com

社 长 热 线 010-64405720
购 书 热 线 010-89535836
侵 权 打 假 010-64405753

微信服务号 zgzyycbs
微商城网址 https://kdt.im/LIdUGr
官 方 微 博 http://e.weibo.com/cptcm
天猫旗舰店网址 https://zgzyycbs.tmall.com

全国高等中医药院校规划教材

中医特色护理精品系列

丛书编委会

总主编

何清湖（湖南中医药大学）

编　委（以姓氏笔画为序）

石国凤（贵州中医药大学）

白建英（河北中医学院）

毕怀梅（云南中医药大学）

刘建军（江西中医药大学）

李　超（辽宁中医药大学）

李卫红（广西中医药大学）

杨英豪（河南中医药大学）

吴　彬（广西中医药大学）

宋　阳（广州中医药大学）

陈佩仪（广州中医药大学）

陈莉军（山东中医药大学）

陈偶英（湖南中医药大学）

罗尧岳（湖南中医药大学）

赵殿龙（山西中医药大学）

胡　慧（湖北中医药大学）

高　静（成都中医药大学）

葛　莉（福建中医药大学）

潘晓彦（湖南中医药大学）

前　言

2016年，国家卫健委制定并印发了《全国护理事业发展规划（2016—2020年）》，明确指出将大力开展中医护理人才培养，各高等中医药院校也在探索有中医特色的应用型护理人才培养方案，并在进行课程改革探索。2019年10月，《中共中央 国务院关于促进中医药传承创新发展的意见》出台，强调改革人才培养模式，强化中医思维培养，改革中医药院校教育，调整优化学科专业结构，强化中医药专业主体地位，充分发挥中医护理在养生保健、疾病治疗、慢病管理、康复促进、健康养老等方面的作用。为促进中医护理人才培养，推动具有中医特色的护理学专业课程与教材建设，中国中医药出版社组织编写本套"中医特色护理精品系列"，并纳入"全国高等中医药院校规划教材"体系。

本套教材共5册，分别为：

1.《中医护理导论》：包括中医药文化和哲学基础（护理相关）、中医生理观、中医病理观、中医诊察病症的方法（四诊及辨证基础）等。

2.《中医护理基础》：包括中医护理原则、中医护理健康评估、饮食药膳护理、用药护理（中药基础、常用中药、常用方剂）、腧穴、康复护理、养生等。

3.《中医护理技能》：包括18项常用中医护理技术、临床专科护理技术、中医护理技能综合训练等。突出操作技能，并配备部分教学视频。

4.《中医临证施护》：包括临床各科常见病的辨证施护等，并运用案例导入和分析，突出中医护理临床思维训练。

5.《中医健康管理》：包括中医健康管理概论、社区特殊人群（妇女、儿童、老年人）中医健康管理、中医亚健康管理、慢病中医健康管理等。突出全人、全生命周期、全过程的健康管理。

本套教材联合全国十余所中医药院校的资深中医护理教师共同编写，知识体系完整，紧密结合临床和行业政策，突出了中医护理理论、特色护理技术以及临床辨证施护思维，同时配备了相关数字化补充资源。

丛书编委会

2019年11月

编写说明

为促进中医护理人才培养，推动具有中医特色的护理学专业教材建设，中国中医药出版社于 2018 年 5 月牵头启动全国高等中医药院校规划教材"中医特色护理精品系列"的编写工作。根据《普通高等学校本科专业类教学质量国家标准》——护理学本科中医护理模块（高等中医药院校）要求，结合中医护理学科知识体系特色，确定本套教材为《中医护理导论》《中医护理基础》《中医护理技能》《中医临证施护》《中医健康管理》（共 5 本），涵盖了中医护理的基本理论、基础知识、基本技能等内容，力求做到传承创新、与时俱进。

《中医护理导论》是引导学生明确中医护理学的基础理论和学科框架的一门重要的专业基础课。本课程的设置目的是让学生在专业学习的入门阶段，掌握中医护理的基本理论知识，培养中医护理的专业素质，了解中医护理的内涵及特点，为培养学生独立解决临床问题和创造性思维的能力奠定良好的基础。

在调研前期中医护理相关教材的基础上，本教材编写的出发点是传承和创新。本教材具有四方面的特点：一是突出中医基本理论在中医护理中的运用，达到中医药理论与中医护理理论的有机结合；二是突出中医思维的培养和理论特色，设中医哲学基础和思维方式章节，将阴阳学说、五行学说、整体思维、形象思维和辩证思维等写入教材，进行专题介绍；三是突出传统文化和中医药文化的关系，设中医药文化与中医护理章节，将儒道文化、传统医护伦理道德以及干支历法等写入教材，进行专题阐述；四是突出教材重要知识点，运用大量图表对重要内容进行梳理和呈现，且每章有学习目标和复习思考题，有利于学生对知识框架的理解、把握和思考。

本教材共七章（含绪论），具体编写分工为：绪论由罗尧岳编写，第一章中医药文化与中医护理由王佳琳、史红健编写，第二章中医哲学基础和思维方式由毕立雄、姚立群编写，第三章中医学的生理观由刘伟、张欢、王丽霞、顾鸿编写，第四章中医学的病理观由王云翠、张秀芬编写，第五章中医学的诊法与辨证基础由宋阳、王莉莉编写，第六章中医护理及养生原则由李卫红、聂莎编写，本教材学术秘书由史红健担任。

本书的编写得到了中国中医药出版社及全国十余所中医药高等院校等单位领导和专家的大力支持与指导，同时我们还借鉴了相关文献、教材的优秀内容。在此，一并致以诚挚的感谢！

在本教材编写过程中，全体编委认真、努力，不足之处，敬祈指正，以便再版时修订提高。

《中医护理导论》编委会

2019 年 11 月

目录

绪　论

【学习目标】

识记：中医护理学的基本概念与发展简史。

理解：中医护理学的基本特点。

应用：运用整体观念、辨证施护的思维指导临床实践。

一、中医护理学概要

中医学是研究人类生命活动中健康与疾病转化规律及其预防、诊断、治疗、康复和保健的综合性学科。其历史源远流长，是中华民族在长期的生产与生活实践中认识生命、维护健康、战胜疾病的宝贵经验总结，积累了丰富的防治疾病的经验，并在此基础上形成了独特的理论体系。

中医药是中华民族的伟大创造，是弘扬与传播中华优秀文化的有效载体，是维护人民健康的不竭动力。中医学"天人相应"的生态观，源于自然，适应自然，并维护自然；"形神统一"的动态生命观，注重形体、功能与精神、意识、思维于一体；"治未病"的早期干预思想；"辨证论治"以人为本的个体化诊疗模式，整体调节的综合治疗理念与丰富多彩的治疗方法等在养生保健、防病治病中具有不可替代的作用。

中医护理学是在中医药理论指导下，应用整体观念的理念，辨证施护的思维及特色的护理技术，指导临床护理、预防、养生、保健和康复的一门学科。作为中医学的重要组成部分，中医护理学有较完整的体系和丰富的内涵。中医护理学的理念、方法和技术被广泛运用于临床实践，发挥了重要的作用。

二、中医护理学的形成和发展

中医护理学理论的形成与发展经历了漫长的历史阶段。中医几千年来，医、护不分家，集医、药、护、技为一体。中医护理作为一种形式存在，在历史上并没有形成专门的学科，中医护理学内容散见于各医学著作中。中医学强调"三分治，七分养"，其中"七分养"的实践主要就是护理。随着中医学的发展，中医护理学也在不断地总结、研究和发展，并逐步走向成熟。

1.中医护理学萌芽时期

远古时期，人类在长期的生活与生产实践中，偶然受伤则设法涂裹包扎，身体疼痛不适则揉捏按压，天气变化则趋避寒温，这些本能的自身保护即是医护的开始。人们不断发现和总结一些具有预防疾病或康复作用的方法，逐步有了中医护理的萌芽。

2. 中医护理学形成和发展时期

春秋战国时期，中医护理学论述较全面，护理理论初步形成。周代人们开始进行除虫、灭鼠、改善环境卫生等防病调护活动，并有食医、疾医、疡医、兽医的社会分工和医学分科。战国初期，我国现存最早的古医书《五十二病方》中记载了用酒冲洗伤口消毒的方法，如"犬所啮……而令人以酒财沃其伤"，这是最早用酒精处理伤口的记载。《素问·脏气法时论》指出："毒药攻邪，五谷为养，五果为助，五畜为益，五菜为充，气味合而服之，以补精益气。"对疾病饮食宜忌做了较详细的论述，突出了饮食调护的重要意义。《素问·四气调神大论》指出："夫四时阴阳者，万物之根本也，所以圣人春夏养阳，秋冬养阴，以从其根，故与万物沉浮于生长之门。"提倡顺应四时气候变化，做好生活起居护理，预防疾病的发生。同时，对情志护理也有深刻的认识，认为情绪刺激或者情志过极可导致人体气机失调，气血失和，脏腑功能紊乱，诱发或加重疾病，如"怒则气上""喜则气缓""悲则气消""恐则气下""惊则气乱""思则气结"等，同时还指出医护人员在施护过程中，要注意与患者交谈的方式和方法。

汉代及三国时期，辨证施护及养生康复理论和实践得到发展。东汉末年张仲景所著《伤寒杂病论》开创辨证施护的先河，其中详细论述疾病的辨证施护理论。《伤寒论》以六经辨伤寒，《金匮要略》以脏腑论杂病。该书在生活起居护理、饮食护理、情志护理、用药护理以及中医护理技术操作等方面，都有了较大的发展，起到承上启下、继往开来的作用。《伤寒论·辨太阳病脉证并治》书中详细记载桂枝汤对煎药方法、服药方法、注意事项、药后观察及饮食宜忌，并提出护理八法，是辨证施护的重要内容。《伤寒论》中用蜜煎导通的方法通便，或用猪胆汁灌肠排出宿粪来治疗津枯肠燥、大便秘结，这是关于灌肠疗法的最早记载。《金匮要略·杂疗方》中最早开展急诊复苏护理的范例，详细记载了抢救自缢、溺死患者的具体操作过程。后汉名医华佗，首创酒服"麻沸散"作为外科手术的麻醉剂。他还是保健操的创始人，通过模仿虎、鹿、熊、猿、鸟五种动物的动作姿态，将体育与医疗、护理结合起来，创编了"五禽戏"。华佗认为："人体欲得劳动，但不当使极尔。动摇则谷气得消，血脉流通，病不得生，譬如户枢，终不朽也。"提出了世界最早的外科护理及康复护理理念。

晋唐时期，护理措施和技术不断发展。葛洪所著《肘后备急方》包括中医急救、五官科、传染病、外科、妇科、内科、精神科、伤科等论述，是集中医护理各科之大成。书中广泛涉及护理内容，记载了烧灼止血法，并首创以口对口吹气法抢救猝死患者的复苏术；记载了用海藻治疗瘿病，与后来人们发现的甲状腺肿大与缺碘有关相一致；记载了腹水的饮食护理，如："勿食盐，常食小豆饭，饮小豆汁，鲤鱼佳也。"还提出用狗脑敷治疯狗咬伤患者，开创了用免疫法治疗狂犬病的先河。著名医家孙思邈所著的《千金方》中，更加详细地介绍了各种临证护理、食疗、服药以及婴幼儿护理保健等内容，为儿科临证护理做出了巨大贡献。另外，他还发明了蜡疗和热熨法，并首创了用细葱管进行导尿，这一方法比1860年法国人发明的橡皮管导尿术早1200多年。

宋金元时期，护理措施和技术进一步充实。李杲所著的《脾胃论》提出"安养心神，调治脾胃"的学术见解，详细论述脾胃内伤病的饮食、精神及用药护理，强调无病亦须保护脾胃功能。朱丹溪所著的《格致余论》提出："人身阳常有余，阴常不足。"倡导滋阴降火的护治法则。寇宗奭所著的《本草衍义》中"水肿者，宜全禁之"与现代护理中水肿患者应无盐或低盐饮食一致。张从正所著的《儒门事亲》记载："置一竹簟，铺之凉地，使小儿寝其上，待其搐，风力行遍经络，茂极自止，不至伤人。"告诉护理者千万不能用强力按捺止搐。其中也记载了我国很早就有的坐浴疗法："脱肛，大肠热甚也，用酸浆水煎三五沸，稍热涤洗三五度，次以苦剂坚之，则愈。"

明清时期，中医护理理论和技术日趋成熟。明代著名医家李时珍不但为患者看病，还为患者煎药、喂药，并指导患者家属或弟子对患者实施护理。明末吴又可所著的《瘟疫论》中论述患者因大热、内热致烦渴、大渴者，不仅需要使用药物清热解毒，更需在护理上辅助降温解渴。吴鞠通所著的《温病条辨·中焦篇》记载了对流行性热病的不同病程及病情，制定了十分具体且合理的饮食菜单。叶天士所著的《温热论》为温病学说理论体系的形成奠定了基础，其中系统阐述温病的发展规律，提出温病卫、气、营、血四个阶段辨证论治与辨证施护的纲领；其还对老年病防护及情志护理方面进行了论述。陈耕道所著的《疫痧草》中记载，清朝时，朝廷采取隔离措施，特设"查痘章京"一职，专查天花患者，并强令其迁出四五十公里以外居住，这是对传染病的防疫隔离措施。明清时代预防天花，已广泛且有效地应用人痘接种技术，这种措施为人工免疫法的先驱。

3. 中医护理学渐趋独立时期

1840 年鸦片战争后，西方医学在我国广泛流传和渗透。医疗实践活动分工日益明确，由医生、助手、徒弟、患者及家属共同承担医疗及护理职责。清政府中一些主张"自强求富"的官员开办的"京师同文馆"，可以说是我国近代最早的医学院。名医陈虬在浙江瑞安创办了近代早期较有影响的新式中医学堂——"利济医学堂"。其办学思想、教材、学制、经验以及考试实习制度等方面，为日后成立护士学校奠定了基础。随后上海等地创办中医院，护士队伍逐步形成。尽管当时没有中医护士，但在中医师的指导下，中医院或中医诊所工作的护士也能运用各种中医护理技能为患者解除病痛，是中医护理学发展的先驱。

4. 中医护理学蓬勃发展时期

新中国成立后，毛泽东主席作出重要指示："中国医药学是一个伟大的宝库，应当努力发掘，加以提高。"国家对中医药高度重视。随后在全国范围内相继开办中医医院，并对医、药、护等教育进行了大量的投入，中医护理学专业应运而生，初步培养了一支中医护理学的专业队伍。1956 年，南京中医学院附属卫校率先在全国开设中医护理学专业。1958 年，中国第一部中医护理学专著《中医护病学》问世，供中医护士学校教学所用。1960 年出版的《中医护理学概要》，为中医护理学科发展奠定了基础。

1984 年 6 月，在南京召开的第一次全国中医、中西医结合护理学术交流会上成立了中华护理学会中医护理学术委员会、中西医结合护理学术委员会。从此，中医护理学逐步成为一门独立的学科。1985 年，卫生部中医司下发了《中医护理常规和技术操作规程》，实行了中医护理查房和书写中医护理病历制度，对中医护理工作提出初步的规范和要求。

2010 年，国家中医药管理局发布的《中医医院中医护理工作指南》中明确规定，中医医院必须增加中医护理内容，包括生活起居护理（主要包括病室及环境、口腔护理、皮肤护理等）、用药护理（主要包括中药内服、熏洗、足浴、贴敷、灌肠、静脉给药等用药护理，药食作用指导及不良反应护理等）、饮食护理（主要包括普通膳食、治疗膳食护理和饮食健康养生指导等）、情志护理（主要包括情绪调整、心理调护等）、康复护理（主要包括语言、肢体功能锻炼的中医保健操、健身操、音乐疗法等）以及专科护理（主要包括疾病护理、症状护理等）。

2011 年，卫生部关于印发《中国护理事业发展规划纲要（2011—2015 年）》中明确指出，大力发展中医护理，提高中医护理水平，发挥中医护理特色和优势，注重中医药技术在护理工作中的应用。中医医疗机构和综合医院、专科医院的中医病房要按照《中医医院中医护理工作指南》《中医护理常规、技术操作规程》等要求，积极开展辨证施护和中医特色专科护理，加强中医护理在老年病、慢性病防治和养生康复中的作用，提供具有中医药特色的康复和健康指导，加强中西医护理技术的有机结合，促进中医护理的可持续发展。

2016 年，国家卫生计生委关于印发《全国护理事业发展规划（2016—2020 年）》中明确指出，大力开展中医护理人才培养，促进中医护理技术创新和学科建设，推动中医护理发展。国家中医药管理局组织制定并实施中医护理常规、技术规范和人才培养大纲等。中医医疗机构和综合医院、专科医院的中医科要积极开展辨证施护和中医特色专科护理，创新中医护理模式，提升中医护理水平。充分发挥中医护理在疾病治疗、慢病管理、养生保健、康复促进、健康养老等方面的作用，推动中医护理进一步发展。

党的十八大以来，习近平总书记多次对中医药发展作出重要指示，国务院《中医药发展战略规划纲要（2016—2030 年）》与《中华人民共和国中医药法》颁布实施，标志着中医药发展成为国家战略，中医药进入全面发展的新时代。党的十九大报告提出"坚持中西医并重，传承发展中医药事业"，发挥中医药在建成小康社会、建设健康中国中的作用。通过防病治病实践，弘扬中华优秀文化，使"中医药是打开中华文明宝库的钥匙"精神落到实处。推进中医药保护传承与利用，全面提高中医防病治病能力，为民众提供全方位全周期的健康服务。大力普及中医药知识，提高国民健康素养与水平，为人类健康做出贡献。

三、中医护理学的基本特点

中医护理学秉承了中医学整体观念和辨证论治的基本特点，并由中医护理人员将其进一步继承和发扬，其基本特点主要是整体观念和辨证施护。另外，中医护理学区别于西医护理学，有独特的护理技术与方法，并提倡未病先护的理念。

（一）整体观念

整体观念，是中医关于人体自身的完整性及人与自然、社会环境的统一性的认识。整体观念认为，人生活在自然和社会环境中，人体的生理功能和病理变化，必然受到自然环境、社会条件的影响。整体观念主要体现在人体自身的整体性和人与自然、社会环境的统一性两个方面。

1. 人体是一个有机的整体

人体是一个有机的整体包括五脏一体观和形神一体观。中医学认为，人体以心为主宰，五脏为中心，通过经络系统的联系与沟通，将各脏腑、五官、孔窍以及皮毛、筋肉、骨骼等组成一个整体，通过精、气、血、津液的作用，来完成人体统一协调的功能活动。人体是一个有机的整体表现在生理上互相协调，密切配合；在病理上，机体某一局部的病理变化，常与全身的脏腑、气血、阴阳的盛衰有关，彼此相互影响。因此，在诊治病症时，可以通过面色、形体、舌象、脉象、神态等外在的变化，判断机体内在的病变，治疗和护理倡导从整体出发，综合调理。如《素问·阴阳应象大论》中"从阴引阳，从阳引阴，以右治左，以左治右"，《灵枢·终始》中"病在上者下取之，病在下者高取之"等，均是整体观在护治中的体现。

2. 人与环境有密切联系

即天人一体观。一方面，人与自然环境是统一的。自然界中，人类生活不断地调整自我，以适应自然界的变化，而自然界气候变化反过来对人体的生理也产生影响。如《素问·宝命全形论》曰："天地合气，命之曰人。""人以天地之气生，四时之法成。"自然界的各种变化，如寒暑更替、昼夜变化、地域变迁等，对人体的生理病理产生影响。当人体不能适应时，就会发生疾病。如《灵枢·邪客》曰："此人与天地相应者也。"另一方面，人与社会环境也是相统一的。人是社会的一员，具有社会属性。政治、经济、文化、法律、人际关系及婚姻等社会因素，影响着人体的各种生理、心理活动及病理变化，而人在与社会环境交流中，维持着生命活动本身的有序和平衡。当社会环境变化时，人体若是不能适应此变化剧烈的环境，就会造成生理及心理功能紊乱，危害身心健康，从而产生疾病。

中医学的整体观，坚持"以人为本"，强调人与自然、人与社会、精神与形体以及形体内部的整体性联系。因此，认识生命、健康、疾病等问题，不仅着眼于人体自身，而且重视自然环境和社会环境对人体的各种影响。而现代整体护理要求对护理对象进行从预防保健到促进康复的全身心、全过程、全方位的系统化护理，这和中医整体观不谋而合。明确中医护理整体观念的含义和作用，在临床实践中充分考虑到人体是一个有机的整体及人和自然界的密切联系，对整体护理的实施有重要影响及推动作用。

（二）辨证施护

辨证施护时要正确认识病、证、症三者之间的关系。病是指某一种疾病全过程的总体属性、特征和规律的概括。疾病的临床表现以症状（主观感觉）、体征（客观指标）为基本组成要素，是辨证的基础和依据，称为症。证，即证候，是疾病过程中某一阶段或某一类型的病理概括，包括病变的部位、原因、性质及邪正关系。一般由一组相对固定的、有内在联系的、能揭示疾病某一阶段或某一类型病变本质的症状和体征构成。辨证施护包括辨证和施护两部分，是通过四诊（望、闻、问、切）所收集的有关疾病的资料，包括症状和体征，运用中医学理论进行分析、综合，辨清疾病的原因、性质、部位及发展趋向，然后概括、判断为某种性质的证候，并根据辨证的结果有针对性地采取具体护理措施。辨证与施护是认识和护理疾病过程中相互衔接不可分割的两个方面：辨证是认识疾病，确立证候；施护是依据辨证的结果，确立具体护理措施。辨证是施护的前提和依据，施护是护治疾病的手段和方法。因此，辨证与施护是理论与实践相结合的体现，是在中医理论指导下运用的一个基本护理规范。只有力求辨证准确，才能选择合理有效的护理措施，提高临床护理的针对性。

在临床上，中医护理主要着眼于"证"的不同，体现出"证同护亦同，证异护亦异"的实质。有时可见同一种病包括几种不同的证，或不同的病在其发展过程中出现同一种证，在辨证施护的指导下，采取"同病异护"或"异病同护"的方法。

（三）独特技法

中医护理有一套不同于现代护理学的方法与技术，如艾灸术、刮痧术、推拿术、热熨术、拔罐术、贴药术、火疗术、熏洗术等，不仅经济实用，且疗效显著、副作用小，具有简、便、廉、验的特点，是中医临床护理实践中的重要手段。近年来，临床上还开展了中药离子导入法、中药保留灌肠法、超声雾化吸入法、天灸法、督灸法、火疗法等，这些新技术在继承传统的方法与技术上，又做到在此基础上创新，具有较好的临床疗效，不仅丰富了中医护理技术的内容，且扩大了护理的范围，使中医护理发挥着更大的作用。

（四）未病先护

《黄帝内经》中的"夫圣人不治已病治未病"，唐代著名医学家孙思邈提出的"上医治未病之病，中医治欲病之病，下医治已病之病"，均重视养生和保健，提倡疾病应防患于未然。《中医药发展战略规划纲要（2016—2030年）》中提出要大力发展中医养生保健，在治未病中，中医要发挥主导作用；在重大疑难疾病救治中，中医要发挥协同作用；在预防康复医疗中，中医要发挥核心作用。从古至今，中医的治未病有其独特的理念、完整的理论体系、思维方法以及大量养生保健的经验知识。因此，将中医治未病的理念、思维方法和经验融入疾病的治疗及护理过程，做到未病先护，具有重要意义。

四、《中医护理导论》的主要内容

中医护理导论，是阐释和介绍中医护理学的基本理论、基本知识、基本思维方法及中医护理文化的课程。该课程为学习其他课程和临床运用中医护理奠定了理论基础。

课程的内容主要包括中医药文化、中医哲学基础和思维方式、中医学的生理观、中医学的病理观、中医学的诊法与辨证基础、中医养生及调护原则等六个部分。其中，中医药文化介绍儒道文化和传统伦理道德等，以及其在护理中的体现及应用；中医哲学基础和思维方式主要阐述古代哲学的阴阳学说、五行学说、主要思维方式及其在中医护理中的应用；中医学的生理观主要阐述和介绍人体生理方面的基本理论、基本概念、基本知识，主要包括藏象、气血津液神、经络及体质等内容；中医学的病理观主要介绍人体病理方面的基本理论、概念与知识，包括主要的病因与疾病的基本病机；中医学的诊法与辨证基础主要阐述四诊与辨证的基本理论、知识和方法；中医养生及调护原则主要介绍中医养生调护的概念、基本原则和方法。

【复习思考题】

1. 简述中医护理学基本概念。
2. 简述中医护理学各发展阶段的特点和创新。
3. 中医护理学的基本特点包括哪些方面？
4. 何谓辨证施护？

扫一扫，知答案

第一章　中医药文化与中医护理

【学习目标】

识记：儒家文化和道家文化的创始人及核心思想。

理解：儒道文化对中医护理学的影响，干支历法的推算，传统医护伦理道德的优良传统和历史局限。

应用：将儒道文化、传统伦理道德运用于当代医疗护理实践。

中医药文化是中国传统文化的重要组成部分，其哲学体系、思维模式、价值观念、发展历程都与中国传统文化一脉相承、休戚相关。中华民族创造了中国传统文化，中国传统文化孕育了中医药文化。可以说，在遗存至今的传统知识体系中，没有任何一门学科能像中医学这样全方位地蕴涵着中国传统文化的方方面面。学习中医药文化及其与中医护理学的关系，不仅有助于护理人员进一步掌握中医药文献，研习中医护理，而且可以促进和提高自身道德修养。

第一节　儒道文化

中国传统文化延绵数千年，辉煌灿烂，在长期的历史进程中，涌现了很多著名的学术流派。春秋战国是思想和文化最为辉煌灿烂、群星闪烁的时代，这一时期，出现了诸子百家相互争鸣的学术局面，在中国传统文化发展史上占有重要的地位。而在诸子百家之中，地位最高、影响最大的两位思想家，无疑是孔子和老子；渗透最深、流传最久的学派，无疑是儒家学派和道家学派。本节重点介绍儒家和道家两大学术流派的基本内容及其对中医护理学的影响。

一、儒道文化概况

（一）儒家文化

儒家文化是以儒家学说为指导的文化流派，是中国传统文化的核心和主导。儒家学说为春秋时期孔子所创，以孔、孟之学为学术代表，其文化精髓包括仁、义、礼、智、信、恕、忠、孝、悌、勇等，核心思想是"仁"。儒家文化的经典著作主要有《周易》《诗经》《尚书》《礼记》《春秋》《孟子》等。

"儒"最初指的是冠婚丧祭时司仪的祭官，他们掌握着一些与巫术掺杂的古代天文知识和礼仪规则。至春秋时期，"儒"成为传授礼仪知识的职业者。孔子从事过"儒"的工作，具备"儒"的修养，他提出"克己复礼""仁者爱人"等对后世影响深远的一系列重要思想体系，于春秋末期创立了儒家学派。战国时期，儒家内部分化形成八个学派，主张性善论的孟子与主张性恶论的荀子是这一时期儒家的重要代表。汉代，董仲舒提出"罢黜百家，独尊儒术"，得到汉武帝的赏识与推行，儒家思想由此成为官方的统治意识，取得了正统的地位。魏晋时期，由于玄学和佛学的发展，儒家曾一度受到冲击。至唐代，孔颖达等奉敕编写《五经正义》，儒家思想再度受到重视。宋代，儒家吸收了道教、佛教的思想，更加完善和哲理化，发展为理学，之后又发展为心学，成为明代的显学。至清代，又演变成经世致用的实学。随着时代的变迁，儒家思想不断演进，作为中国传统文化的主导思想之一，对中华民族的政治、思想、科技、文化和艺术等各个方面都产生了巨大而深远的影响。

（二）道家文化

道家文化，是春秋时期哲学家老子在总结古老道家思想精华的基础上，形成的以"道"为核心思想的文化流派，其学说以"道"为最高哲学范畴，认为"道"是世界的最高真理，是宇宙万物的本源，是宇宙万物赖以生存的依据。道家的代表人物是老子和庄子，经典著作主要有《老子》《庄子》《列子》等。

古代道家是一种思想流派，最早可追溯到上古时期。至春秋时期，老子集古圣先贤之大智慧，提出了以"道"为核心的完整系统理论，标志着道家思想正式形成。庄子继承和发展老子的思想，提出自然天道观和相对主义认识论，后世合称"老庄"。道家文化在演变发展过程中出现了分化：其一是兴于战国，盛于秦汉的"黄老之学"，这一学派借黄帝之名、宗老子之说，以道家思想为主，兼容法家、墨家、儒家、阴阳家等学术流派的观点；其二是产生于魏晋时期的"老庄之学"，又称玄学、新道家，兼容儒家和道家思想于一体。此外，道文化还衍生出了与道家思想同一文化体系的道教。作为中国本土宗教，道教创立于东汉时期，至南北朝的北魏时期逐渐定型。著名英国科学史家李约瑟在《中国科学技术史》中提到："道家哲学虽然含有政治集体主义、宗教神秘主义以及个人修炼成仙的各种因素，但它却发展了科学态度的许多最重要的特点，因而对中国科学史是有着头等重要性的。此外，道家又根据他们的原理而行动，由此之故，东亚的化学、矿物学、植物学和药物学都起源于道家。"可见，道家文化在中国传统文化中占据了重要的地位。

二、儒道文化在中医护理学中的体现

中医护理学成长于中国传统文化的土壤中，其形成和发展必然受到在中国传统文化中占重要地位的儒道文化的影响，具体体现在以下几个方面：

（一）儒家文化在中医护理学中的体现

1.儒家的人本观念与中医护理的科学精神

儒家坚持以人为本，反对以神为本。《论语·述而》中记载："子不语怪力乱神。"《论语·先进》中记载："未能事人，焉能事鬼？"以及"未知生，焉知死？"均表明了孔子在鬼神、生死问题上的基本态度：重视现世人生的意义，不提倡去崇拜鬼神，也不把注意力放在来世或死后的情形上。

儒家文化高举人本主义大旗，坚持现实生活与道德理想统一的基本观点，对中医护理学的唯物主义思想起到了坚定的支撑作用。如《素问·五脏别论》中记载："拘于鬼神者，不可与言至德。"

2. 儒家的核心思想与中医护理的人文精神

"仁"是儒家的核心思想，儒学的本质是仁学。孔子说："仁者，人也"（《中庸》），指出仁是为人的本质。"仁"既是一种道德情感和心理状态，又是一种客观的实践活动，更是一种主观的修养境界，儒家"仁"的思想对中医护理学的人文精神产生了积极的影响，主要体现在以下几个方面：

（1）不分贵贱，一视同仁　儒家提倡"有教无类"（《论语·卫灵公》），不管什么人都可以受到教育，不能因为贫富、贵贱、智愚等原因把一些人排除在外。医家则主张对患者不分贵贱贫富，一视同仁。如唐代医家孙思邈在《备急千金要方》第一卷论"大医精诚"："凡大医治病，必当安神定志，无欲无求，先发大慈恻隐之心，誓愿普救含灵之苦，若有疾厄来求救者，不得问其贵贱贫富，长幼妍媸，怨亲善友，华夷愚智，普同一等，皆如至亲之想。"

（2）尊重患者，礼让同行　儒家主张以礼敬人，荀子在《修身》中说："人无礼则不生，事无礼则不成，国无礼则不宁。"对于医家，除了关心、同情和爱护患者外，还必须尊重其人格；对于同行，也要恭敬、谦和、礼让。如《备急千金要方·大医精诚》所记载："夫为医之法，不得多语调笑，谈谑喧哗，道说是非，议论人物。炫耀声名，訾毁诸医，自矜己德。"明代陈实功在其所著的《外科正宗》中亦有篇章进行论述，分为"医家五戒"和"医家十要"。

（3）慎独修身，人文为本　儒家提倡"修身"和"慎独"，《礼记·大学》记载："古之欲明明德于天下者，先治其国；欲治其国者，先齐其家；欲齐其家者，先修其身。"认为修身是齐家、治国、平天下的先决条件。古代医家也强调医者要恪守道德规范，加强自我修养。

医学具有治病、救人、济世之功德，所以被称为"仁术"。医者的道德修养是"仁术"的重要特征，要求医家不但要有精湛的医术、强烈的社会责任感，还要有博施济众、爱护生命的意识。儒倡仁义，医知博济，二者相合，形成了中医护理学以仁爱之心行精诚之术，把儒家美德寓于医疗的人文精神。

3. 儒家的哲学理念与中医护理思维方式

阴阳学说和五行学说是中国古代传统文化中的两种宇宙观和方法论，儒家文化促进了阴阳、五行理论学说的形成、完善和发展，以及两者之间的汇合。由于儒家学说的影响，阴阳、五行理论才得以确立和传播，并逐渐成为系统的哲学理论，从而对中医护理学的理论体系构建起到重要作用。同时，作为思维方法，在"阴阳消长""五行生克"中，也包含了丰富的辩证思维和医疗实践的深刻阐述。

取象比类是儒家的一种传统思维方法，《易传·系辞上》曰："易与天地准，故能弥纶天地之道……范围天地之化而不过，曲成万物而不遗，通乎昼夜之道而知。"《黄帝内经》在构建中医护理学理论体系时，受到取象比类思维模式的影响，用自然之理来解释人体生命之理。如《黄帝内经》对阴阳理论的阐述，就运用了《周易》"立天地之道，曰阴曰阳"的原理，用阴阳的属性概念"数之可百，推之可万"。

4. 儒家的中庸思想与中医护理的平衡观念

中庸是儒家智慧之精髓，"中"意为不偏不倚；"庸"有两义，即"用"与"常"。"中庸"即用中，以中为常道，承认事物中对立"两端"的客观存在，但主张采取调和之法，以防止斗争激化和矛盾转化。中庸的基本方法论原则，被广泛运用于思想认识和社会活动的各个领域，也对中医护理学产生了重要影响，主要体现在阴阳平衡的理论方面。

NOTE

在生理方面，中医学认为阴阳平衡是生命运动的理想状态，是人体健康的标志。《素问·调经论》曰："阴阳匀平……命曰平人。"《灵枢·终始》曰："平人者不病。""平"就是阴阳平衡，血气中和的意思。阴阳平衡的关键，则是适中、适度，《素问·生气通天论》曰："凡阴阳之要……因而和之，是谓圣度。"

在病理方面，中医学认为"生病起于过用"，由于"太过"或"不及"导致"失中为病"。认为阴阳失调是一切疾病发生、发展的基本机制，而"阴阳离决，精气乃绝"（《素问·生气通天论》）则导致死亡。

在防治方面，药物、针灸、食疗等护治方法都是为了使阴阳恢复新的平衡，遵循"补其不足，泻其有余"（《灵枢·邪客》）的思想，"谨察阴阳所在而调之，以平为期"（《素问·至真要大论》）。

此外，"中和"观念还是历代养生家的指导思想，《黄帝内经》的养生原则就是"和于阴阳，调于四时"，并举例说："上古之人，其知道者，法于阴阳，和于术数，食饮有节，起居有常，不妄作劳，故能形与神俱，而尽终其天年，度百岁乃去。"

可见，儒家的中庸思想贯穿和渗透于中医的生理、病理、防治及养生等各个方面，影响全面而深远。

5. 儒家的天人合一与中医护理的整体观念

儒家"天人合一"的思想强调人与人、人与自然的协调统一，主要包括天人相似和天人感应两个方面。天人相似是指人体与自然、社会结构等相似；天人感应是指人与自然相互影响、互为通应。具体表现在以下几个方面：

（1）人之生命，为天地所生　《易传·系辞下》记载："天地纲缊，万物化醇。男女构精，万物化生。""乾道成男，坤道成女。"认为人的生命来源于天地自然的演化。《黄帝内经》遵循此思想，提出："人生于地，悬命于天，天地合气，命之曰人。""人以天地之气生，四时之法成。"

（2）人体的生命运动顺应自然界的运动规律　《易传·系辞上》记载："日月运行，一寒一暑。"认为自然界的运动是往来更替，具有规律性的。在此基础上，古代医家主张研究人体与探讨自然相结合，并将此作为认识人体的一条重要的方法论原则。《黄帝内经》中早就明确提出人体的气血循环、生命运动具有规律性，与自然界运动规律高度协调和同步，如《灵枢·顺气一日分为四时》中记载："春生、夏长、秋收、冬藏，是气之常也，人亦应之。"

（3）人体的病理变化受自然环境影响　《黄帝内经》中指出，由于地域不同，环境条件如气候、水土、饮食、居处等不同，人们的生活习惯、劳作方式不同，从而形成不同地域人群体质的差异，并出现地域性的多发病和常见病。季节气候的不同，可以形成季节性的多发病。即使在一天之内，随着昼夜交替阴阳消长的周期变化，人体的病理反应也会受到影响。如《灵枢·顺气一日分为四时》中记载："夫百病者，多以旦慧昼安，夕加夜甚，何也？岐伯曰：四时之气使然。"

（4）养生、护理都要顺应自然　《易传·系辞上》记载："天地变化，圣人效之。"与此相似，《灵枢·本神》中记载："故智者之养生也，必顺四时而适寒暑，和喜怒而安居处，节阴阳而调刚柔，如是则僻邪不至，长生久视。"指出了要根据四时变化规律进行养生起居，体现了人与天地相应的整体观。在饮食护理方面，《本草纲目》提出："春食凉、夏食寒以养阳，秋食温、冬食热以养阴。"说明食物的寒凉温热要与季节相适应。用药护理也要顺应自然界四时阴阳的消长规律，如《素问·六元正纪大论》中记载："用寒远寒，用凉远凉，用温远温，用热远热。"

受儒家"天人合一"思想的影响，中医确立了以"整体观念"为指导的理论体系，认识到人体是一个有机的整体，同时也认识到人体与自然环境息息相关、密切联系。这种机体自身整体性及其与内外环境的统一性思想，是中医护理学的重要特点之一。

6. 儒家的时空观念与中医护理的恒动观念

儒家认为事物的发展变化是生生不息的，如《易传·系辞上》记载："生生之谓易。"北宋张载提出事物运动"渐化"的概念，认为事物的发展中有渐变，渐变到一定程度会引起事物的显著性变化。明清之际的王夫之提出了"天地日新"的发展观，认为一切事物都在不断地变动，运动是物质世界的本性，世界万物在永恒的运动中不断推陈出新。

历代医家也认识到"动而不息"是自然界的根本规律，在分析研究生命运动的规律和疾病发展演变等医学问题时，坚持运动、变化、发展的观点。《素问·六微旨大论》中记载："夫物之生从于化，物之极由乎变，变化之相薄，成败之所由也……成败倚伏生于动，动而不已，则变作矣。"就是指世间万物、阴阳双方都处在相互对立、两相渗透中，当对立达到极端时就会发生"变"，实现相互转化、新旧交替。疾病的运动和转化，同样遵循这一规律，在治疗和护理疾病时，要把疾病当作一个动态的过程来把握。因此，中医将疾病不同阶段的病理变化概括为"证候"，同时提出在治疗和护理疾病时，要随时根据病情的变化来调整方法。

7. 儒家的正名思想与中医护理学的脏腑命名

"正名"是指正其名分，名实相符。正名思想是儒家文化的重要内容，由孔子提出，《论语·子路》中记载："名不正则言不顺，言不顺则事不成。"正名思想的实质是要维持等级尊卑秩序，让其各司其职，这种思想也反映在中医学的脏腑命名中。

《素问·灵兰秘典论》中记载："心者，君主之官也，神明出焉。肺者，相傅之官，治节出焉。肝者，将军之官，谋虑出焉。胆者，中正之官，决断出焉。膻中者，臣使之官，喜乐出焉。脾胃者，食廪之官，五味出焉。大肠者，传导之官，变化出焉。小肠者，受盛之官，化物出焉。肾者，作强之官，伎巧出焉。三焦者，决渎之官，水道出焉。膀胱者，州都之官，津液藏焉，气化则能出矣。凡此十二官者，不得相失也。"将人体脏腑比照古代官职结构进行命名排列，以此来比拟脏腑的功能特点。

五脏之中，心最为重要，因此被称为"君主之官"，心的阳气被称为"君火"，其余四脏的阳气被称为"相火"，《素问·天元纪大论》提出："君火以明，相火以位。"也是用儒家的伦理来说明人体的生理。

儒家的尊君思想还被引入到制方的理论中，《素问·至真要大论》中记载："方制君臣何谓也？岐伯曰：'主病之谓君，佐君之谓臣。'"以此比拟中药方剂中的主药与辅药。

（二）道家文化在中医护理学中的体现

1. 道家的"道在于一"与中医学的"气一元论"

《老子·四十二章》中记载："道生一，一生二，二生三，三生万物。万物负阴而抱阳，冲气以为和。"其在继承前代阴阳学说的基础上，首次阐述了"道"的概念，把"道"作为世界的本源，否定了天命神权的思想，认为万物是以"道"为最大的共性和最初本源的有机整体，天地万物以及人类都是同构同源之体。受此影响，中医也认为人与自然有着统一的本原和属性，人产生于自然，人与自然的物质统一性决定生命和自然运动规律的统一性。

《庄子·天地》中记载："太初有无，无有无名。一之所起，有一而未形。""一"即是道的具体体现，是天地万物发生的本源和事物发展变化的法则规律。"一"是万物之母，为蕴含阴阳二气、化生四象八卦、造就天地万物的母气。庄子将"道"的概念具体化，并丰富发展了"气"的理论，将"道""气""一"的概念联系起来。《庄子·知北游》记载："人之生，气之聚也。聚则为生，散则为死……通天下一气耳，圣人故贵一。"所谓"一气"就是指天地万物是一个统一的整体。可以说，"道"是万物的共同规律，"气"是万物的共同组成，"一"是万物的统一性。道家文化的相关思想奠定了"气一元论"学说的基础，中医也认为气是生命的本原，是构成生命的基本物质。《灵枢·天年》中记载："人之始生，何气筑为基，何立而为楯……以母为基，以父为楯。"就是指出人的生命来源于父母之精气，谓之"先天之气"。

2. 道家的道法自然与中医学的四气调神

《道德经·第二十五章》记载："域中有四大，而人居其一焉。人法地，地法天，天法道，道法自然。"指出了天、地、人、道之间的关系。"道法自然"揭示了自然界万物生存变化的关系，认为自然界有其客观规律和法则，人要崇尚自然，顺应自然。

"道法自然"的思想提倡追求人与自然的协调统一，力求做到生命过程中神、气、形的和谐统一，这在中医护理学的理论和运用中得到了深刻的发挥。《素问·四气调神大论》中记载："夫四时阴阳者，万物之根本也。所以圣人春夏养阳，秋冬养阴，以从其根，故与万物沉浮于生长之门。逆其根，则伐其本，坏其真矣。故阴阳四时者，万物之终始也，死生之本也。逆之则灾害生，从之则苛疾不起，是谓得道。"就是提倡人要适应自然界阴阳四时的变化规律，根据四时的变化调节精神、作息、饮食等，与万物一样在生、长、收、藏的生命过程中运动发展。如果违逆了这个规律，就会戕伐生命力，破坏真元之气。

3. 道家养生观念对中医护理学的影响

"养生"一词首见于道家经典《庄子·内篇》。养，是调养、补养之意；生，是生命、生长之意。养生，又称为"养性""摄生""道生"等。道家文化对中医养生的形成产生了重要的影响，中医养生的原则几乎都来源于道教文化。道家提出"道"与"德"合，启迪人们遵循自然之道，尊重世界的统一性与整体性，中医在养生方面则提倡神与形俱，顺从自然之道，中医天人相应的思维模式，"天真""真气"等讨论的都是崇尚自然天然之真，揭示了人与自然和谐统一的重要性。庄子倡导去物欲致虚静以养神，中医护理则提出"恬惔虚无""淳德全道"，体现了对自然无为的道德精神境界的追求。英国科学技术史专家李约瑟在其所著的《中国科学技术史》中提出："道家思想一开始就有长生不死的概念，而世界上其他国家都没有这方面的例子，这种思想对科学具有难以估计的重要性。"

4. 道家道教思想与中医护理学的术语命名

道家主张万物归于一元，强调返璞归真，提出了元、真、道、一、太素、太极、太乙等哲学概念。道家思想对中医学的影响，在书名、方名、功法名等相关术语的命名中均有体现。如《寿世保元》《修真正术》《太素》《太乙神针》等医书的命名；"炼真丸""无极丹""太极丸""太乙膏"等方剂的命名；根据太极原理而形成的太极拳等。此外，受道教成仙之说的影响，还出现了许多带"仙"字的方剂名和医书名，如"二仙丸"、《急救仙方》等。

第二节 传统伦理道德

伦理，是指关于人性、人伦关系及结构等问题的基本原则。道德，是指调节人与人、人与自然之间关系的行为规范总和。伦理与道德是中国传统文化的核心内容，同时也是中国文化对人类文明最突出的贡献之一。伦理道德对社会的物质生活和精神生活，都发挥着特殊的调节作用。

一、传统伦理文化

在我国传统文化中，"伦理"是关于治世的学问，其核心为公正。我国的传统伦理思想，在其形成过程中深受儒家、道家、佛家等多种文化的浸染，其中以儒家思想的影响最为深远。其主要内容包括以下几个方面：

1. 国家伦理

家国一体是我国传统文化形成的特征之一，在"家国一体"的社会政治结构中，社会组织系统由小到大依次是家族、家乡、国家，集体利益至上的国家伦理和"爱国主义"在此基础上形成。在几千年文明史中，中华民族形成了以爱国主义为核心，自强不息，团结一致，爱好和平，勤劳勇敢的伟大民族精神。"仁、义、礼、智、信"不仅是中华民族人伦关系的准绳，也是我国处理与其他国家之间关系的根本原则。

2. 家庭伦理

儒家思想的家庭伦理主要体现为孝悌和仁爱，"孝"是对父母及先祖的敬爱，"悌"是对兄长的顺从；"仁爱"即为"博爱"。在我国传统的家庭伦理思想中，以孔子、孟子为代表的儒家学派对"孝"最为崇尚。同时，由于"孝"具有齐家与治国的双重功能，其亦被视为齐家治国的根本之道。

3. 处事伦理

（1）淡泊名利 儒家思想提倡重义轻利，如《颜氏家训·名实》中提到："名之与实，犹形之与影也。德艺周厚，则名必善焉；容色姝丽，则影必美焉。今不修身而求令名于世者，犹貌甚恶而责妍影于镜也。上士忘名，中士立名，下士窃名。"其根据人们对于名利的态度，将人分成三类：道德高尚的人，忘却名利；道德普通的人，追求名声；道德低下的人，窃取名誉。

（2）谨慎择友 如《论语·子路》中提到："君子和而不同，小人同而不和。"其意为君子之交与小人之交的区别在于，君子之交坦坦荡荡，求大同而存小异；小人之交表面上趣味相投，实则离心离德。因此，君子交友必须慎重。

二、传统道德文化

"道德"二字，最早可追溯至老子的《道德经》，其中提到："道生之，德畜之，物行之，势成之。是以万物莫不尊道而贵德。"道德是一种社会意识形态，是人们共同生活及行为的准则和规范。道德具有调节、认识、教育、导向等功能，与政治、法律、艺术等意识形态有着密

NOTE

切的关系。

（一）传统思想道德文化

注重礼义是中华民族立身处世的重要美德和治国安邦的根本基础。礼义包括礼教、礼节、礼制、礼貌、礼让等。

仁爱忠恕是中华民族道德情操的象征和特色。如《论语·颜渊》中提到："仁者爱人，智者知人。"其意为，仁者是充满慈爱之心、具有博大同情心的人；智者是知人善任的人。

克己慎独是中华民族的主体道德精神。如《论语·颜渊》中提及："为仁由己。"即自主自律、修己养身。《中庸》中提到："君子慎其独。"即自我独处亦当严于律己、谨慎处事。

尚诚守信是中华民族的品德修养。治理国家要讲诚信，待人做事也要讲诚信，诚信的品格应体现在日常的一言一行之中。如《礼记·中庸》中提到："言必信，行必果。"即提倡诚实守信，诚挚待人，言行一致，强调守信、立信、取信是为人的根本。

勤俭廉洁是传统道德思想的重要内容。中华民族自古以勤俭、勤劳、勤奋而著称于世。如孔子提倡"温、良、恭、俭、让"，即温和、善良、恭敬、节俭、忍让的优良道德品质。

（二）传统行为道德文化

积德行善是传统行为道德的主要内容。明代袁了凡提出了行善的"十大纲目"，可谓是中华民族的行善宝典。唐代李世民将"积德行善"的价值观提高到事关国家兴衰的高度。可见积善不仅与个人利益有关，还关系着国家的兴亡盛衰，不仅是个人德行修养的体现，也是安家兴国的良策。

勤奋好学是培养完美道德品质的最佳途径。《三字经》中，就列举了二十余个勤学、劝学的故事，如"头悬梁，锥刺股，彼不教，自勤苦"，又如"苏老泉，二十七，始发奋，读书籍。彼既老，犹悔迟，尔小生，宜早思"。人类在社会历史发展的过程中，创造了大量的物质文化与精神文明，如教育、科学、政治、经济、文学、艺术等方面的成果，需要我们通过学习去获得，从而提高自身文化素养，并落实于行动道德之中。

三、传统伦理道德文化在中医护理学中的体现

在我国传统医学历史中，医、药、护、技是不分家的，因此传统的护理伦理道德和医学伦理道德相互交融，共同发展。中医学有着数千年的历史，在防病治病方面积累了丰富的经验，同时也积累了博大精深的医学道德思想和理论，为世界医药事业做出了巨大的贡献。

（一）传统医护伦理道德发展的历史沿革

1. 医护伦理思想的形成

早在远古时代，我国人民在生活实践和生产活动中就产生了医护活动。随着社会的进步与发展，医疗、护理逐渐从人们的日常生活中分化出来，简单的护理活动逐步转化为按摩、包扎伤口、饮食调节、精神护理和生活护理等，也萌发了最早的医护伦理思想。《帝王世纪》中记载伏羲"画八卦……尝百药制九针，以拯夭枉"，炎帝"作方书，以疗民疾"；也有神农尝百草，"令民知所避就""一日而遇七十毒"的感人传说。这些行为都体现了医者为了患者的健康，不惜以身试险、敢于自我牺牲的崇高医德品质。

西周是我国传统医护伦理规范的萌芽期，当时我国已经建立了相对完备的医政制度，形成了最古老的医学伦理评价体系。根据《周礼·天官》中记载："岁终则稽其医事，以制其食，

十全为上，十失一次之，十失二次之，十失三次之，十失四为下。"说明当时已经定期以医生治疗疾病成功和失误的次数来评判其医疗技术的优劣，并据此分配俸禄，这对促进当时的医生追求技术完善、承担道德责任发挥了重要作用。

春秋战国时期随着医学的兴起，在我国古代道德思想和伦理观念的影响下，医学人道思想已经有了相当大的发展。此时的医护伦理思想提倡医者应重视人的生命，并要求以"无伤"为原则。战国时期著名的医学典籍《黄帝内经》中提到："天覆地载，万物悉备，莫贵于人。"即强调了人生命的重要性。又提到："非其人勿教，非其真勿授。"对学医者的品质提出了要求。《黄帝内经》的问世，标志着我国古代医护道德思想的初步形成。

东汉时期，张仲景所著的《伤寒杂病论》中有很多关于医德思想的论述，如谴责当时医学界中攀附权贵、唯利是图的不良风气："但竞逐荣势，企踵权豪，孜孜汲汲，惟名利是务。"主张对待患者应一视同仁："上以疗君亲之疾，下以救贫贱之厄，中以保身长全，以养其身。"提出医者应具备"留神医药，精究方术"的医德修养。

晋代杨泉在《物理论》中提出："夫医者，非仁爱之士不可托也；非聪明达理不可任也，非廉洁淳良不可信也。"这说明，我国从古代起就对从医者的选拔和任用有严格的标准，非医德高尚者不得行医。

2. 医护伦理思想的发展

隋唐是我国封建社会的繁荣时期，名医辈出，这一时期的医学伦理也更加的完善与规范，形成了理论，构成了体系。"药王"孙思邈是这一时期传统医学伦理的集大成者，他编著的《备急千金要方》就是以"人命至重，有贵千金，一方济之，德逾于此"的意义而命名的。《备急千金要方》中的《大医习业》和《大医精诚》篇，是我国医学史上最早的全面、系统论述医护道德的专论。其《大医精诚》中写道："见彼苦恼，若己有之，深心凄怆，勿避险巇、昼夜寒暑、饥渴疲劳，一心赴救，无作功夫形迹之心。"孙思邈主张医家必须具备"精"和"诚"两个方面，所谓"精"就是要求医家具有精湛的医术，"诚"是指医生应具备高尚的品德，只有同时具备"精"与"诚"的品质，才可被称之为"大医"。孙思邈还提倡同行之间应互相尊重，切不可"炫耀声名，訾毁诸医，自矜己德"。

两宋时期，医护伦理的内容更加丰富，随着医学科学发展的需要，形成了许多新的医学伦理观念。如林逋在《省心录·论医》中提倡重视医德评价，并且把那些在医疗活动中贪图钱财、沽名钓誉和粗疏轻率的人，斥为"庸医"。又如张杲所著的《医说》中告诫病家，不能"轻以性命托庸医"。

金元时期医学界出现了四大学派，各学派勇于突破旧的学说，纷纷提出新的学术见解，不仅对医学科学的发展起到了推动作用，还进一步促进了医护伦理学的发展。这一时期的医护伦理除了继承前人"济世救人"的传统外，还体现出关心人民疾苦，热心救治，不计名利，不图回报等道德风尚，并提倡从实际出发著述立论，勇于探索创新，尊古不泥古，以及热衷医学，勤求博采，反对巫医骗术的科学态度和作风。

明代是我国封建社会经济迅速恢复和再次发展的时期，我国的医学伦理理论、规范、教育在这一时期都日趋完善和成熟。具有代表性的是陈实功所著的《外科正宗》，其中提出医学伦理守则"五戒十要"，对当时的医护伦理思想做了系统的总结，在医护人员的言行举止、思想修养、专业实习、服务态度以及护患关系等方面，都做出了十分具体的道德规范。"五戒十要"

NOTE

被美国 1978 年出版的《生命伦理百科全书》列为世界古典医学伦理文献之一。

清代医家在医学伦理规范的探索与实践方面，既继承前人医德学说的精华，又体现了新的发展。在这一时期，影响最大的是喻昌所著的《医门法律》一书，书中"治病"篇章较为详细地论述了医者应遵守的职业道德原则和规范，突破了过去以说教的方法论述医学伦理原则的传统，而以临床四诊、八纲辨证论治的法则作为医门的"法"，以临床诊治疾病时易犯的错误提出的禁例作为医门的"律"。这种把医学伦理寓于医护实践中的论述，被后人称为"临床伦理学"，在我国医护伦理发展史上是一次重大的突破。

（二）传统医护伦理道德的优良传统和历史局限

传统医护伦理道德是中国传统文化的重要内容，深受古代哲学文化思想的影响，蕴含着传统文化习俗的精髓，包含着中华民族的优良传统。但是，传统医护伦理道德在发展过程中，同样有其明显的历史局限性。

1. 优良传统

（1）济世救人，仁爱为怀　"济世救人"是古代医家对医学事业和社会责任的认识，也是护理伦理修养的根据。古代诸多医家都强调仁爱精神，清代名医费伯雄说过："欲救人而学医则可，欲谋利而学医则不可，我若有疾，望医之救我者如何？我之父母妻子有疾，望医之相救者如何？易地以观，则利心自淡矣。"其意是要求医者扪心自问：我是为什么学医，为救人还是为谋私利？医者有了仁爱方能博施济众，只有把病家的疾苦当作自己的疾苦，才能一心赴救，成为以救人活命为乐的苍生大医。

（2）不为名利，廉洁正直　三国时期的名医董奉，不仅医术高超，品德也十分高尚。他常年隐居庐山，专为贫民治病而不取报酬。患者病愈后，一定要对他表示感谢，董奉就让患者种杏树，病轻而愈者种一棵，病重而愈者种五棵。不到十年，董奉家周围就杏树成林。待杏果成熟后，他又把果实换成粮食，用来接济贫民，这就是著名的"杏林春暖"故事。

（3）谨慎认真，谦虚诚实　唐代著名医家孙思邈曾多次强调，治疗和护理患者不能粗心大意，必须要认真负责。他认为，看病诊疾要一丝不苟、谨慎专心，下药扎针不得有半点差错。若有急诊患者需要抢救，应临危不乱、临事不慌，深思熟虑，切不可为了表现自己快捷而草率从事。清代名医徐大椿医术高明，他在成名之后仍虚心向别的医家请教。平日为患者看病，耐心询问病情，细致分析，审其真伪，辨其异同，然后慎于处方。古代许多医家对自己医治不了的疾病，不是敷衍塞责，而是虚心介绍其他医生治疗，直到治好为止，体现了自身谨慎诚实，对患者高度负责的行医态度。

（4）博极医源，精勤不倦　晋代医家葛洪一边劳动，一边利用空闲时间学习医学。唐代"药王"孙思邈成名后仍虚心向村姑学习中药辨识。宋代医家陈自明认为在医家、疾病、方药三者间，关键是医家的学术修养。他一生勤奋学习，编著《妇人良方》和《外科精义》两本书，为我国妇科、外科的发展做出了贡献。明代医家李时珍为了深入研究药物的作用，曾参考800 多种书籍，并亲自到各地采访，足迹遍及河南、安徽、江苏、湖北等地。他还向良医、药师、农民、渔夫、樵夫等请教，广泛收集民间验方，前后历经 30 年，终于著成了世界药学的瑰宝《本草纲目》。

（5）稳重端庄，温雅宽和　《黄帝内经》中提出对医家礼仪方面的要求，应"入国问俗，入家问讳，上堂问礼"，要求医家要尊重不同国家的乡土风俗，尊重病家的忌讳，做到彬彬有礼。《大医精诚》也对医家的仪表礼仪有全面的论述："又到病家，纵绮罗满目，勿左右顾眄；丝竹凑耳，无得似有所娱；珍馐迭荐，食如无味；醽醁兼陈，看有若无……夫为医之法，不得多语调笑，谈谑喧哗，道说是非，议论人物；炫耀声名，訾毁诸医，自矜己德。"由此可见，古代医家不仅要求医技高明，还应具有端庄、稳重的仪表风度。

2. 历史局限

（1）受封建伦理思想的束缚　忠君孝亲是封建道德的原则和宗法思想的体现，"男尊女卑"也是封建道德的主要内容之一。所谓"身体发肤，受之父母，不敢毁伤，孝之始也"，这种封建思想导致尸体解剖在很长一段时间内受到限制，阻碍了我国医学的发展。根据《南史》一书记载，一女子遵循丈夫遗嘱，解剖丈夫的尸体以寻求死因，却以"伤夫五脏不道"的罪名被判刑，而其子也因未能劝阻母亲的行为以"不忠不孝"之名被杀头。除此之外，基于"三从四德"的道德观念制定了许多为妇女治病的清规戒律，极大地影响了对妇女疾病的诊治和医学的发展。如明代医家李梴的《医学入门》中提到如下戒规："如诊妇女，须托其至亲先问证色与舌及所饮食，然后随其所便，或证重而就床隔帐诊之，或证轻而就门隔帷诊之，亦必以薄纱罩手。"

（2）受医儒同道思想的束缚　"医儒同道"指医学受到儒家思想的影响，这也是我国古代医学的一个重要特点。儒家最高的道德标准是仁，最高的理想是济世利于天下，而医学作为一种除疾患、利世人的手段与儒家的仁义是一致的，因此，儒家思想在当时对医学的发展起到一定的积极作用。但是，儒家封建社会的哲学和尊经崇古的思想要求医家一味崇尚经典，束缚了医学的创新和发展。例如，在张仲景之后，医护研究多是对《黄帝内经》《伤寒杂病论》等经典著作的注释和发挥，医学理论突破不多。除此之外，儒家重视实用的作风，使医学偏重临床经验的积累，向实用化、经验化方向发展，限制了医学基础理论的研究和发展。

另外，古代医护伦理受时代的影响，不可避免地夹杂着一些唯心主义迷信思想的成分。如孙思邈的《千金要方》中有"敬重鬼神"等迷信内容，受到佛道等宗教的"阴阳报施"思想。又如宋代张杲在《医说》中提到："不有人诛，必有鬼神谴责。"并以此来教育一些不守道德的人等。其不可避免，具有时代局限性。

【复习思考题】

1. 儒家文化的哪些重要思想对中医护理产生了影响？

2. 道家文化主要从哪些方面对中医护理产生了影响？

3. 传统伦理道德文化对中医护理产生了怎样的影响？

扫一扫，知答案

扫一扫，看课件

第二章　中医哲学基础和思维方式

【学习目标】

识记：阴阳、五行、思维方式的基本概念和基本特性。
理解：阴阳学说、五行学说、中医思维方式的基本内容。
应用：运用阴阳学说、五行学说、中医思维方式指导疾病的防治和护理。

中华民族有着丰富的哲学思想，中医学突出的特色，是与我国哲学思想的有机结合，包含了丰富的唯物主义和辩证法思想，如阴阳学说和五行学说等，作为世界观和方法论形成了中医学独特的思维方式，不仅为中医理论奠定了思想基础，也为临床医护实践提供了方法学指导。

第一节　阴阳学说

阴阳学说是研究阴阳的内涵及其运动变化规律，并用以阐释宇宙间万事万物的发生、发展和变化的一种古代哲学理论，是古人用以认识自然和解释自然现象的一种世界观和方法论。它具有朴素的唯物论和自发的辩证法思想。《黄帝内经》引入阴阳学说以阐述人体的生理功能、病理变化以及人与自然界的关系，将阴阳学说与医学结合，形成独具特色的中医阴阳学说，因此阴阳学说成为中医理论体系的重要组成部分。

一、阴阳的基本概念与特性

（一）阴阳的基本概念

阴阳，是对自然界相互关联的某些事物或现象对立双方属性的概括，即含有对立统一的概念。它既可代表两个相互对立的事物，也可代表同一事物内部相互对立的两个方面。

阴阳最初的含义是指日光的向背，朝向日光则为阳，背向日光则为阴。如《说文解字》所言："阴，暗也。水之南，山之北也。"古人在长期生产活动中，随着观察面的扩展，阴阳的朴素含义逐渐得到引申。《素问·阴阳应象大论》曰："水火者，阴阳之征兆也。"以水火作为阴阳的征象，水为阴，火为阳，反映了阴阳的基本特性。如水性寒而就下，火性热而炎上。其运动状态，水比火相对的静，火较水相对的动，寒热、上下、动静，如此推演下去，即可以用来说明事物的阴阳属性。

划分事物或现象阴阳属性的标准是：一般来说，凡具有运动的、外向的、上升的、温热

NOTE

的、无形的、明亮的、兴奋的等特性属阳；具有静止的、内守的、下降的、寒冷的、有形的、晦暗的、抑制的等特性属阴。世间万物都可概括为阴和阳两个相互对立的方面，阴和阳的相互作用是自然界一切事物内部所固有的，事物的发生、发展和变化，都是阴和阳运动变化的结果。

（二）阴阳的基本特性

1. 阴阳的普遍性

阴阳的对立统一是天地万物运动变化的总规律，《素问·阴阳应象大论》曰："阴阳者，天地之道也，万物之纲纪，变化之父母，生杀之本始。"不论是空间还是时间，从宇宙间天地的回旋到万物的产生和消失，都是阴阳作用的结果。凡属相互关联的事物或现象，或同一事物的内部，都可以用阴阳来概括，分析其各自的属性，如天与地、动与静、水与火、出与入等。

2. 阴阳的相对性

主要表现在以下三个方面：

（1）相对比较性　事物的阴阳属性是通过比较而划分的，若比较的对象发生改变，事物的阴阳属性也会发生改变。如一年四季中的春天与冬天比较，其气温而属阳；若与夏天比较，则其气凉而属阴。

（2）无限可分性　阴阳的无限可分性即阴中有阳，阳中有阴，阴阳之中复有阴阳，不断地一分为二，以至无穷。例如：昼为阳，夜为阴。而上午为阳中之阳，下午为阳中之阴；前半夜为阴中之阴，后半夜为阴中之阳。自然界任何相互关联的事物都可以概括为阴和阳两类，任何一种事物内部又可分为阴和阳两个方面，而每一事物中的阴或阳的任何一方，还可以再分阴阳。事物这种相互对立又相互联系的现象，在自然界中是无穷无尽的，这就是哲学上"一分为二"的观点。故《素问·阴阳离合论》曰："阴阳者，数之可十，推之可百，数之可千，推之可万，万之大，不可胜数，然其要一也。"

（3）相互转化性　事物的阴阳属性在一定条件下，可以向其对立面转化，阴可以转化为阳，阳也可以转化为阴。如属阴的寒证在一定条件下可以转化为属阳的热证；属阳的热证在一定条件下也可以转化为属阴的寒证。再如人体气化过程中，物质转化为能量，为阴转化为阳；消耗能量而获得营养物质，为阳转化为阴。

3. 阴阳的相关性

阴阳的相关性指用阴阳所分析的事物或现象，应该是在同一范畴、同一层次和同一交点的，即相互关联的事物或现象才可分阴阳，如：天为阳，地为阴，是以天地而言的；男为阳，女为阴，是以性别而言的；上为阳，下为阴，是以方位而言的，均具有相关性。不相关的事物或现象，不是统一体的对立双方，不能构成一对矛盾，就不宜分阴阳。

二、阴阳学说的基本内容

阴阳学说的基本内容主要有阴阳对立制约、阴阳互根互用、阴阳消长平衡、阴阳相互转化四个方面。

（一）阴阳对立制约

阴阳对立制约，指属性相反的阴阳双方之间相互斗争、相互制约和相互排斥的关系。阴阳学说认为，自然界一切事物或现象都存在着相互对立的阴阳两个方面，如上与下、左与右、天与地、动与静、出与入、升与降、昼与夜、明与暗、寒与热、水与火等。阴与阳之间的这种相互对立制约维持着阴阳之间的动态平衡，因而促进事物的发生、发展和变化。如春、夏、秋、冬四季有温、热、凉、寒的气候变化，春夏之所以温热，是因为春夏阳气上升抑制秋冬的寒凉之气；秋冬之所以寒冷，是因为秋冬阴气上升抑制春夏的温热之气。这是自然界阴阳相互制约、相互消长的结果。

人体生命现象的主要矛盾，是生命发展的动力，贯穿于生命过程的始终。用阴阳来表述这种矛盾，就生命物质的结构和功能而言，则生命物质为阴（精），生命功能为阳（气）。其运动转化过程则是阳化气，阴成形。生命就是生命形体的气化运动。气化运动的本质就是阴精与阳气、化气与成形的矛盾运动，即阴阳的对立统一。阴阳在对立斗争中，取得了统一，维持着动态平衡状态，即所谓"阴平阳秘"，机体才能进行正常的生命活动。有斗争就要有胜负，如果阴阳的对立斗争激化，动态平衡被打破，出现阴阳胜负、阴阳失调，就会导致疾病的发生。

（二）阴阳互根互用

阴阳互根，指一切事物或现象中相互对立的阴阳两个方面，具有相互依存、互为根本的关系。即阴和阳任何一方都不能脱离另一方而单独存在，每一方都以相对的另一方的存在作为自己存在的前提和条件。如上为阳，下为阴，没有上也就无所谓下，没有下也就无所谓上。热为阳，寒为阴，没有热也就无所谓寒，没有寒也就无所谓热，等等。即"阳根于阴，阴根于阳"。

阴阳互用，指阴阳双方具有相互资生、促进和助长的关系。如《素问·生气通天论》曰："阴者，藏精而起亟也；阳者，卫外而为固也。"意思是藏于体内的阴精，不断地化生为阳气；保卫于体表的阳气，使阴精得以固守于内。《素问·阴阳应象大论》曰："阴在内，阳之守也；阳在外，阴之使也。"指出阳以阴为基，阴以阳为偶；阴为阳守持于内，阳为阴役使于外，阴阳相互为用，不可分离。如王冰注《素问·生气通天论》曰："无阴则阳无以生，无阳则阴无以化。"即所谓"阳生于阴，阴生于阳"。

（三）阴阳消长平衡

阴阳消长平衡，指对立互根的阴阳双方不是一成不变的，而是在一定范围内处于阴消阳长或阳消阴长的动态平衡之中，使人体保持正常的运动规律。

阴阳消长是阴阳运动变化的一种形式，而导致阴阳出现消长变化的根本原因在于阴阳之间对立制约与互根互用的关系。如四时气候变化，从冬至春及夏，气候从寒冷逐渐转暖变热，这是"阳长阴消"的过程；由夏至秋及冬，气候由炎热逐渐转凉变寒，这是"阴长阳消"的过程。以人体的生理活动而言，白天阳气盛，故机体的生理功能以兴奋为主；夜晚阴气盛，故机体的生理功能以抑制为主。子夜一阳生，日中阳气隆，机体的生理功能由抑制逐渐转向兴奋，这是"阳长阴消"的过程；日中至黄昏，阴气渐生，阳气渐衰，机体的生理功能也由兴奋逐渐转向抑制，这是"阴长阳消"的过程。

（四）阴阳相互转化

阴阳转化，指事物的总体属性，在一定条件下可以向其相反的方向转化，即阳可以转化为阴，阴可以转化为阳。例如一年四季气候的变化，属阳的夏天可以转化为属阴的秋天，属阴的冬天又可以转化成属阳的春天。人体的病证，属阳的热证可以转化为属阴的寒证，属阴的寒证又可以转化为属阳的热证。

阴阳转化是阴阳运动的又一基本形式。阴阳双方的消长运动发展到一定阶段，事物内部阴与阳的比例出现颠倒，则该事物的属性发生转化，故转化是消长的结果。阴阳相互转化，一般都产生于事物发展变化的"物极"阶段，即"物极必反"。因此，在事物的发展过程中，如果阴阳消长是一个量变的过程，则阴阳转化则是在量变基础上的质变。《黄帝内经》以"重阴必阳，重阳必阴""寒极生热，热极生寒"（《素问·阴阳应象大论》）和"物生谓之化，物极谓之变"（《素问·天元纪大论》）来阐释阴阳转化的机理。

综上所述，阴阳的对立、互根、消长、转化是阴阳学说的主要内容，是从不同角度来说明阴阳之间的相互关系及其运动规律的，体现了阴阳之间的对立统一关系。阴阳的对立、互根是阴阳最普遍的规律，是事物之间或事物内部所存在的固有属性，说明事物之间既相反又相成的关系。事物之间的阴阳两个方面通过对立制约而取得了平衡协调，通过互根互用而互相促进，不可分离。阴阳的消长和转化是阴阳的运动变化形式。阴阳消长是在阴阳对立制约、互根互用基础上表现出的量变过程，阴阳转化则是在量变基础上的质变，是阴阳消长的结果。阴阳的动态平衡由阴阳之间的对立制约、互根互用及其消长转化来维系。如果阴阳的这种动态平衡遭到破坏，又失去自我调节的能力，就会出现阴阳失调。

三、阴阳学说在中医护理学中的应用

阴阳学说在中医理论体系和实践中广泛运用，用来说明人体的组织结构、生理功能、病理变化，并指导养生保健和疾病的诊断和护治等方面。

（一）说明人体的组织结构

人体是一个有机整体。阴阳学说认为，人体组织结构的上下、内外、表里、前后各部分之间，以及内部脏器之间，均可运用阴阳加以说明。组成人体的所有脏腑经络形体组织，可以根据其所在部位、功能特点划分为相互对立的阴阳两部分。故《素问·宝命全形论》曰："人生有形，不离阴阳。"

用阴阳属性对机体脏腑形体组织进行划分，就人体部位来说，上部为阳，下部为阴；体表属阳，体内属阴；体表的背部为阳，腹部为阴；四肢外侧为阳，内侧为阴。就体内脏腑来分，五脏藏精气而不泻，故为阴；六腑传化物而不藏，故为阳。由于阴阳是无限可分的，就五脏本身而言，心肺居于上属阳，而心属火，主温通，为阳中之阳；肺属金，主肃降，为阳中之阴。肝、脾、肾居下属阴，而肝属木，主升发，为阴中之阳；肾属水，主闭藏，为阴中之阴；脾属土，居中焦，为阴中之至阴。具体到每一个脏腑，则又有阴阳之分，如心有心阴、心阳；肾有肾阴、肾阳等。

在经络之中，也分为阴阳。经属阴，络属阳，而经之中有阴经与阳经，络之中又有阴络与阳络。就十二经脉而言，就有手三阳经与手三阴经之分，有足三阳经与足三阴经之别。在血与气之间，血为阴，气为阳。在气之中，营气在内为阴，卫气在外为阳，等等。

（二）概括人体的生理功能

人体的整体生命活动，是由各脏腑、经络、形体及官窍协调一致来完成的，而脏腑经络的功能，是以机体内精气为基础的。阴阳学说认为，人体的正常生命活动是阴阳双方保持对立统一协调关系的结果。精藏于脏腑之中，主内守而属阴，气由精所化，运行于全身而属阳。精与气的相互资生、相互促进，维持脏腑、经络、形体及官窍的功能活动。机体内阴阳二者之间协调平衡，人体的生命活动处于正常状态。若人体内的阴阳二气不能相互为用而分离，人的

NOTE

生命活动也就终止了。故《素问·生气通天论》曰："阴平阳秘，精神乃治；阴阳离决，精气乃绝。"

（三）阐释人体的病理变化

人体的正常生命活动，是阴阳两个方面保持着对立统一的协调关系，处于动态平衡的结果。中医学认为阴阳失调是各种疾病发生、发展、变化的根本原因，疾病的发生标志着这种协调平衡的破坏，故阴阳失调是疾病的基本病机之一。

（四）用于疾病的诊断和评估

《素问·阴阳应象大论》曰："善诊者，察色按脉，先别阴阳。"疾病的发生和发展的基本机理是阴阳失调。因此，病证的诊断首先要分清阴阳，抓住疾病的本质属性。主要包括分析四诊资料和概括各种证候的阴阳属性两个方面。

1. 阴阳是分析四诊资料之目

即将望、闻、问、切四诊所收集的各种资料，辨析其阴阳属性。如以色泽的阴暗分阴阳，鲜明者为病属阳，晦暗者为病属阴；就气息而言，语声高亢洪亮、多言而躁动者，多属实、属热，为阳；语声低微无力、少言而沉静者，多属虚、属寒，为阴；就脉象而言，如以部位分，寸为阳，尺为阴；以动态分，则至者为阳，去者为阴；以至数分，则数者为阳，迟者为阴；以形状分，则浮大洪滑为阳，沉涩细小为阴。

2. 阴阳是辨别证候的总纲

辨证论治是中医学的基本特点之一。在临床辨证中，用阴阳来概括分析错综复杂的各种证候。辨别阴证、阳证是诊断和评估疾病的重要原则，具有重要意义。如八纲辨证中，表证、热证、实证属阳；里证、寒证、虚证属阴。阴阳是八纲辨证的总纲，在脏腑辨证中，脏腑气血阴阳失调可以表现出许多复杂的证候，但概括起来，无外乎阴阳两类。

（五）用于疾病的防治与护理

1. 指导养生

《素问·上古天真论》提出："法于阴阳，和于术数。""法于阴阳"就是要遵循自然界阴阳的变化规律来调理人体之阴阳，使人体中的阴阳与四时阴阳的变化相适应，以保持人与自然界的协调统一。《素问·四气调神大论》曰："夫四时阴阳者，万物之根本也，所以圣人春夏养阳，秋冬养阴，以从其根，故与万物沉浮于生长之门。逆其根，则伐其本，坏其真矣。"养生要依据"春夏养阳，秋冬养阴"的原则，对"能夏不能冬"的阳虚阴盛体质，夏用温热之药预配其阳，则冬不易发病；对"能冬不能夏"的阴虚阳亢体质者，冬用凉润之品预养其阴，则夏不得发病，即"冬病夏治""夏病冬养"。

2. 确定护治原则

阴阳失调是疾病发生、发展的基本病机。因此，调整阴阳，使之保持或恢复相对平衡，达到阴平阳秘，是防治与护理疾病的基本原则。《素问·至真要大论》曰："谨察阴阳所在而调之，以平为期。"

阴阳偏盛的实证，治疗与护理时采用"损其有余"的原则。阳偏盛而导致的实热证，则用"热者寒之"的治（护）法；阴偏盛而导致的寒实证，则用"寒者热之"的治（护）法。

阴阳偏衰的虚证，治疗与护理时采用"补其不足"的原则。阴偏衰产生的是"阴虚则热"的虚热证，当滋阴制阳，用"壮水之主，以制阳光"的治（护）法，《黄帝内经》称之为"阳病治阴"。阳偏衰产生的是"阳虚则寒"的虚寒证，当扶阳抑阴，用"益火之源，以消阴翳"的治（护）法，《黄帝内经》称之为"阴病治阳"。

另外，在治疗与护理阴阳偏衰时，根据阴阳互用的原理，还可考虑"阴中求阳，阳中求阴"之法，即在用温阳药时，兼用滋阴药；在用滋阴药时，加用补阳药，以发挥阴阳互用的生化作用。

3. 归纳药物的性能

用阴阳的属性来概括药物的性能，作为指导临床用药的根据。

药性，包括寒、热、温、凉四种，又称"四气"。其中寒凉属阴，温热属阳。一般说来，属于寒性或凉性的药物，能清热泻火，多用于阳热证，如黄芩、栀子等；属于热性或温性的药物，能散寒温里，多用于阴寒证，如附子、干姜等。

五味，包括酸、苦、甘、辛、咸五种。辛味有发散之性，甘味能滋补与缓急，淡味有渗泄作用，酸味能收敛，苦味能降火和坚阴，咸味能软坚和泻下。故将辛、甘、淡三味属阳，酸、苦、咸三味属阴。

升降浮沉，指药物在体内发挥作用的趋向。升是上升，浮为向外浮于表；升浮之药，其性多具有上升发散的特点，故属阳。降是下降，沉为向内沉于里；沉降之药，其性多具有收涩、泻下、重镇的特点，故属阴。

第二节　五行学说

五行学说是用来解释宇宙间各种事物和现象发展变化的一种古代朴素的哲学思想。它认为物质世界是由木、火、土、金、水五种基本要素组成的，五要素之间存在相生、相克、相互制约的关系，通过这种关系，维系和推动着客观世界的生存与发展。古代自然哲学的五行学说渗透到中医学，与医学理论和实践相结合，以五行的运动规律阐释人体生理、病理及其与外在环境的相互联系，进而指导临床诊断、预防及护治，从而形成了中医独特的五行学说。

一、五行的基本概念和特性

（一）五行的基本概念

五行，即木、火、土、金、水五种物质及其运动变化。五行中的"五"，指木、火、土、金、水五种基本物质；"行"，指五种物质的运动变化。

五行最初的含义与"五材"有关，是指木、火、土、金、水五种基本物质或基本元素。《左传·襄公二十七年》曰："天生五材，民并用之，废一不可。"木、火、土、金、水这五种物质是人类日常生产和生活中最为常见和不可缺少的基本物质，如《尚书正义》曰："水火者，百姓之所饮食也；金木者，百姓之所兴作也；土者，万物之所资生，是为人用。"人类在生产和生活当中，经常接触这五种物质，而且认识到这五种物质相互作用，还可以产生出新的事物，如《国语·郑语》曰："以土与金、木、水、火杂，以成百物。"五行学说是在"五材"说的基础上，将五种物质的属性加以抽象描述，用以说明自然界一切事物和现象之间相互资生、相互制约的运动变化的一门学说。

（二）五行的基本特性

1. 木的特性

古人称"木曰曲直"。曲，屈也；直，伸也。曲直，是指树木的主干挺直向上，枝条曲折向外舒展的特性。引申为凡具有生长、升发、条达、舒畅等性质或作用的事物和现象，归属于木。

2. 火的特性

古人称"火曰炎上"。炎，是焚烧、炎热、光明之义；上，是上升。炎上，是指火具有炎热、上升、光明的特性。引申为凡具有温热、上升、光明等性质或作用的事物和现象，归属于火。

3. 土的特性

古人称"土爱稼穑"。稼，即种植谷物；穑，即收获谷物。稼穑，泛指人类种植和收获谷物的农事活动。引申为凡具有生化、承载、受纳性质或作用的事物和现象，归属于土。故有"土载四行""万物土中生""万物土中灭"和"土为万物之母"说。

4. 金的特性

古人称"金曰从革"。从，顺也；革，即变革。从革是指金有刚柔相济之性，金之质地刚硬，可作兵器以杀戮。引申为凡具有沉降、肃杀、收敛等性质或作用的事物和现象，归属于金。

5. 水的特性

古人称"水曰润下"。润，即滋润、濡润；下即向下、下行。润下是指水具有滋润、下行的特性。引申为凡具有滋润、下行、寒凉、闭藏等性质或作用的事物和现象，归属于水。

从上述五行的特性可以看出，五行学说中的木、火、土、金、水，不是五种具体物质本身，而是五种物质不同属性的概括。

二、五行学说的基本内容

五行学说的基本内容包括五行的归类推演、五行的生克乘侮。

（一）五行的归类推演

中医在天人相应思想指导下，以五行为中心，以空间结构的五方，时间结构的五季，人体结构的五脏为基本框架，将自然界的各种事物和现象以及人体的生理病理现象，按其属性进行归纳，从而将人体的生命活动与自然界的事物或现象联系起来，形成了联系人体内外环境的五行结构系统，用以说明人体以及人与自然环境的统一（表2-1）。

表 2-1　事物属性的五行归类表

自然界							五行	人体						
五音	五味	五色	五化	五气	五方	五季		五脏	五腑	五官	形体	情志	五声	变动
角	酸	青	生	风	东	春	木	肝	胆	目	筋	怒	呼	握
徵	苦	赤	长	暑	南	夏	火	心	小肠	舌	脉	喜	笑	忧
宫	甘	黄	化	湿	中	长夏	土	脾	胃	口	肉	思	歌	哕
商	辛	白	收	燥	西	秋	金	肺	大肠	鼻	皮	悲	哭	咳
羽	咸	黑	藏	寒	北	冬	水	肾	膀胱	耳	骨	恐	呻	栗

（二）五行的生克乘侮

1. 五行相生与相克

（1）五行相生　指木、火、土、金、水之间存在着有序的资生、助长和促进的关系。其次序是：木生火，火生土，土生金，金生水，水生木。在五行相生关系中，任何一行都具有"生我"和"我生"两方面的关系，又称为母子关系。"生我"者为母，"我生"者为子。五行相生，实际上是指五行中的某一行对其子行的资生、促进和助长。如以火为例，木生火，木为火之"母"；火生土，土为火之"子"。木与火是母子关系，火与土也是母子关系。

（2）五行相克　指木、火、土、金、水之间存在着有序的克制、制约的关系。其次序是：木克土、土克水、水克火、火克金、金克木。在五行相克关系中，任何一行都具有"克我"和"我克"两方面的关系，又称为"所胜""所不胜"关系。"克我"者为"所不胜"，"我克"者为"所胜"。五行相克，实为五行中某一行对其所胜行的克制与制约。如以木为例，木克土，土为木之"所胜"；金克木，金为木之"所不胜"。

五行的相生和相克，是不可分割的两个方面：没有生，就没有事物的发生和成长；没有克，就不能维持事物间的正常协调关系。因此，必须生中有克，克中有生，相反相成，才能维持事物间的平衡协调，促进稳定有序的变化与发展，即"五行制化"。故明代张介宾《类经图翼·运气上》曰："盖造化之机，不可无生，亦不可无制。无生则发育无由，无制则亢而为害。"五行相生相克关系见图 2-1。

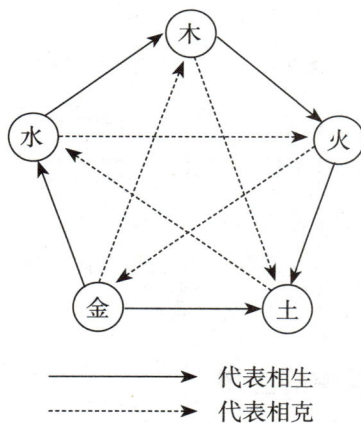

图 2-1　五行相生相克关系图

2. 五行相乘与相侮

（1）五行相乘　指五行中一行对其所胜的过度制约或克制，又称"倍克""过克"。相乘的次序与相克相同，即木乘土，土乘水，水乘火，火乘金，金乘木。引起五行相乘的原因有"太过"和"不及"两种情况。五行中的某一行过于亢盛，对其所胜行进行过度的克制，引起其所胜行的虚弱，从而导致五行之间的协调关系失常。如以木克土为例：正常情况下，木能克土，土为木之所胜。若木气过于亢盛，对土克制太过，可致土的不足。这种由于木的亢盛而引起的相乘，称为"木旺乘土"。不及所致的相乘，指五行中某一行过于虚弱，难以抵御其所不胜行正常限度的克制，使其本身更显虚弱。仍以木克土为例，正常情况下，木能制约土，若土气不足，木虽然处于正常水平，土仍难以承受木的克制，因而造成木乘虚侵袭，使土更加虚弱。这种由于土的不足而引起的相乘，称为"土虚木乘"。

NOTE

相乘与相克虽在次序上相同，但有本质上的区别。相克是正常情况下五行之间的制约关系，而相乘则为五行之间的异常制约现象。在人体，相克表示生理现象，相乘表示病理变化。

（2）五行相侮　指五行中一行对其所不胜的反向制约和克制，又称"反克"。相侮的次序是：木侮金，金侮火，火侮水，水侮土，土侮木。引起五行相侮的原因，亦有"太过"和"不及"两种情况。五行中的某一行过于强盛，使原来克制它的一行不仅不能克制它，反而受到它的反向克制。例如木气过于亢盛，其所不胜行金不仅不能克木，反而受到木的欺侮，这种现象称为"木亢侮金"；若正常情况下，木克土，但当木过度虚弱时，则不仅金来乘木，而且土也会因木的衰弱而"反克"之，这种现象称为"木虚土侮"。五行相乘相侮关系见图2-2。

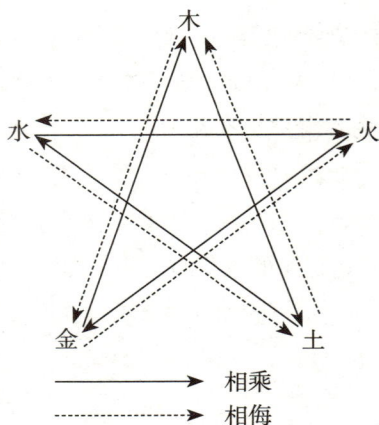

图2-2　五行相乘相侮关系图

总之，相乘与相侮的主要区别在于：前者是按五行的相克次序发生过度的克制，后者是与五行相克次序发生相反方向的克制现象。两者之间联系是：在发生相乘时，也可同时发生相侮；发生相侮时，也可同时发生相乘。例如：木过强时，木既可以乘土，又可以侮金；金虚时，既可受到木侮，又可受到火乘。《素问·五运行大论》曰："气有余，则制己所胜而侮所不胜；其不及，则己所不胜侮而乘之，己所胜轻而侮之。"

三、五行学说在中医护理学中的应用

五行学说广泛应用于中医理论体系和实践中，用来说明五脏的生理特点及相互关系、五脏病变的相互影响，并指导疾病的诊断和护治等方面。

（一）说明五脏的生理功能及其相互关系

1. 概括五脏的生理特点

五行学说将人体的五脏分别归属于五行，并以五行的特性来说明五脏的生理功能。如肝属"木"，木有生长、升发、舒畅、条达的特性，故肝喜条达而恶抑郁，有疏通气血，调畅情志的功能；心属"火"，火性炎上，有阳热的特性，故而心阳有温煦的作用；脾属"土"，土性敦厚，有生化万物的特性，故脾主运化水谷、化生精微以营养脏腑形体，为气血生化之源；肺属"金"，金性清肃、收敛，故肺有清肃之性，以清肃下降为顺；肾属"水"，水具有滋润、下行、闭藏的特性，故肾有藏精、主水功能。

2. 说明五脏之间的生理联系

运用五行之间的生克制化关系，说明五脏之间存在着既相互资生又相互制约的关系。五行相生用于说明五脏之间的资生关系，五行相克用于说明五脏之间的制约关系。

（1）相生关系　肝生心即木生火，如肝藏血以济心，肝之疏泄以助心行血；心生脾即火生土，如心阳温煦脾土，助脾运化；脾生肺即土生金，如脾气运化，化气以充肺；肺生肾即金生水，如肺之精津下行以滋肾精，肺气肃降以助肾纳气；肾生肝即水生木，如肾藏精以滋养肝血，肾阴资助肝阴以防肝阳上亢。

（2）相克关系　肾制约心即水克火，如肾水上济于心，可以防止心火之亢盛；心制约肺即火克金，如心火之阳热，可以抑制肺气清肃太过；肺制约肝即金克木，如肺气清肃，可以抑制肝阳的上亢；肝制约脾即木克土，如肝气条达，可疏泄脾气之壅滞；脾制约肾即土克水，如脾气之运化水液，可防肾水泛滥。

（二）说明五脏病变的相互影响

五行学说，也可以说明在病理情况下脏腑间的相互影响。某脏有病可以传至他脏，他脏疾病也可以传至本脏，这种病理上的相互影响称之为传变。

1. 相生关系的传变

相生关系的传变包括"母病及子"和"子病及母"两个方面。

母病及子，即母脏之病传及子脏。如肾属水，肝属木，水能生木，故肾为母脏，肝为子脏。肾病及肝，即属母病及子。母病及子，多见母脏不足累及子脏亏虚，导致母子两脏皆虚的病证。

子病及母，是指疾病的传变，从子脏传及母脏。如肝属木，心属火，木能生火，故肝为母脏，心为子脏。心病及肝，即是子病及母。

2. 相克关系的传变

相克关系的传变包括"相乘"和"相侮"两个方面。

相乘，是相克太过致病。如以肝木和脾土之间的相克关系而言，相乘传变就有"木旺乘土"（即肝旺乘脾）和"土虚木乘"（即脾虚肝乘）两种情况。由于肝气郁结或肝气上逆，影响脾胃的运化功能而出现胸胁苦满、脘腹胀痛、泛酸、泄泻等病证，称为"木旺乘土"。反之，先有脾胃虚弱，不能耐受肝气的克伐，而出现头晕乏力、纳呆嗳气、胸胁胀满、腹痛泄泻等病证，称为"土虚木乘"。

相侮，是反向克制致病。例如：肺金本能克制肝木，由于暴怒而致肝火亢盛，肺金不仅无力制约肝木，而遭肝火之反向克制，而出现急躁易怒、面红目赤、甚则咳逆上气、咯血等肝木反侮肺金的症状，称为"木火刑金"。又如脾土虚衰不能制约肾水，出现全身水肿，称为"土虚水侮"。

（三）指导疾病的诊断

人体是一个有机整体，当内脏有病时，人体内脏功能活动及其相互关系的异常变化，可以反映到体表相应的组织器官，出现色泽、声音、形态、脉象等诸方面的异常变化。由于五脏与五色、五音、五味等都以五行分类归属形成了一定的联系，这种五脏系统的层次结构，为诊断和治疗奠定了理论基础。因此，在临床诊断疾病时，就可以综合望、闻、问、切四诊所得的信息，根据五行的所属及其生克乘侮的变化规律，来推断病情。

NOTE

五行理论常被用来推测五脏病变的部位，如面见青色，喜食酸味，脉见弦象，可以诊断为肝病；面见赤色，口味苦，脉象洪，是心火亢盛之病。故《难经·六十一难》曰："望而知之者，望见其五色，以知其病。闻而知之者，闻其五音，以别其病。问而知之者，问其所欲五味，以知其病所起所在也。切脉而知之者，诊其寸口，视其虚实，以知其病，病在何脏腑也。"

（四）指导疾病的防治与护理

1. 控制疾病的传变

根据五行生克乘侮理论，临床护治时除对所病本脏进行护治之外，还要依据其传变规律，护治其他脏腑，以防止其传变。如肝气太过，或郁结或上逆，木亢则乘土，病将及脾胃，此时应在疏肝平肝的基础上预先培其脾气，使肝气得平，脾气得健，则肝病不得传于脾。如《难经·七十七难》所说："见肝之病，则知肝当传之于脾，故先实其脾气。"就是在护治肝病的基础上佐以补脾、健脾。

2. 确定护治法则

（1）依据相生规律确定护治法则　基本原则是补母和泻子，即"虚则补其母，实则泻其子"（《难经·六十九难》）。

补母，即"虚则补其母"，是指一脏之虚证，不仅须补益本脏以使之恢复，同时还要依据五行相生的次序，补益其"母脏"，适用于母子关系的虚证。

泻子，即"实则泻其子"，是指一脏之实证，不仅须泻除本脏亢盛之气，同时还可依据五行相生的次序，泻其"子脏"，通过"气舍于其所生"的机理，以泻除其"母脏"的亢盛之气，泻子适用于母子关系的实证。

根据相生规律确定的护治方法包括：滋水涵木法是滋肾阴以养肝阴的护治方法，适用于肾阴亏损而肝阴不足，甚或肝阳上亢之证；益火补土法是温肾阳以补脾阳的护治方法，适用于肾阳衰微而致脾阳不振之证；培土生金法是健脾益气以补益肺气的护治方法，适用于脾气虚衰，以致肺气虚弱之证；金水相生法是滋养肺肾之阴的护治方法，适用于肺虚不能输布津液以滋肾，或肾阴不足，精气不能上荣于肺，以致肺肾阴虚的病证。

（2）依据相克规律确定护治法则　基本原则是抑强扶弱。

抑强，主要针对太过的一方。如肝气横逆，乘脾犯胃，出现肝脾不调、肝胃不和之证，治疗应以疏肝平肝为主。抑其强者，则其弱者功能自然易于恢复。

扶弱，主要针对不及的一方。如脾胃虚弱，肝气乘虚而入，导致肝脾不和之证，护治应以健脾益气为主。扶助弱者，可以恢复脏腑的正常功能。

根据相克规律确定的护治方法包括：抑木扶土法是疏肝健脾或平肝和胃以护治肝脾不和或肝气犯胃病证的方法，适用于木旺乘土或土虚木乘之证；培土制水法是健脾利水以护治水湿停聚病证的方法，适用于脾虚不运，水湿泛滥而致水肿胀满之证；佐金平木法是滋肺阴清肝火以护治肝火犯肺病证的方法，适用于肺阴不足，右降不及的肝火犯肺证；泻南补北法是泻心火补肾水以护治心肾不交病证的方法，适用于肾阴不足，心火偏旺，水火不济之证。

3. 指导精神疗法和情志护理

中医运用五行生克乘侮关系，以怒、喜、思、悲、恐的五志配五脏，利用五行相互制约的关系达到疾病护治的目的。如喜为心志，属火；悲为肺志，属金。火克金，故喜能胜悲，主要用于情志失调病证。

第三节　中医思维方式

中医学在长期医疗实践的基础上，运用中国古代哲学的思维方式，对人体的组织结构、生理功能、病理变化，以及疾病的诊断、治疗、护理和预防等方面进行了分析、归纳和总结，逐渐形成了中医学的理性认识。

一、中医思维方式的基本概念

思维方式，是指思维活动中相对稳定的模式、程序及习惯。每个民族都有其独特的思维方式。思维方式的差异正是构成不同文化类型的重要因素，是一个国家、民族和社会群体最根本的内容，同时也制约着人们的认识以及整个思维活动。

中医思维方式是指植根于中国传统文化，体现中医药本质与特色，且相对稳定的思维模式和方法。在中国传统文化的范畴中，中国古代哲学的阴阳、五行学说对中医思维方式的形成具有非常重要的影响。因此，掌握和运用中医思维方式，对中医学理论体系和临床实践活动，具有重要的指导意义和应用价值，对当代和未来中医学的科学研究具有极其重要的启示和促进作用。

二、中医思维方式的基本内容

中医学是一门诞生在中华民族传统文化基础上的学科，主要以古代哲学的精气、阴阳和五行等思想，作为中医学的思维背景和认识框架，使得中医学有着不同于西方医学的思维特征，其思维方式大致可概括为整体思维、形象思维和辩证思维等。

（一）整体思维

整体思维是中医思维方法最本质、最基础的内容，是指人们在观察分析及处理问题时，应注重事物固有的整体性、统一性和联系性，以普遍联系、相互制约的观点看待宇宙中的所有事物的思维方式。中医学在中国传统文化整体观的影响下，不仅把人的生命也看作一个整体，而且把宇宙中所有的事物视为一个整体，认为构成宇宙的所有事物都是相互联系、相互制约、密不可分。

中医学把人的生命活动看作一个整体运动变化的过程。认为人是以五脏为中心，通过经络系统把全身组织器官，如六腑、五体、五官、九窍、四肢百骸等联成一个有机整体，并通过气、血、津液的作用，完成机体整体统一的生命活动。

中医整体思维还体现出"天人合一"的特点，所谓天人合一，是指天道与人道、自然与人为相互贯通、相互统一。"天人合一"具体体现为"人与自然的统一"及"人与社会的统一"。《黄帝内经》从四时五脏与阴阳五行相应的角度探讨人与自然环境的统一，认为人的脏腑功能在季节气候规律性变化的影响下，会出现功能旺衰、气血运行涨落、津液代谢快慢等表现，如《素问·平人气象论》曰："春胃微弦曰平，弦多胃少曰肝病……夏胃微钩曰平，钩多胃少曰心病……长夏胃微耎弱曰平，弱多胃少曰脾病……秋胃微毛曰平，毛多胃少曰肺病……冬胃微石曰平，石多胃少曰肾病。"中医学也认识到，社会环境的变化也会对人体身功能带来变化。如明代李中梓所著《医宗必读》曰："大抵富贵之人多劳心，贫贱之人多劳力；富贵者膏粱自奉，贫贱者藜藿苟充；富贵者曲房广厦，贫贱者陋巷茅茨。旁心则中虚而筋柔骨脆，劳力则中实而骨劲筋强；膏粱自奉者脏腑恒娇，藜藿苟充者脏腑恒固；曲房广厦者玄府疏而六淫易客，茅茨陋巷者理密而外邪难干。故富贵之疾，宜于补正；贫贱之疾，易于攻邪。"强调了社会经济和社会地位的差异，造成人体功能的不同，诊疗模式应充分考虑这些因素。

（二）形象思维

形象思维是以事物的形象或表象作为认知世界的一种思维方式，通过类比、象征等手段揭示世界的联系。形象思维属于理性认识的范畴，也是事物的本质及事物之间的规律在人脑间接的、概括性的反映。它具有形象性、概括性、直观性和生动性等特征。

形象思维是人类普遍存在的一种思维形态，是一个由"物象"提炼"意象"，再由"意象"反推"物象"的过程。形象思维通过取象比类的方式，在思维过程中对事物在某些方面相同、相似或相近的属性、规律和特征进行充分关联类比，归纳出共同的特点，根本内涵，充分认识事物，亦可达到认识未掌握的事物为目的。中医学的形象思维，源自对自然界大气（精气学说）、日光的向背（阴阳学说）、木火土金水（五行学说）等物质的形象、性质和作用的观察与概括，形成了带有显著形象特征的精气、阴阳和五行学说。例如在属性归纳中"凡是运动的、外向的、上升的、温热的、明亮的、兴奋的为阳；相对静止的、内守的、下降的、寒冷的、晦暗的、抑制的为阴"；水的"滋润、下行、寒凉、闭藏"，木的"生长、升发、条达、舒畅"等五行特性的总结，都带有显著的形象性，是对原始事物形象概括总结的结果。中医学在应月精气、阴阳、五行学说分析人体的组织结构、五脏六腑之间的生理病理联系，进行疾病的诊断和治疗的思维过程中，始终与形象思维密不可分。

（三）辩证思维

辩证思维，是将自然界、社会及人作为一个整体，以相互联系、相互制约，从矛盾的运动、变化和发展的观点，去观察和研究问题的一种思维。中医学的辩证思维方式，是对生命健康和疾病等感性认识进行思维加工，运用观察比较、归纳演绎、分析综合、抽象具体等方法，实现由感性认识到理性认识的转变，从本质上认识宇宙万物的普遍联系和运动变化。

中医理论中的许多概念，都是凝聚内外矛盾，反映对立和统一的辩证思维，如阴阳、藏象、经络、精气、气血、营卫、正邪、升降、出入、表里、寒热、虚实等。以阴阳学说的对立制约、互根互用、消长转化、动态平衡理论为例。阴阳的对立制约思想，揭示生命运动过程中同一思想的内部差异。如对人体内脏的认识，分为藏（阴）与象（阳），藏中有脏（阴）有腑（阳），而脏又有脏阴与脏阳（如心阴与心阳），建立了中医学的"生命就是对立运动"的辩证思维。阴阳的互根互用，阐述了不同思想间的相互联系。如物质（精、气、血等）与精神不同，物质属阴，精神属阳，精神是物质运动的结果，但精神对物质运动又有调控作用。阴阳的消长转化，阐明了对立思想在一定条件下可以相互转化，如人体病理过程中的表里、寒热、虚实的转化。正如王冰注《素问·生气通天论》曰："阳气根于阴，阴气根于阳，无阴则阳无以生，无阳则阴无以化。"阴阳的动态平衡，指出对立思想在一定条件下相互结合为整体。正常人体生命过程是机体阴与阳双方既对立制约，又互根互用、相互转化而形成的"阴平阳秘"状态，即阴与阳在对立中达成的一个动态的相对平衡状态。

三、中医思维方式在中医护理学中的运用

思维方式是中医学最本质、最基础的内容。中医学在临床实践中，始终坚持和贯彻中医思维方式，指导对人体生理、病理的认识，渗透于疾病的诊断和护治措施中。

（一）整体思维与中医护理

1. 阐明疾病的病因病机

中医病因学说强调从机体的整体性反应来推导病因，具有很大的临床意义和优势。因为人所处的外界环境极其复杂多变，致病原因往往是多种因素综合作用的结果。对于个体差异来说，即使是相同的病因在不同的人身上也会产生不同的反应。加上原因和结果在一定条件下是可以相互转化的，在疾病发展过程中，常常出现原因和结果交替的现象，即疾病的结果变成了病情发展的原因。因此，局部单一地关注机体的某一病因，如细菌或病毒，往往无法解释临床出现的大量功能性疾病。故从认识病因对人体作用后引起的整体变化规律出发，才能使我们更全面、更直接地把握疾病的发生发展规律。

2. 指导疾病的诊断和评估

中医诊断无论是望、闻、问、切四诊合参，还是单纯的脉诊、面诊、耳诊等，都体现了中医的整体思维。由于五脏六腑、经络百骸在生理和病理上是相互联系、相互影响的，因此，在中医诊察疾病时，通过观察分析五官、形体、色脉等整体征象，借以揣测、判断其内在脏腑的病机变化，从而对患者的病机状况做出正确的诊断。尽管病因多种多样，机体状况各不相同，病机改变千变万化，症状表现千差万别，但中医在长期的临床实践基础上，宏观地概括出八纲、脏腑、气血津液等最基本的辨证方法。

3. 指导疾病的防护与养生

中医学不仅从整体上诊断疾病、分析疾病的变化规律，而且用整体的思维方式针对病证采取相应的防护措施。中医以为在护治疾病时，要重视"天人合一"的思想，重视人体自身的整体性，以及人体与自然之间的统一性。《素问·疏五过论》曰："圣人之治病也，必知天地阴阳，四时经纪。"指出在护理疾病时应当立足于患者的整体情况，同时注重根据季节气候、地理环境的特点，结合病机制定相应的护理措施。如《医学源流论·五方异治论》曰："人禀天地之气以生，故其气体随地不同。西北之人，气深而厚，凡受风寒，难于透出，宜用疏通重剂；东南之人，气浮而薄，凡遇风寒，易于疏泄，宜用疏通轻剂。"

中医学"天人合一"的整体思维，在临床上对于时令病及地方病的护理亦具有积极意义。四时气候的异常，人体脏腑经络之气在不同的时令亦各有旺衰，加上对不同气候的适应能力的差异性，导致多种时令病的发生。如春季气候温暖多风，易生风温病；夏季气候炎热潮湿，易生暑热或湿热病；秋季气候干燥，易生燥病；冬季气候寒冷，易生寒病等。

中医养生也以"天人合一"为首要原则，强调养生应该"法于阴阳，和于术数"，即养生的关键是顺应四时变化，调节机体阴阳平衡。正如《素问·四气调神大论》中阐述的"春夏养阳，秋冬养阴"，皆是在整体思维的指导下而确定的防治与养生原则。

（二）形象思维与中医护理

1. 指导辨证施护

人体脏腑气血的病理变化必将在体表有所反映，"有诸内必形诸外"。因此，人体外在的各

NOTE

种病症表现（物象）实际上反映了人体内在脏腑气机虚实寒热的改变。在对症状和体征进行归类，判断它们反映相对应脏腑气血的变化时，中医学运用取象比类方法，提出了"证"（意象）的概念。在形象思维的指导下，形成了中医学独特的辨证施护理论。辨证的过程可概括为："观物取象""立象尽意""取象比类"。中医审察的"象"涉及的范围非常广泛，包括天象、气象（气候）、物象（物候）、病象（证候）、舌象、脉象等，分析人体病象、藏象、脉象来判断内在的病变。进一步通过直觉感悟、思虑、演绎推理，从整体上把握事物表现出来的现象，以及这些现象之间的联系，推理主要病因病机，确立证候，以选择适当的护治手段和措施。

2. 指导中药的命名、归经、功效和炮制

形象思维是启发中药学命名、性能、归经和炮制等的重要思维模式。形象思维，"以象名之"，如根之形象如人形者，名曰人参；其形如参而色黑，名曰玄参；其形如参而色赤，名曰丹参。全株密生白色茸毛，状如白头老翁，名曰白头翁；形如乌鸦之头，名曰乌头。意象思维，"立象以尽意"，如树木耐冬，青翠不凋，如贞女之守操，名曰女贞子；善治女人胎产诸证，故名曰益母草。应象者，"应于天地"之象，如冬季时冬虫夏草菌寄生于高山草甸土中的蝙蝠蛾幼虫，使幼虫身躯僵化，夏季条件适宜由僵虫头端抽生出长棒状的子座，即冬虫夏草。

古代医家还依据"以类相从""以象相应"进行归纳。如"以脏补脏"，如鸡肝、羊肝有补肝明目之功，猪腰、羊腰能补肾壮腰，猪胃、牛胃有健脾和胃的作用，猪心、牛心能补心安神等；"以枝通肢"，如桂枝、桑枝善行上肢等；"以皮治皮"，如茯苓皮利水消肿；"以藤通络"，如络石藤、忍冬藤等具有通络之功用。

根据药物的某些特性，推求其临床功效。如穿山甲以穿山打洞为最能，故有破癥通经之功；蝉其声清响，昼鸣夜息，故以蝉蜕治失音、小儿夜啼之症；全蝎、白花蛇等虫类善走能窜，具搜剔之性，大多具有活血、祛风湿等功用。

中药炮制，颇多形象思维。酸属木行，应肝，故醋炙可增强疏肝止痛功效，如醋香附、醋元胡等；咸属水行，应肾，盐制可引药入肾，如盐黄柏、盐知母等；黄色属土行，应脾，故药物炒黄或土炒后多有健脾之功，如土炒白术、炒扁豆等；黑色属水，赤色属火，将药物炒炭后可增强止血作用，取水能克火之意。

（三）辩证思维与中医护理

辩证思维是中医学临床思维的核心方法之一。辨证施护是中医护理学的基本法则，也是中医护理学的基本特点之一。中医辨证施护过程，辩证思维一以贯之。临床上常用的辨证方法主要有：八纲辨证、气血津液辨证、脏腑辨证等。以八纲辨证为例，八纲以阴阳为总纲，表、热、实属阳，里、寒、虚属阴，张介宾在《景岳全书》中称"二纲六变"。八纲病证可互相兼见，如表实里虚、表寒里热、正虚邪实等。八纲病证在一定条件下可相互转化，如阴证转阳、阳证转阴、由虚转实、由实转虚、由里出表、由表入里、热证变寒、寒证变热等。施护过程中，则以辨证为依据，揭示施护过程中的矛盾运动、变化和发展。诸如扶正祛邪、标本缓急、协调阴阳、正护反护、因时制宜、因地制宜、因人制宜等法则，寒者热之、热者寒之、虚则补之、实则泻之、阳病治阴、阴病治阳、阳中求阴、阴中求阳、热因热用、寒因寒用、通因通用等方法，无一不反映出辩证思维的特点。

【复习思考题】

1. 阴阳的相互关系是什么？

2. 简述阴阳学说指导下的护理原则。

3. 简述五行的基本属性。

4. 何谓五行相生、相克、相乘、相侮？

5. 简述中医思维方式对中医护理学产生的影响。

扫一扫，知答案

第三章　中医学的生理观

【学习目标】

识记：脏腑的生理功能特点及相互之间的关系；气、血、津液的基本概念、生成及作用；经络的概念及组成；十二经脉的循行路线及走向规律；体质的基本概念及分类。

理解：五脏与体、窍、志、液、时的关系；六腑之间的关系；气、血、津液的生理功能以及相互之间的关系；经络的生理功能；十二经脉的表里关系；奇经八脉的概念及组成；体质的形成及体质学说的应用。

应用：用藏象、气血津液、经络、体质理论指导中医护理临床实践。

脏腑、气血津液和经络都是人体重要的组成部分，其各自的功能代谢正常，人体的生命则得以维持；而脏腑气血阴阳状态的差异性，决定人体的体质特点。藏象、气血津液、经络和体质的相关理论则构建了相对系统的中医学生理观，也是中医因人施护的理论基础，对中医护理临床实践起着根本性的指导作用。

第一节　藏　象

"藏象"一词，首载于《素问·六节藏象论》。"藏"，指藏于体内的脏腑，包括五脏（心、肺、脾、肝、肾）、六腑（胆、胃、小肠、大肠、膀胱、三焦）和奇恒之腑（脑、髓、骨、脉、胆、女子胞）。"藏"是以五脏为中心的五个生理病理系统。"象"，指外在的现象和比象，即表现于外的生理病理现象，或以五脏为中心的五个生理病理系统与外界事物或现象相比类所获得的比象。如张介宾《类经·藏象类》注云："象，形象也。藏居于内，形见于外，故曰藏象。"藏象，近年来又写作"脏象"。藏象是人体系统现象与本质的统一体，是人体脏腑的生理活动及病理变化反映于外的征象。

藏象学说采用"以象测藏"的方法，通过对人体外部生理和病理现象的观察来探求人体内部各脏腑组织的生理病理、相互关系，以及脏腑与体、华、窍、志、液，与自然社会环境之间的联系。古代解剖知识的认识、长期生活实践的观察、古代哲学思想的渗透、医疗实践经验的积累，为藏象学说的形成奠定了基础。

"藏"与"脏器"的概念不同，是中医学特有的概念。整体观察和"以象测藏"的认识方法，决定了"藏"的概念是在形态结构基础上赋予某些功能性成分所形成的形态功能合一性结构。"藏"虽以形态学为形成基础，在形成后起主导作用的却是对人体整体功能的观察。因此，

"藏"的概念,不仅仅是解剖学的概念,更重要的是生理病理学概念,是功能单位的概念。现代医学的"脏器"是单纯的形态学概念,是指机体内外的器官,其结构以实体性器官为基础,而其功能是通过对器官的直接解剖分析而获得。因此,"藏"与"脏器"的名称虽大致相同,但其内涵却有很大差异(图 3-1)。

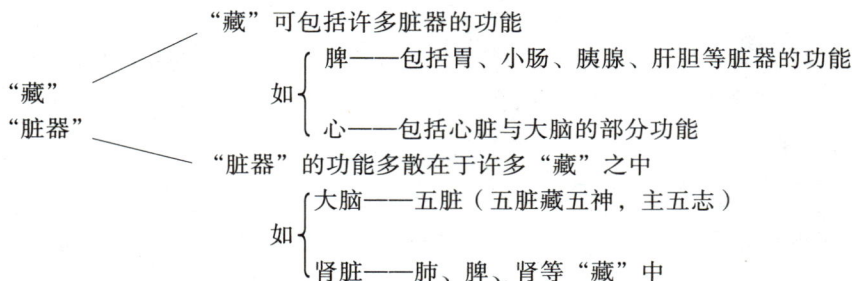

"藏"
"脏器"

"藏"可包括许多脏器的功能

如 { 脾——包括胃、小肠、胰腺、肝胆等脏器的功能
     心——包括心脏与大脑的部分功能

"脏器"的功能多散在于许多"藏"之中

如 { 大脑——五脏(五脏藏五神,主五志)
     肾脏——肺、脾、肾等"藏"中

图 3-1 "藏"与"脏器"的区别

五脏内部组织相对充实,共同的生理功能是化生和贮藏精气;六腑多是中空的囊状或管腔结构,共同的生理功能是受盛和传化水谷。《素问·五脏别论》曰:"所谓五脏者,藏精气而不泻也,故满而不能实。六腑者,传化物而不藏,故实而不能满也。"简明地概括了五脏、六腑各自的生理特点和主要区别。所谓"满而不实",是强调五脏精气宜充满,然精气应流通布散;所谓"实而不满",是指六腑水谷宜充实,然水谷应不断传输变化以保证虚实更替的状态。奇恒之腑功能上贮藏精气与五脏相似,形态上中空有腔与六腑相类,似脏非脏,似腑非腑,与五脏和六腑都有明显区别,故以"奇恒之腑"名之(表 3-1)。

表 3-1 五脏、六腑与奇恒之腑的生理特点

项目	名称	结构特点	生理功能	特点
五脏	心、肺、脾、肝、肾	多为实质性器官	化生、贮藏精气	"满而不能实""藏精气而不泻"
六腑	胆、胃、大肠、小肠、三焦、膀胱	多为空腔性器官	受盛、传化水谷	"实而不能满""传化物而不藏"
奇恒之腑	脑、髓、骨、脉、胆、女子胞	形态类腑	功能似脏	"藏而不泻"

藏象学说的主要特点是以五脏为中心的整体观。体现在以五脏为中心的人体自身的整体性及五脏与外界环境的统一性两个方面,是中医学理论体系整体观念的重要内容。人体是以五脏为中心的、极其复杂的有机整体。人体各组成部分之间,结构上密不可分,功能上相互为用,病理上相互影响。藏象学说以五脏为中心,通过经络系统"内属于腑脏,外络于肢节",将六腑、五体、五官、九窍、四肢百骸等全身脏腑形体官窍联系成一个有机整体。五脏代表人体的五个功能系统,人体所有的组织器官都可以包括在这五个系统之中。这五个功能系统并非彼此孤立,而是通过经脉的络属沟通和气血的流贯密切联系。五脏功能的协调共济、相互为用,是维持人体生理活动协调平衡的必要保证。人体的生理病理又与外界环境相通应,这五个系统不仅受天地四时阴阳的影响,同时互相之间也紧密联系,体现了结构与功能、局部与整体、人体与外界环境的统一。

藏象学说是中医基础理论体系的核心,它不仅应用于中医学的生理病理,而且广泛地应用

NOTE

于疾病的诊疗、护理等各个方面，是辨证施护的理论依据。

一、五脏

五脏，即心、肺、脾、肝、肾的合称。五脏各有所司，但彼此协调，共同维持生命过程。

（一）心

心位于胸中，五行属火，与小肠、脉、舌等构成心系统。心对整个人体生命活动起着主宰的作用，故称为"君主之官""五脏六腑之大主"。

1. 主要生理功能

心具有主血脉和主藏神的生理功能。

（1）主血脉　心主血脉是指心气具有推动和调控血液在脉管中运行，从而保证全身组织得到血液濡养的作用。血液要正常运行，必须以心气充沛、血液充盈和脉道通利为前提条件，其中心气对血液在脉管中正常运行起着主导作用。心气充沛，则能推动和调控血液的运行和脉管的舒缩，使血流通畅，脉道通利，则面部红润，胸部舒畅，脉搏和缓有力；反之，心气不足，则可出现血流不畅，脉搏无力等表现，甚则发生气血瘀滞，血脉受阻，而见面色灰暗，唇舌青紫，心胸憋闷和刺痛，脉象涩或结代等病症。

此外，心还有生血的作用。饮食水谷经脾胃之气的运化，化为水谷之精，水谷之精再化为营气和津液，营气和津液入脉，须经心火（即心阳）的作用，化为赤色血液，即所谓"奉心化赤"（图 3-2）。心既能生血，又能行血，从而保证全身组织得到血液的充分濡养。

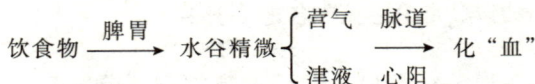

$$饮食物 \xrightarrow{脾胃} 水谷精微 \begin{cases} 营气 \xrightarrow{脉道} \\ 津液 \xrightarrow{心阳} \end{cases} 化"血"$$

图 3-2 "奉心化赤"示意图

（2）主藏神　"神"有广义与狭义之分。广义之神，指整个人体生命活动的主宰和总体现；狭义之神，指人的精神、意识、思维活动等。心藏神是指心具有主司全身脏腑体窍等组织的生理活动和精神情志等心理活动的作用。其生理作用有二：其一是心主宰生命活动。神能驭气，心神通过驾驭协调各脏腑之气的运行以达到推动和调控五脏六腑等组织的生理功能，故心有"五脏六腑之大主"之称。人的精神情志活动虽与五脏精气密切相关，由五脏协同完成，但总由心来统帅。其二是主精神、意识、思维活动。心藏神的功能正常，则精神振奋，思维清晰，反应灵敏，脏腑组织功能协调；反之，则可出现失眠，多梦，神志不宁，谵狂，或反应迟钝，健忘，精神委顿，不省人事等表现，还可影响其他脏腑组织的功能活动，甚至危及人体的生命。《灵枢·口问》指出："心动则五脏六腑皆摇。"

血是精神活动的主要物质基础。心主血脉，为精神活动提供了物质基础，有助于心藏神。神能驭气，心藏神，能调节心气推动血液在脉管中运行的作用，有助于心主血脉。因此，心主血脉的功能异常，可影响心神出现神志的改变；反之，心藏神的功能异常，也可以出现血行的变化。心主血脉的生理功能与心藏神的生理功能密切相关。

2. 心与形、窍、志、液、时的关系

（1）在体合脉，其华在面　心与脉直接相连。心气充沛，则脉搏和缓有力；心气不足，则脉搏细弱无力。心主血脉，面部的血脉极为丰富，因而，心的生理功能状况，可以显露于面部的色泽变化，故其华在面。心气旺盛，血脉充盈，则面部红润光泽；心气不足，则面色㿠白、晦滞；心血亏虚则面白无华；心血瘀阻则面色青紫。

（2）在窍为舌　舌为心之外候。心与舌通过经络相互联系。《灵枢·经脉》指出："手少阴之别……循经入于心中，系舌本。"所以心的功能状况影响会反映于舌。心主血脉、藏神的功能正常，则舌体红活荣润，柔软灵活，味觉灵敏，语言流利。心主血脉功能异常，心血亏虚，则舌质淡白；心阳不足，则舌质淡胖；心血瘀阻，则舌质暗紫或有瘀斑。心藏神的功能异常，则可见舌强、语謇，甚或失语等。

（3）在志为喜　心的功能状态和情志"喜"密切相关。适度的喜属于良性刺激，有助于心主血脉等生理功能。《素问·举痛论》指出："喜则气和志达，荣卫通利。"但"喜则气缓"，喜乐过度，则可使心神受伤，出现喜笑不休，精神失常等表现。

（4）在液为汗　汗是津液经阳气蒸化后，由汗孔排于体表的液体。心在液为汗，是指汗液与心血、心神关系密切。汗为津液所化生，津液是血的重要组成部分，而血为心所主，所以说"汗为心之液"。心血充盛，津液充足，则汗化有源；且心藏神，汗的生成、排泄受心神的调节，精神紧张可出汗。若心气不足，卫表不固，可见自汗；心阴亏虚，火热内扰，则可盗汗。

（5）与夏气相通应　自然界在夏季以炎热为主，在人体则心为火脏而阳气最盛，同气相求，故夏季与心相应。夏季则人体阳气隆盛，生机最旺。从五脏来说，心为阳中之阳，属火，故心之阳气在夏季最旺盛。一般说来，心脏疾患，特别是心阳虚衰的患者，其病情往往在夏季缓解，其自觉症状也有所减轻。

（二）肺

肺位于胸腔，左右各一，在五行属金，与大肠、皮、鼻等构成肺系统。肺在脏腑中位置最高，覆盖诸脏，故有"华盖"之称。肺叶娇嫩，不耐寒热燥湿诸邪，与外界息息相通，易受邪侵，故又有"娇脏"之称。

1. 主要生理功能

肺具有主气、司呼吸，主宣发和肃降，主行水，朝百脉、主治节的生理功能。

（1）主气、司呼吸　肺主气，包括主呼吸之气和主一身之气两个方面。

主呼吸之气，是指肺是气体交换的场所。通过肺的呼吸作用，不断吸入清气，排出浊气，吐故纳新，实现机体与外界环境之间的气体交换，以维持人体的生命活动。肺主呼吸的功能，实际上是肺气的宣发与肃降作用在气体交换过程中的具体表现，肺气宣发，浊气得以呼出；肺气肃降，清气得以吸入。肺气的宣发与肃降作用协调有序，则呼吸均匀通畅。

主一身之气，主要体现在两个方面：一是气的生成，尤其是宗气的生成。宗气由肺吸入的自然界清气与脾胃运化的水谷之精所化生的谷气相结合而生成。宗气在肺中生成，积存于胸中"气海"。宗气是一身之气的重要组成部分，宗气的生成关系着一身之气的盛衰。二是体现于对全身气机的调节作用。肺有节律的呼吸，对全身之气的升降出入运动起着重要的调节作用。肺的呼吸均匀通畅，节律一致，和缓有度，则各脏腑经络之气升降出入运动通畅协调（图3-3）。

肺主一身之气和呼吸之气，实际上都基于肺的呼吸功能。呼吸调匀是气的生成和气机调畅的根本条件。

$$肺主一身之气 \begin{cases} 气的生成——宗气 \begin{cases} 肺吸入的自然界清气 \\ 脾胃运化的水谷之精气 \end{cases} \\ 调节全身气机:肺的呼吸 \begin{cases} 呼——升与出 \\ 吸——降与入 \end{cases} 调节气机的升降出入 \end{cases}$$

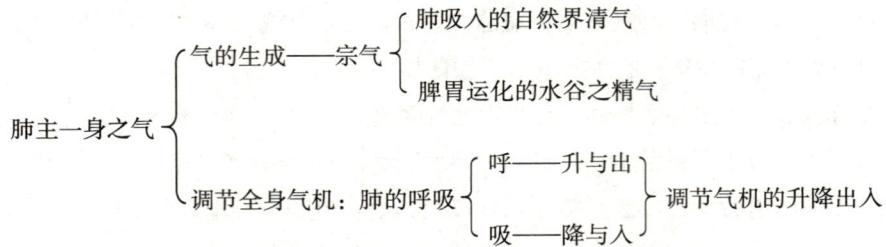

图 3-3　肺主一身之气的生理功能示意图

（2）**主宣发和肃降**　肺气的运动主要表现为宣、降两种形式（图 3-4）。宣，即宣发。肺气宣发是指肺气能向上、向外运动。肺气宣发的生理作用主要体现在三个方面：一是排出体内的浊气；二是将脾转输来的津液和水谷精微上输于头面，外达于肌表；三是宣发卫气于肌肤，以温分肉，充皮肤，调节腠理之开阖，控制汗液的排泄。降，即肃降。肺气肃降是指肺气能向下、向内运动，并保持呼吸道清肃洁净。肺气肃降的生理作用也主要体现在三个方面：一是吸入自然界的清气；二是将吸入的清气和由脾转输至肺的津液和水谷精微向下、向内布散于全身，以供脏腑组织生理功能之需要；三是肃清肺和呼吸道内的异物，以保持呼吸道的洁净。

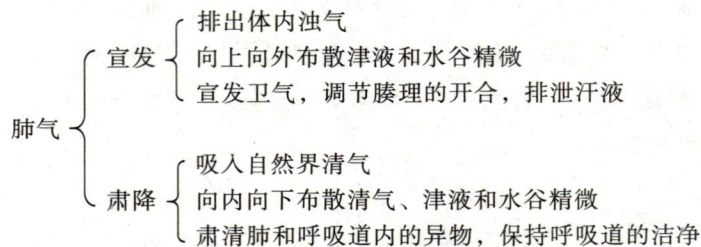

$$肺气 \begin{cases} 宣发 \begin{cases} 排出体内浊气 \\ 向上向外布散津液和水谷精微 \\ 宣发卫气，调节腠理的开合，排泄汗液 \end{cases} \\ 肃降 \begin{cases} 吸入自然界清气 \\ 向内向下布散清气、津液和水谷精微 \\ 肃清肺和呼吸道内的异物，保持呼吸道的洁净 \end{cases} \end{cases}$$

图 3-4　肺气宣发与肃降的生理作用示意图

肺气宣发与肃降是相反相成的两个方面，生理上相互协调制约，病理上相互影响。宣发与肃降协调，则呼吸均匀通畅，津液得以正常的输布代谢。宣发与肃降失调，则见"肺气不宣"和"肺失肃降"的病变。

（3）**主行水**　肺主行水，是指肺气的宣发肃降作用推动和调节全身水液的输布和排泄，又称作"通调水道"。

肺主行水的内涵主要有两个方面：一是通过肺气的宣发作用，将脾气转输至肺的水液和水谷之精中的较轻清部分，向上向外布散，上至头面诸窍，外达全身皮毛肌腠以濡润之，输送到皮毛肌腠的水液在卫气的推动作用下化为汗液，并在卫气的调节作用下有节制地排出体外；二是通过肺气的肃降作用，将脾气转输至肺的水液和水谷精微，向内向下输送到其他脏腑以濡润之，并将脏腑代谢后所产生的浊液下输至肾（或膀胱），以尿液形式排出。故有"肺为水之上源"之说。肺失宣降，可致水液输布失常，出现无汗、小便不利、水肿等症。

（4）**朝百脉、主治节**　肺朝百脉，是指全身的血液都通过百脉流经于肺，经肺的呼吸进行气体交换，然后将清气通过血脉再输布到全身（图 3-5）。肺气充沛，宗气旺盛，气机调畅，则血运正常，有辅心行血之功。若肺气虚弱，不能助心行血，则可导致心血运行不畅，甚至血脉瘀滞，出现心悸胸闷、唇青舌紫等症。

百脉　　宣发　　呼出浊气

全身的血液 ⟵⟶ 肺 ⟶ 自然界气体

肃降　　吸入清气

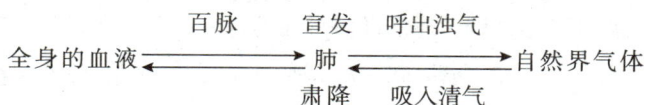

图 3-5　肺朝百脉的生理功能示意图

肺主治节，是指肺气具有治理调节肺之呼吸及全身之气、血、津液的作用。《素问·灵兰秘典论》曰："肺者，相傅之官，治节出焉。"主要表现在四个方面：一是治理调节呼吸运动，肺气的宣发与肃降作用协调，维持通畅均匀的呼吸，使体内外气体得以正常交换。二是调理全身气机，通过呼吸运动，调节一身之气的升降出入，保持全身气机调畅。三是治理调节血液的运行，通过肺朝百脉辅心行血。四是治理调节津液代谢，通过肺气的宣发与肃降，治理和调节全身水液的输布与排泄。由此可见，肺主治节是对肺的主要生理功能的高度概括。

2. 肺与形、窍、志、液、时的关系

（1）在体合皮，其华在毛　皮毛，包括皮肤、汗孔、毫毛等组织，是一身之表，依赖卫气和津液的温养和润泽，具有防御外邪，调节津液代谢，调节体温和辅助呼吸的作用。

肺对皮毛的作用，主要有二：一是肺气宣发，宣散卫气于皮毛，发挥卫气温分肉、充皮肤、肥腠理、司开阖及防御外邪侵袭的作用。二是肺气宣发，输精于皮毛。即将津液和部分水谷之精向上向外布散于全身毛发肌腠以滋养之，使之红润光泽。若肺精亏、肺气虚，既可致卫表不固而见自汗或易感冒，又可因皮毛失濡而见枯槁不泽。

皮毛对肺的作用，也主要有二：一是皮毛能宣散肺气，以调节呼吸。《黄帝内经》把汗孔称为"玄府"，又称"气门""鬼门"，汗孔不仅是排泄汗液之门户，也是宣散肺气的部分，所以可以助肺呼吸。二是皮毛受邪，可内合于肺。如寒邪客表，卫气被郁遏，可见恶寒发热、头身疼痛、无汗、脉紧等症；若伴有咳喘等症，则表示病邪已伤及肺。故治疗外感表证时，解表与宣肺常同时并用。

（2）在窍为鼻，上通于喉　鼻为呼吸之气出入的通道，与肺直接相连，所以称鼻为肺之窍。鼻为呼吸道之最上端，通过肺系（喉咙、气管等），与肺相连，具有主通气和主嗅觉的功能。鼻的通气和嗅觉功能，必须依赖肺气的宣发作用。肺气宣畅，则鼻窍通利，呼吸平稳，嗅觉灵敏；肺失宣发则鼻塞不通，呼吸不利，嗅觉迟钝，故《灵枢·脉度》曰："肺气通于鼻，肺和则鼻能知臭香矣。"临床上把鼻的异常变化作为诊断肺病的依据之一，而治疗鼻塞流涕，嗅觉失常等症状，又多用辛散宣肺之法。

喉为呼吸之门户，发声之器官。喉由肺津滋养，并由肺气推动，才能正常发声。肺津充足，喉得滋养，肺气充沛，宣降协调，则声音洪亮。若各种内伤或过用，耗损肺津、肺气，以致喉失滋养或推动，发音失常，出现声音嘶哑、低微，称为"金破不鸣"；若各种外邪袭肺，导致肺气宣降失常，郁滞不畅，出现声音嘶哑、重浊，称为"金实不鸣"。

（3）在志为忧（悲）　关于肺之志，一说肺之志在悲，一说肺之志为忧。悲和忧虽略有不同，但其对人体生理活动的影响大致相同。过度悲伤或过度忧伤，对人体的影响主要是损伤肺精、肺气，或导致肺气的宣降运动失调。《素问·举痛论》曰："悲则气消。"悲伤过度，可出现呼吸气短等肺气不足的现象。反之，肺精气虚衰或肺气宣降失调时，机体对外来非良性刺激的耐受能力下降，也易于产生悲忧的情绪变化。

（4）在液为涕　涕，为鼻黏膜的分泌物，有润泽鼻窍的作用。涕由肺精所化，由肺气的宣发作用布散鼻窍。如肺气充足，则鼻涕润泽鼻窍而不外流，若寒邪袭肺，肺气失宣，肺之津液被寒邪所凝而不化，则鼻流清涕；若肺热壅盛，则可见喘咳上气，流涕黄浊；若燥邪犯肺，则可见鼻干无涕。

（5）与秋气相通应　肺与秋同属于五行之金。秋季之肃杀与肺气之肃降同气相求。时至秋日，人体气血运行也随"秋收"之气而衰落，逐渐向"冬藏"过渡，因此在秋季治疗肺病时，应顺应其敛降之性，不可过分发散。另秋季气候多清凉干燥，而肺为清虚之脏，喜润恶燥，故秋季肺易为燥邪所伤，见干咳无痰、口鼻干燥、皮肤干裂等肺燥病症。

（三）脾

脾位于腹部，与胃、肉、口等构成脾系统。脾胃是人体对饮食物进行消化、吸收并输布其精微的主要脏器。人出生之后，生命活动的继续和精气血津液的化生与充实，均有赖于脾胃运化的水谷精微，故称脾胃为"后天之本"。脾气的运动特点是主升举。脾为太阴湿土，又主运化水液，故喜燥恶湿。

1. 主要生理功能

脾具有主运化、主统血、主升的生理功能。

（1）主运化　脾主运化是指脾具有将水谷化为精微，并将精微物质吸收、转输至全身各脏腑的作用。脾主运化包括运化水谷和运化水液两个方面。

运化水谷是指脾对饮食的消化吸收和对水谷精微的转化作用，并将水谷精微吸收并转输全身的过程。谷食入胃，经胃腐熟（初步消化）后，变为食糜下传于小肠，在脾气的推动、激发作用下经进一步消化后，其精微部分，再经脾气的转输作用输送到全身，分别化为精、气、血、津液，内养五脏六腑，外养四肢百骸、皮毛筋肉。脾气健运，化源充足，则气血生化旺盛而血液充足。若脾失健运，一则影响饮食物的消化吸收，出现食欲不振、腹胀、便溏等病症；二则水谷精微不足，则气血化生乏源，出现倦怠、消瘦等气血亏虚的病变。

运化水液是指脾对水液代谢的调节作用。脾通过对水液的吸收、转输作用，与肺、胃、三焦、膀胱等脏腑共同调节和维持人体水液代谢的平衡。脾气转输水液的途径及方式有二：一是上输于肺，通过肺的宣发肃降输布于全身；二是居中枢转津液，使全身津液随脾胃之气的升降而上腾下达，肺之上源之水下降，膀胱水府之津液上升。脾运化水液功能健旺，则既能使机体内各种组织器官得其水液的充分滋润和濡养，又不使水湿潴留。反之，若脾运化水液的功能失常，必然会导致水液在体内停滞，从而产生水湿、痰饮等病理产物，甚至出现水肿。《素问·至真要大论》曰："诸湿肿满，皆属于脾。"

运化水谷和运化水液，是脾主运化的两个方面，二者是同时进行的。脾气不但将饮食物化为水谷精微，为化生精、气、血、津液提供充足的原料，为"气血生化之源"，而且能将水谷精微吸收并转输至全身，以营养五脏六腑、四肢百骸，使其发挥正常功能（图3-6）。

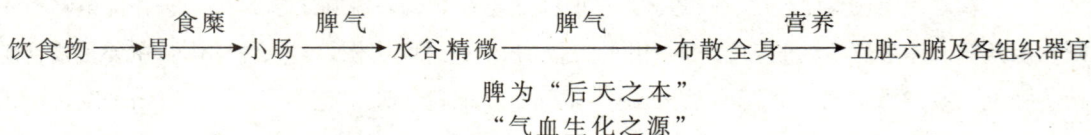

饮食物 ⟶ 胃 —食糜→ 小肠 —脾气→ 水谷精微 —脾气→ 布散全身 —营养→ 五脏六腑及各组织器官

脾为"后天之本"
"气血生化之源"

图3-6　脾主运化的生理功能示意图

（2）主统血　脾主统血，是指脾具有统摄血液，控制其在脉内运行而防止逸于脉外的作用。脾气旺则气的固摄作用亦强，气能摄血，血液能正常在脉内循行而不逸于脉外发生出血现象。脾气虚则气的固摄作用减弱，统摄无权，会发生血逸脉外而导致出血，如皮下出血、便血、尿血、崩漏等。脾的统血功能，实际上与脾主运化有关。脾为后天之本，气血生化之源，气旺则能统血。

（3）主升　脾气主升，是指脾气的运动特点，以上升为主，体现在升清和升举内脏两方面的生理作用。

脾主升清，是指脾气的升动转输作用，将胃肠道吸收的水谷精微和水液上输于心肺等脏，通过心肺的作用化生气血，以营养濡润全身。若脾气虚弱而不能升清，浊气亦不得下降，则上不得精气之滋养而见头目眩晕、精神疲惫；中有浊气停滞而见腹胀满闷；下有精气下流而见便溏、泄泻。正如《素问·阴阳应象大论》所说："清气在下，则生飧泄；浊气在上，则生䐜胀。"

脾主升举内脏，是指脾气上升能起到维持内脏位置的相对稳定，防止其下垂的作用。若脾气虚弱，无力升举，反而下陷，可导致某些内脏下垂，如胃下垂、肾下垂、子宫脱垂（阴挺）、脱肛等。临床常采用具有健脾升陷的补中益气汤治疗内脏下垂病症。

2. 脾与形、窍、志、液、时的关系

（1）在体合肉，主四肢　脾在体合肉，是指脾气的运化功能和肌肉的壮实及其功能发挥之间有着密切的联系，如《素问·痿论》曰："脾主身之肌肉。"全身的肌肉都有赖于脾胃运化的水谷精微及津液的营养滋润，才能壮实丰满，并发挥其收缩、运动的功能。脾气健运，则肌肉丰满，四肢有力；若脾失健运，则肌肉瘦削、软弱无力，甚或痿废不用。健运脾胃、补益精气是治疗痿证的基本原则，《素问·痿论》曰："治痿独取阳明。"

（2）在窍为口，其华在唇　脾开窍于口，是指人的食欲、口味与脾的运化功能密切相关。口腔在消化道的最上端，主接纳和咀嚼食物。食物经咀嚼后，便于胃的受纳和腐熟。脾的经脉"连舌本，散舌下"，舌又主司味觉，所以食欲和口味都反映脾的运化功能是否正常。脾气健旺，则食欲旺盛，口味正常，如《灵枢·脉度》曰："脾气通于口，脾和则口能知五谷矣。"若脾失健运，湿浊内生，则见食欲不振，口味异常，如口淡乏味、口腻、口甜等。

脾之华在唇，是指口唇的色泽可以反映脾精、脾气的盛衰及其功能的强弱。脾气健运，气血充足，则口唇红润光泽；若脾失健运，则气血衰少，口唇淡白不泽。

（3）在志为思　脾在志为思，是指脾的生理功能与思相关。思即思虑，属人体的情志活动或心理活动的一种形式。思虽为脾志，但与心神有关，故有"思出于心，而脾应之"之说。思虑过度，主要影响气的运动，导致气滞或气结。过思最易妨碍脾气的运化功能，使脾胃之气郁滞，脾气不能升清，胃气不能降浊，出现不思饮食、脘腹胀闷、头目眩晕等症。

（4）在液为涎　涎为口津，即唾液中较清稀的部分，由脾精、脾气化生并转输布散。涎具有保护口腔黏膜，润泽口腔，助谷食的咀嚼和消化的作用。若脾胃不和，或脾气不摄，则导致涎液异常增多，可见口涎自出。若脾精不足，或脾气失于推动作用，则导致涎液分泌量少，出现口干舌燥。

（5）与长夏之气相通应　脾与四时之外的"长夏"（夏至—处暑）相通应。长夏之季，气候炎热，雨水较多，天气下迫，地气上腾，湿为热蒸，蕴酿生化，万物华实；而人体的脾主运化，化生气血津液，奉养全身，故脾与长夏，同气相求而相通应。但长夏之湿太过，反易困脾，导致脘闷不舒，纳呆腹泻。故长夏季节，易多用祛湿之法来健脾。

（四）肝

肝位于膈下，右胁之内，与胆、筋、目等构成肝系统。肝的生理特性是主升主动，喜条达而恶抑郁，故称为"刚脏"。《素问·灵兰秘典论》曰："肝者，将军之官，谋虑出焉。"

1. 主要生理功能

肝具有主疏泄和主藏血的生理功能。

（1）主疏泄　肝主疏泄，泛指肝气具有疏通、条达、畅达全身气机的功能。人体各组织器官的生理活动，依赖于气的运动，而肝的疏泄功能，对于全身气机的调畅，起着重要的作用。肝的疏泄功能正常，则气机调畅，周身各组织器官的生理活动就正常。如果肝的疏泄功能异常，就可产生种种病变。

肝主疏泄的功能主要表现在调节精神情志，促进消化吸收，以及促进气血、津液的运行三个方面。

①调节精神情志。人的精神活动除由心所主外，还与肝的疏泄功能有关。肝的疏泄正常，表现为精神愉快、心情舒畅、理智灵敏。肝的疏泄不及，则表现为精神抑郁、多愁善虑、沉闷欲哭、嗳气太息、胸胁胀闷等；疏泄太过，则烦躁易怒、头晕胀痛、失眠多梦等。

②促进消化吸收。肝的疏泄功能有助于脾胃之气的升降和胆汁的分泌，以保持正常的消化、吸收功能。如肝失疏泄，可影响脾胃之气的升降和胆汁的排泄，从而出现消化功能异常的症状，如食欲不振、消化不良、嗳气泛酸、厌食油腻、黄疸、腹胀、腹痛等。

③促进气血、津液的运行。肝的疏泄功能直接影响着气机的调畅，气行则可推动血和津液的运行。如肝失疏泄，气机阻滞，可出现胸胁、乳房或少腹胀痛；或气滞血瘀，则可见胸胁刺痛，甚至癥积、肿块，女子还可出现经行不畅、痛经和经闭等。若肝疏泄太过，导致肝气亢逆，多表现为胸胁、乳房及头目胀痛，或气逆推动血逆于上，出现面红目赤，或吐血、咯血，甚至昏厥。

（2）主藏血　肝藏血，是指肝脏具有贮藏血液、调节血量和防止出血的功能。肝藏血功能可以发挥下列生理意义：

①发挥濡养作用。肝贮藏的血液，可以涵养肝及筋目。肝血不足，分布到全身各处的血液不能满足生理活动的需要，出现血虚失养的病理变化，表现为头昏、目涩、筋脉拘急、肢体麻木以及女子月经量少或闭经等。

②调节血量。肝根据生理需要调节人体各部分血量的分配。在正常情况下，人体各部分的血量，是相对恒定的。当机体活动剧烈或情绪激动时，肝脏将所贮藏的血液向外周增量输出；当人体处于安静或情绪稳定时，机体外周对血液的需求量相对减少，部分血液便又归藏于肝。故有"人卧血归于肝""肝为血海"之说。

③防止出血。肝之阴血，能化生和涵养肝气，制约肝阳，使之冲和畅达，发挥其正常的疏泄功能，防止疏泄太过而亢逆，起到防止出血的作用。肝藏血功能失职，引起各种出血，如吐血、衄血、咯血，或月经过多、崩漏等出血征象，称为肝不藏血。

肝主疏泄，其用属阳，又主藏血，其体属阴，故有"肝体阴而用阳"之说。肝的疏泄功能和藏血功能是相互为用、相辅相成的。肝疏泄功能正常，气机调畅，血运通达，藏血功能才有保障；肝藏血功能正常，则发挥阴血的濡养作用，不使肝气亢逆，则全身气机疏畅。肝主疏泄关系到人体气机的调畅，肝主藏血关系到血液的贮藏和调节，二者密切的关系体现了气与血的调和。

2. 肝与形、窍、志、液、时的关系

（1）在体合筋，其华在爪　筋，即筋膜，包括肌腱和韧带，是连接肌肉、骨骼和关节的一种组织。在正常情况下，通过筋的收缩和舒张而实现肢体关节的运动，而筋膜有赖于肝血的滋养，肝血充足，才能养筋，筋得其所养，才能运动有力而灵活，能耐受疲劳。若肝有病变，可影响筋的功能而产生多种病症。如肝血不足，血不养筋，可出现易于疲劳，筋力不健，或肢体麻木、关节屈伸不利、手足震颤等。若热极伤阴，肝风内动，可见四肢抽搐，甚则角弓反张。

爪，即爪甲，包括指甲和趾甲，乃筋之延续，故有"爪为筋之余"之说。肝血充足，则爪甲坚韧明亮，红润光泽；若肝血不足，则爪甲软薄，枯而色夭，甚则变形、脆裂。临床筋及爪甲的病变多从肝论治。

（2）在窍为目　目具有视物功能，故又称"精明"。目的视物辨色功能，依赖于五脏六腑之精的濡养，但与肝藏血和肝主疏泄功能关系最密切。肝的经脉上连目系，肝之精血气循此经脉上注于目，使其发挥视觉作用。如《灵枢·脉度》曰："肝气通于目，肝和则目能辨五色矣。"若肝之精血不足，则两目干涩、视物不清、目眩、目眶疼痛；肝经风热则见目赤痒痛；肝风内动则目睛上吊、两目斜视等。

（3）在志为怒　怒是人在情绪激动时的一种情志变化，由肝之精气所化，故说肝在志为怒。一般来说，怒在一定限度内，这种情绪发泄对机体生理平衡具有促进作用；但大怒或郁怒不解，则可引起肝的疏泄功能失调，导致各种病变。大怒伤肝，导致肝阳上亢，发为出血或中风昏厥；郁怒伤肝，导致肝气郁结，表现为心情抑郁，闷闷不乐。

（4）在液为泪　肝开窍于目，泪从目出。泪由肝血所化，有濡润、保护眼睛的功能。在正常情况下，泪液的分泌，是濡润而不外溢。在病理情况下，可见泪液分泌异常。如肝血不足，泪液分泌减少，常见两目干涩；风火赤眼或肝经湿热，则见目眵增多、迎风流泪等。

（5）与春气相通应　肝与春气相通应。春季为一年之始，阳气始生，自然界生机勃发，一派欣欣向荣的景象，而在人体之肝主疏泄，恶抑郁而喜条达，肝与春气相通应。因此春季养生，应顺应肝气的调达、舒畅之性。但若素体肝气偏旺、肝阳偏亢，则在春季易发病。

（五）肾

肾位于腰部脊柱两侧，左右各一，与膀胱、骨、耳和二阴等构成肾系统。《素问·脉要精微论》曰："腰者，肾之府。"肾藏先天之精，主生殖，为人体生命之本原，故称肾为"先天之本"。肾精贵藏，故称肾为"封藏之本"。肾精化肾气，肾气含阴阳，肾阴与肾阳能资助、协调一身脏腑之阴阳，故又称肾为"五脏阴阳之本"。

1. 主要生理功能

肾具有主藏精、主水、主纳气的生理功能。

（1）主藏精　肾具有贮存、封藏精气的生理功能（图3-7）。精，又称精气，是构成人体的基本物质，也是人体生长发育及各种功能活动的物质基础。精气就其来源有先天、后天之分："先天之精"来源于父母的生殖之精，是禀受于父母的生命遗传物质，与生俱来，藏于肾中，是人体生长发育和生殖的物质基础；后天之精来源于脾胃化生的水谷之精。人出生后，机体由脾胃的运化作用从饮食物中摄取的营养物质，称为"后天之精"，藏于五脏。"先天之精"

NOTE

须依赖脾胃所化后天之精的不断培育和充养，才能日渐充盛，以充分发挥其生理效应；"后天之精"也有赖于先天之精的活力资助，才能不断地化生，以输布全身，营养脏腑及其形体官窍。先、后天之精相互资助，相互为用，合化为肾精。

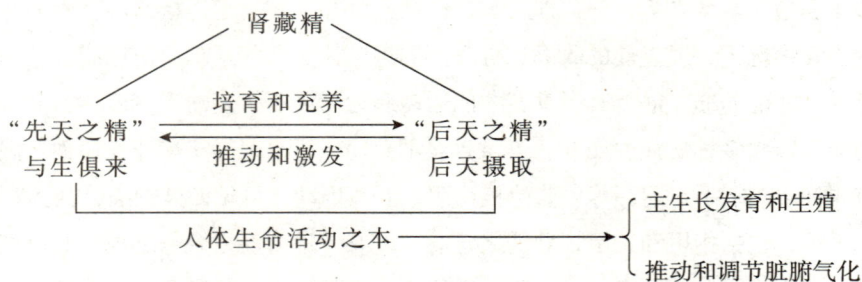

图 3-7 肾主藏精的示意图

肾藏精具有以下两个方面的生理作用：

一是主生长发育和生殖。肾精是构成人体和维持人体生命活动，促进人体生长发育和生殖的最基本物质。肾精化生肾气，肾精足则肾气充。人体的生、长、壮、老、已的生命过程，以及在生命过程中的生殖能力，都取决于肾中精气的盛衰。《素问·上古天真论》记述了肾气由稚嫩到逐渐充盛，由充盛到逐渐衰少继而耗竭的演变过程，曰："女子七岁，肾气盛，齿更发长；二七而天癸至，任脉通，太冲脉盛，月事以时下，故有子；三七，肾气平均，故真牙生而长极；四七，筋骨坚，发长极，身体盛壮；五七，阳明脉衰，面始焦，发始堕；六七，三阳脉衰于上，面皆焦，发始白；七七，任脉虚，太冲脉衰少，天癸竭，地道不通，故形坏而无子也。丈夫八岁，肾气实，发长齿更；二八，肾气盛，天癸至，精气溢泻，阴阳和，故能有子；三八，肾气平均，筋骨劲强，故真牙生而长极；四八，筋骨隆盛，肌肉满壮；五八，肾气衰，发堕齿槁；六八，阳气衰竭于上，面焦，发鬓颁白；七八，肝气衰，筋不能动，天癸竭，精少，肾脏衰，形体皆极；八八，则齿发去。"

人体生长发育情况，可以从"发、齿、骨"的变化状态反映出来。自出生后到幼年期，肾中精气逐渐充盛，表现为头发生长较快、日渐稠密，更换乳齿，骨骼逐渐生长，身体增高；青年期，肾中精气隆盛，表现为长出智齿，骨骼长成，人体达到一定高度，开始具有生殖能力；壮年期，肾中精气充盛至极，表现出筋骨坚强，头发黑亮，身体壮实，精力充沛；老年期，随着肾中精气的逐渐衰少，表现出头发脱落，牙齿枯槁及生育能力丧失等。因此，肾中精气在人体生长发育过程中起着十分重要的作用。若肾中精气不足，则表现为小儿生长发育不良，五迟（立迟、语迟、行迟、发迟、齿迟），五软（头软、项软、手足软、肌肉软、口软）；在成人则为早衰。

人体生殖器官的发育，性功能的成熟与维持，以及生殖能力等，都与肾中精气盛衰密切相关。肾中精气的不断充盛，产生天癸。天癸，是肾中精气充盈到一定程度而产生的一种精微物质，具有促进人体生殖器官的发育成熟和维持生殖功能的作用。天癸来至，女子月经来潮，男子出现排精现象，说明性器官发育成熟，具备了生殖能力。中年以后，肾中精气逐渐衰少，天癸亦随之衰减，以至竭绝，最后丧失生殖功能而进入老年期。若肾中精气亏虚，就会导致生殖器官发育不良、性功能减退、不孕不育等病症。

二是推动和调节脏腑气化。脏腑气化，是指由脏腑之气的升降出入运动推动和调节各脏腑形体官窍的功能，进而推动和调节精气血津液各自的新陈代谢及其与能量的相互转化的过程。肾中精气充足，肾阴、肾阳平衡协调，在推动和调节脏腑气化过程中起着极其重要的作用。

肾阳为一身阳气之本，"五脏之阳气，非此不能发"，又称为元阳、真阳，能推动和激发脏腑经络的各种功能，温煦全身脏腑形体官窍，进而促进精血津液的化生和运行输布，加速机体的新陈代谢，并激发精血津液化生为气或能量。肾阴为一身阴气之源，"五脏之阴气，非此不能滋"，又称为元阴、真阴，能抑制和宁静脏腑的各种功能，凉润全身脏腑形体官窍，进而抑制机体的新陈代谢，调控机体的气化过程，减缓精血津液的化生及运行输布。肾阴和肾阳之间相互制约、相互为用，维持着人体生理上的动态平衡。肾之阴阳平衡失调，则可出现肾阳虚衰和肾阴不足的病理状态。若肾阳虚衰，表现为腰膝冷痛、形寒肢冷、小便不利或遗尿失禁，以及男子阳痿、女子宫寒不孕等性功能减退等症状；若肾阴不足，则表现为五心烦热、眩晕耳鸣、腰膝酸软、男子遗精、女子梦交等症。

（2）主水　肾主水是指肾气具有主司和调节全身水液代谢的功能。人体水液代谢的调节，与肺、脾、肾等多个脏腑有关，但起主导作用的是肾，肾对水液代谢的调节作用，主要是通过肾的气化作用来实现的。所谓气化，是指肾中精气蒸腾气化水液的作用。水液通过肺的肃降作用，下归于肾，再通过肾阳的气化作用分为清、浊两部分。清者再吸收，浊者化为尿液排泄。膀胱贮藏尿液的功能，要依靠肾气的固摄能力，排尿也要依靠其控制能力，故称此作用为肾司膀胱开阖。若气化不利，可导致尿少、水肿等病理表现。若肾阳不足，失于温煦，则小便清长或尿多等。若肾气不足，则出现小儿遗尿、老年人夜尿频多或癃闭。

（3）主纳气　纳，即收摄、摄纳。肾主纳气，是指肾有摄纳肺所吸入的自然界清气，保持吸气的深度，防止呼吸表浅的作用。人体的呼吸功能虽由肺所主，但肺所吸入之气，必须依赖于肾的纳气功能，才能达到足够的深度。若肾的纳气功能减退，就会出现呼吸表浅、动则气喘、呼多吸少等症状，称为"肾不纳气"。

2. 肾与形、窍、志、液、时的关系

（1）在体合骨，生髓，其华在发　肾藏精，精生髓，髓居于骨中称骨髓，骨的生长发育，有赖于骨髓的充盈及其所提供的营养。肾精充足，充养骨髓，则骨坚有力；若肾精不足，则骨髓化生无源，骨失髓养，则见小儿骨软无力，囟门迟闭，以及老人骨质脆弱，易于骨折。齿与骨同出一源，亦由肾精充养，故称"齿为骨之余"。肾精不足可导致牙齿松动、脱落及小儿齿迟等。

髓分为骨髓、脊髓和脑髓，皆由肾精化生。肾精的盛衰，不仅影响骨骼的发育，而且也影响脊髓及脑髓的充盈。脊髓上通于脑，脑由髓聚而成，故"脑为髓之海"。肾精充足，髓海得养，脑发育健全，则思维敏捷，精力充沛；反之，肾精不足，髓海空虚，脑失所养，则见脑转耳鸣，目无所见，懈怠安卧等。

发的生长赖血以养，故称"发为血之余"，但其生机根源于肾。肾藏精，精化血，精血旺盛，则毛发粗壮而润泽。由于发为肾之外候，所以发之生长与脱落，润泽与枯槁，常能反映肾精的盛衰。老年人精血衰少，发白而脱落。但未老先衰、年少而头发枯萎、早脱、早白等，则与肾精不足有关。

（2）开窍于耳及二阴　耳是听觉器官，耳的听觉功能灵敏与否，与肾精、肾气的盛衰密切相关。故《灵枢·脉度》曰："肾气通于耳，肾和则耳能闻五音矣。"肾中精气充盈，髓海得养，听觉才能灵敏，分辨力高；反之，若肾中精气虚衰，髓海失养，则出现听力减退，或见耳鸣，甚则耳聋。

二阴，指前阴和后阴。前阴是指排尿和生殖的器官；后阴是指排泄粪便的通道。尿液的生成及排泄必须依赖于肾气的蒸化和固摄作用协调。肾失气化，则可见尿频、遗尿、尿失禁、尿少或尿闭等小便异常的病症。粪便的排泄，亦与肾之气化作用有关。此外，肾气充盛，肾精充足，则精液溢泻，阴阳合而有子。若肾精亏虚，则可导致生殖器官发育不良和生殖能力减退等病症。

（3）在志为恐　恐是人们对事物惧怕的一种精神状态，是一种不良的刺激。人在恐惧的状态中，肾气不得上行，反泄于下，影响了肾气的正常布散，可导致"恐则气下"等病理，出现二便失禁，甚则遗精、滑精等病症。

（4）在液为唾　唾与涎，为口腔中分泌的一种液体。清者为涎，稠者为唾。唾为肾精所化，咽而不吐，有滋养肾中精气的作用。若多唾久唾，则易耗伤肾中精气。

（5）与冬气相通应　五脏与自然界四时阴阳相通应，肾主冬。人体中肾为水脏，有润下之性，藏精而为封藏之本。同气相求，故以肾应冬。因此，肾阳不足之病多在冬季发作或加重。

二、六腑

腑，古代称府，有库府的意思。六腑是胆、胃、小肠、大肠、膀胱、三焦的总称。它们共同的生理功能是"传化物"，即传导、消化饮食物，排泄糟粕。所以六腑的生理特点为"泻而不藏""实而不能满"。六腑以通为用，以降为顺，强调"通""降"两字，每一腑都必须适时排空其内容物，才能保持六腑通畅，功能协调，"通"和"降"不及或太过，均属于病理状态。

（一）胆

胆居六腑之首，位于右胁，又属奇恒之腑。胆与肝相连，附于肝之短叶间，肝与胆由足厥阴肝经和足少阳胆经相互络属，互为表里。胆呈中空的囊状，内藏胆汁，故有"中精之府""中清之府"之称。胆的生理功能是贮藏和排泄胆汁、主决断（图3-8）。

1. 贮藏和排泄胆汁

胆汁由肝之精气所化生，贮藏于胆，排泄于小肠，以助水谷之消化和吸收。肝疏泄功能正常，胆汁排泄畅达，水谷消化和吸收则正常。若肝疏泄失常，胆汁排泄不畅，影响脾胃的消化功能，可出现胁下胀痛、食欲减退、腹胀、便溏等；若胆汁上逆，则可见口苦、呕吐黄绿苦水等症；若湿热蕴结肝胆，致肝失疏泄，胆汁外溢，浸渍肌肤，则发为黄疸。

2. 主决断

胆主决断是指胆具有判断事物，做出决定的能力。胆气豪壮，则善于应变，判断准确，当机立断；胆气不足，遇精神刺激，多表现为决断不能、易惊善恐、失眠多梦等病变。

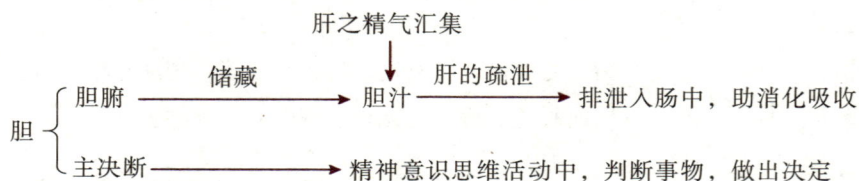

```
                          肝之精气汇集
                               ↓
              储藏          ┌──────┐   肝的疏泄
        ┌ 胆腑 ──────────→ │ 胆汁 │ ──────────→ 排泄入肠中，助消化吸收
    胆 ─┤                   └──────┘
        └ 主决断 ──────────────────────→ 精神意识思维活动中，判断事物，做出决定
```

图3-8　胆的主要生理功能示意图

（二）胃

胃位于膈下，腹腔上部，上连食道，下通小肠。胃的上口为贲门，下口为幽门。胃分为上、中、下三部分，即上脘、中脘、下脘，三部分统称"胃脘"。胃与脾由足阳明胃经与足太阴脾经相互属络而成表里关系。胃的生理功能是受纳和腐熟水谷，生理特性为主通降，以降为和。

1. 主受纳、腐熟水谷

受纳，接受和容纳；腐熟，即胃将食物初步消化，形成食糜的过程。水谷经口、食道下传至胃，由胃接受容纳于其中。容纳于胃中的水谷经胃气的腐熟作用，初步消化，形成食糜下传于小肠。故胃有"水谷之海""太仓"之称。胃的受纳、腐熟作用为脾的运化功能提供了物质基础，脾胃分工合作，成为人体的营养源泉，故称脾胃为"后天之本，气血生化之源"。胃的受纳功能失常，则可见纳呆、厌食、胃脘胀闷等；胃的腐熟水谷功能障碍，则可出现胃脘疼痛、嗳腐食臭等。

2. 主通降，以降为和

胃主通降，是指胃气宜保持通畅下降的运动趋势。胃之通降是降浊，降浊是受纳的前提条件。水谷入胃，经过胃的腐熟后，形成食糜下行入小肠进一步消化、吸收，清者由脾转输，浊者下传大肠，化为糟粕排出体外，其整个过程是靠胃的通降作用完成。脾宜升则健，胃宜降则和，脾升胃降，彼此协调，共同促进饮食物的消化吸收。若胃失通降，则可出现纳呆、胃脘胀痛、大便秘结；若胃气不降，反而上逆，则可出现呃逆、嗳气、恶心、呕吐等症。

（三）小肠

小肠位于腹中，其上端与胃的幽门相接，下端通过阑门与大肠之上口相连，为中空的管状器官。小肠与心由手太阳小肠经与手少阴心经相互属络而成表里关系。小肠的生理功能有主受盛化物、泌别清浊、主液（图3-9）。

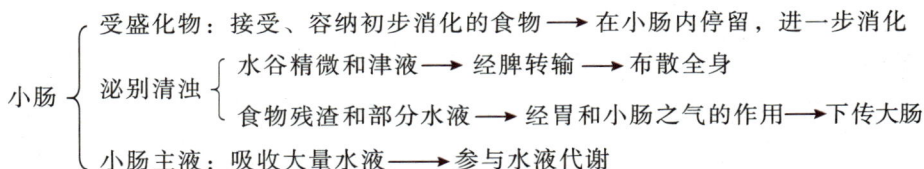

$$小肠 \begin{cases} 受盛化物：接受、容纳初步消化的食物 \longrightarrow 在小肠内停留，进一步消化 \\ 泌别清浊 \begin{cases} 水谷精微和津液 \longrightarrow 经脾转输 \longrightarrow 布散全身 \\ 食物残渣和部分水液 \longrightarrow 经胃和小肠之气的作用 \longrightarrow 下传大肠 \end{cases} \\ 小肠主液：吸收大量水液 \longrightarrow 参与水液代谢 \end{cases}$$

图 3-9　小肠的主要生理功能示意图

1. 主受盛化物

受盛，即接受、容纳之意，指小肠接受由胃初步消化的食物；化物，即消化、变化、化生之意。经胃初步消化的食物，由小肠进一步消化，化为精微和糟粕。若小肠受盛化物功能失调，则可出现腹胀、腹泻、便溏等。

2. 泌别清浊

泌别，指小肠对食糜进一步消化的过程中，随之分为清浊两部分：清者，即水谷精微和津液，由小肠吸收，经脾气的转输布散全身；浊者，即食物残渣和部分水液，经胃和小肠之气的作用通过阑门传送到大肠。

3. 主液

小肠在吸收水谷精微的同时，还吸收了大量的水液，由脾气转输全身脏腑形体官窍。由于小肠参与了人体的水液代谢，故有"小肠主液"之说。若小肠泌别清浊的功能失常，清浊不

NOTE

分，就会导致水谷混杂而出现便溏、泄泻等症。临床上治疗泄泻采用"利小便所以实大便"的方法，就是"小肠主液"理论在临床治疗中的应用。

（四）大肠

大肠位于腹中，其上口通过阑门紧接小肠，下口连接肛门，是一个管腔性器官。大肠与肺由手阳明大肠经与手太阴肺经相互属络而成表里关系。大肠的生理功能是传化糟粕与主津。

1. 传化糟粕

传化，即传导、变化之意。大肠接受经过小肠泌别清浊后下传的食物残渣，吸收其中剩余的水液，使之形成粪便，并将粪便向下传送，经肛门排出体外，故称大肠为"传导之官"。大肠的传化糟粕作用，是对胃降浊功能的延伸，是对小肠泌别清浊功能的承接，且与脾的升清、肺气的肃降和肾的气化功能密切相关。若大肠传化糟粕功能失常，则可导致排便异常，出现大便秘结或泄泻。

2. 主津

大肠接受由小肠下传的食物残渣，将其中的水液吸收。由于大肠可以吸收食物残渣中的水液，参与体内水液代谢，故有"大肠主津"之说。若大肠实热，消烁津液，或大肠津亏，肠道失润，又会出现大便秘结不通。

（五）膀胱

膀胱位于小腹中央，为中空的囊状贮尿器官。其上通过输尿管与肾相通，其下通过尿道开口于前阴。膀胱与肾由足太阳膀胱经与足少阴肾经相互属络而成表里关系。膀胱的生理功能是贮存和排泄尿液。

1. 贮存尿液

人体津液代谢过程中，水液通过肺、脾、肾三脏的作用，散布全身，发挥濡润作用。人体利用后剩余的水液在肾的气化作用下生成尿液，输入膀胱贮存。故《素问》称膀胱为"州都之官"。

2. 排泄尿液

膀胱中贮存的尿液，通过肾和膀胱的气化功能，调节尿液的排泄。膀胱的贮尿和排尿功能，全赖于肾气的调控。膀胱气化功能的发挥，是以肾的气化作用为基础。若肾气充盛，则膀胱开阖有度，尿液可及时排出体外。若肾气不固，则可出现尿频、小便失禁等症；若肾气气化失司，则可出现小便不利，或为癃闭。

（六）三焦

三焦是上焦、中焦、下焦的总称。三焦的概念有二：一是指六腑之一的三焦，即脏腑之间和脏腑内部间隙互相沟通所形成的通道。二是指部位的三焦，即膈以上为上焦，膈至脐为中焦，脐以下为下焦。三焦与心包络由手少阳三焦经与手厥阴心包经相互属络而成表里关系。

六腑之三焦的生理功能有通行元气和运行水液。

1. 通行元气

指三焦是诸气上下运行之通路。肾藏先天之精化生的元气，自下而上运行至胸中，布散于全身。故《难经·六十六难》曰："三焦者，原气之别使也。"

2. 运行水液

三焦是水液运行的道路。《素问·灵兰秘典论》曰："三焦者，决渎之官，水道出焉。"全身的水液代谢，是由肺、脾胃、肾和膀胱等脏腑的协同作用共同完成的，但必须以三焦为通道才能正常地升降出入。如果三焦水道不利，则肺、脾、肾等脏输布调节水液代谢的功能就难以发挥。因此，又把水液代谢的协调平衡作用称为"三焦气化"。

作为部位之三焦，其上焦（包括心、肺两脏和头面部）的生理功能是输布和宣散精微，即通过心肺的输布作用，将水谷精微、气血津液等散布于全身，以濡养肌肤、筋骨。《灵枢·营卫生会》将此概括为"上焦如雾"。中焦（包括脾、胃、肝、胆等脏腑）的生理功能为消化、吸收水谷精微，并上输于上焦。《灵枢·营卫生会》将此概括为"中焦如沤"。下焦（包括小肠、大肠、肾和膀胱等）的生理功能为排泄糟粕和尿液。《灵枢·营卫生会》将此概括为"下焦如渎"。

三、奇恒之腑

奇恒之腑是脑、髓、骨、脉、胆、女子胞的总称。奇恒之腑多为中空，形态似腑，而贮藏精气，功能似脏。它们似脏非脏，似腑非腑，异于常态，故以"奇恒"名之。脉、骨、髓、胆前已述及，本节只介绍脑及女子胞。

（一）脑

脑深藏于头部，居颅腔之中，由髓汇集而成，又名"髓海"，是精髓和神明汇集发出之处，又称为"元神之府"。

脑的生理病理与五脏相关，与肾的关系尤为密切。五脏功能旺盛，精髓充盈，清阳升发，窍系通畅，脑才能发挥正常的生理功能。

（二）女子胞

女子胞又称胞宫、子宫，位于小腹部，在膀胱之后，直肠之前，呈倒置的梨形。女子胞的主要生理功能有主持月经和孕育胎儿。

1. 主持月经

月经，又称月信、月事、月水，是女子生殖器官发育成熟后周期性子宫出血的生理现象。健康女子到 14 岁左右，肾中精气旺盛，天癸至，女子胞发育成熟，子宫发生周期性变化，任脉通，太冲脉盛，月经开始来潮。到 49 岁左右，肾中精气渐衰，天癸竭绝，冲、任二脉的气血也逐渐衰少，月经闭止。

2. 孕育胎儿

胞宫是女性孕育胎儿的器官。女子在发育成熟后，应时排经排卵，具备受孕生殖的能力。此时，两性交媾，两精相合，就构成了胎孕。受孕之后，月经停止来潮，脏腑经络气血皆下注于冲任，到达胞宫以养胎，培育胎儿以至成熟而分娩。

女子胞的生理功能，虽然与全身脏腑生理活动和精神因素有关，但主要与肾、肝、脾和冲任二脉关系最为密切。肾主藏精，肾精充盈产生天癸；肝主疏泄而藏血，脾主运化，将水谷精微化生气血，肝脾肾的生理功能正常，任脉通，太冲脉盛，作用于胞宫，才能月经按时来潮，而且具备孕育胎儿的能力。

四、脏腑之间的关系

人体以五脏为中心，与六腑相配合，以精气血津液为物质基础，通过经络系统将脏、腑、

NOTE

奇恒之腑沟通联系成有机整体。脏腑之间在生理上相互依存、相互制约、相互为用，从而保证机体正常的生命活动；在病理上，也是按照一定的规律相互传变、相互影响。脏腑之间的关系主要有五脏之间的关系、六腑之间的关系及脏与腑之间的关系。

（一）脏与脏之间的关系

五脏对应五行，所以五脏之间存在五行的生克乘侮关系，更重要的是五脏在精气血津液、阴阳及其生理功能之间存在着相互制约、相互促进的协调关系。

1. 心与肺

心与肺的关系，主要是心主血和肺主气、心主行血和肺主呼吸之间的关系。心主血和肺主气的关系，实际上是气和血相互依存、相互为用的关系。

心主一身之血，肺主一身之气，两者相互协调，保证气血的正常运行。血液的正常运行，必须依赖于心气的推动；肺朝百脉，助心行血，是血液正常运行的必要条件。宗气具有贯心脉而司呼吸的生理功能，从而加强了血液运行与呼吸吐纳之间的协调平衡，是连接心之搏动和肺之呼吸的中心环节。若肺气虚弱，行血无力或肺失宣肃，肺气壅塞，可影响心之行血功能，易致心血瘀阻，表现为心悸、舌紫、脉涩等症；反之，若心气不足，心阳不振，血行不畅，也可影响肺的呼吸功能，导致肺气不宣，出现胸闷、咳喘、气促等。

2. 心与脾

心与脾的关系，主要表现在血液生成及运行方面的相互配合。

血液生成方面：心主血，心血供养于脾以维持其正常的运化功能；脾气健运，血液化生有源，以保证心血充盈。若脾失健运，化源不足，可导致血虚而心失所养，可形成心脾两虚之证，临床常见眩晕、心悸、失眠、多梦、腹胀、食少、体倦无力、精神萎靡、面色无华等。

血液运行方面：血液在脉中正常运行，既有赖于心气的推动，又依靠脾气的统摄使血行脉中而不逸出。若心气不足，行血无力，或脾气虚损，统摄无权，均可导致血行失常的病理状态，如血瘀、出血等。

3. 心与肝

心与肝的关系，主要表现在血液运行及精神情志调节两个方面（图3-10）。

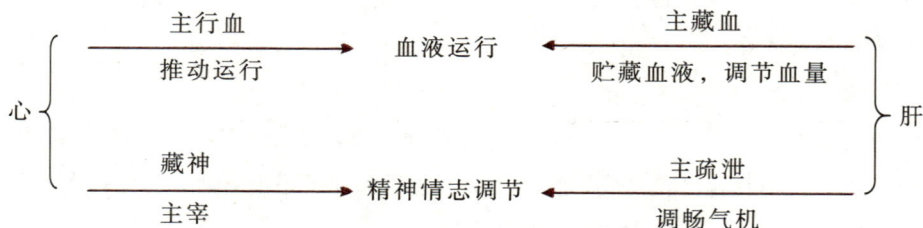

图3-10　心与肝的生理功能关系示意图

血液运行方面：心主行血，心为一身血液运行的枢纽；肝藏血，肝是贮藏血液、调节血量的重要脏器，两者相互配合，共同维持血液的正常运行。心血充盈，心气充沛，则血行正常，肝有所藏；肝藏血充足，疏泄有度，才能有效进行血量调节，也有利于心行血功能的正常发挥。病理上，主要表现为心肝血虚和心肝血瘀等。

精神情志方面：心藏神，主宰精神、意识、思维及情志活动；肝主疏泄，调畅气机，调节精神情志。心肝两脏相互为用，共同维持正常的精神情志活动。心血充盈，心神健旺，有助于肝气疏泄，情志调畅；肝气疏泄有度，情志舒畅，亦有利于心神内守。病理上，可以出现以心烦失眠、急躁易怒为主症的心肝火旺等证。

4. 心与肾

心与肾的关系，主要表现为"心肾相交""精神互用"两个方面。

心肾相交：心在五行属火，位居于上而属阳；肾在五行属水，位居于下而属于阴。心火必须下降于肾，肾水必须上济于心，这样，心肾之间的生理功能才能协调，而称为"心肾相交"，又称"水火既济"。反之，若心火不能下降于肾而独亢，肾水不能上济于心而凝聚，心肾之间就会出现一系列的病理现象，称为"心肾不交"。例如：在临床上出现的以失眠为主症的心悸、怔忡、心烦、腰膝酸软，或见男子梦遗、女子梦交等症，多属心肾不交证。

精神互用：心藏神，肾藏精，肾精与心神相互为用。精为气、神之基，肾精能化生心气、心神；神为精、气之主，心神能统驭肾精。故积精可以全神，神全可以统驭精气。病理上，可以出现肾精与心神失调的精亏神逸变化。

5. 肺与脾

肺与脾的关系，主要表现在气的生成和津液的输布代谢两个方面（图3-11）。

气的生成方面：肺司呼吸所吸入的清气，脾主运化所运化的水谷精气，是生成宗气的主要物质基础。因此，肺的呼吸功能和脾的运化功能是否健旺，与宗气的盛衰密切相关。

津液的输布代谢方面：肺主宣发肃降，通调水道；脾主运化水液。肺的宣发肃降和通调水道，有助于脾的运化水液功能，从而防止内湿的产生；而脾的转输津液，散精于肺，不仅是肺通调水道的前提，而且，实际上也为肺的生理功能提供了必要的营养。因此，二者之间在津液的输布代谢中存在着相互为用的关系。

肺脾两脏在病理上的相互影响，主要也在于气的生成不足和水液代谢失常两个方面。例如脾气虚损时，常可导致肺气的不足；脾失健运，津液代谢障碍，水液停滞，则聚而生痰、成饮，多影响肺的宣发和肃降，可出现喘、咳、痰多等临床表现，故说"脾为生痰之源""肺为贮痰之器"。

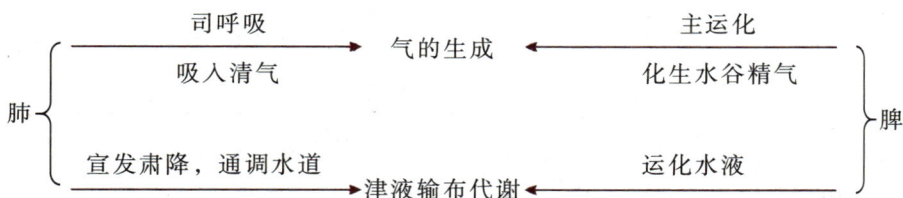

图 3-11　肺与脾的生理功能关系示意图

6. 肺与肝

肺与肝的关系，主要体现在人体气机升降的调节方面。

生理上，肝主升发，肺主肃降，肝升肺降则气机调畅，所以二者的关系，主要表现在人体气机的升降调节方面。肺居膈上，其位最高，为五脏六腑之华盖，其气以清肃下降为顺；肝位居下，主疏泄，调畅气机，其经脉由下而上，贯膈注于肺，其气以升发为宜。肝气升发与肺气肃降既相互制约，又相互为用，以调节人体气机的升降运动。

病理上，若肝气郁结，气郁化火，循径上行，灼肺伤津，影响肺之宣肃，形成"肝火犯肺"（又称"木火刑金"）之证，则出现咳嗽咽干、咳引胁痛，甚或咯血等。反之，肺失清肃，

NOTE

燥热下行，灼伤肝之阴，使肝失调达，疏泄不利，则在咳嗽的同时，还可以出现胸胁引痛、胀满、头晕、头痛、面红目赤等症。

7. 肺与肾

肺与肾的关系，主要表现在水液的代谢、呼吸运动及阴液互资三个方面。

水液代谢方面：肺气宣发肃降行水的功能，有赖于肾的蒸腾气化；肾所蒸腾气化的水液，赖于肺气肃降使之下归于肾。因此，肺失宣肃，通调水道失职，必累及于肾，而至尿少，甚则水肿；肾的气化失司，关门不利，则水泛为肿，甚则上为喘呼、咳逆倚息而不得平卧。《素问·水热穴论》中有"其本在肾，其末在肺，皆积水也"的说法。

呼吸运动方面：肺主呼气，肾主纳气。肺的呼吸功能需要肾的纳气功能来协助。肾气充盛，吸入之气方能经肺之肃降而下纳于肾，故有"肺为气之主，肾为气之根"之说。若肾的精气不足，摄纳无权，气浮于上，或肺气久虚，久病及肾，均可导致肾不纳气，出现动则气喘等症。

阴液互资方面：肺与肾之间的阴液相互资生。肾阴为一身阴液之根本，肾阴虚不能上滋肺阴导致肺阴虚；反之，肺阴虚日久亦可损及肾阴。故肺肾阴虚常同时并见，而出现两颧潮红，骨蒸潮热，盗汗，干咳音哑，腰膝酸软等症。

8. 肝与脾

肝与脾的关系，主要表现在饮食物消化、血液调控两个方面（图3-12）。

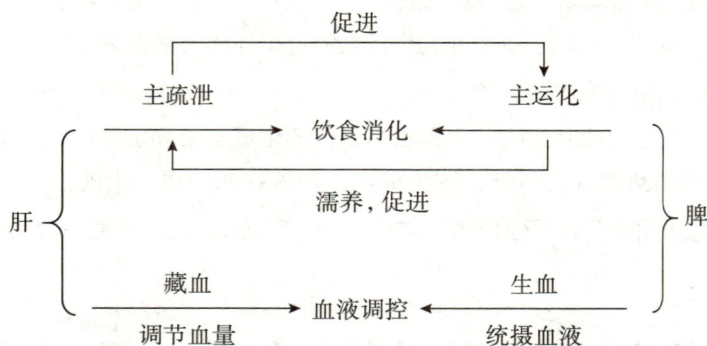

图 3-12　肝与脾的生理功能关系示意图

饮食物消化方面：肝主疏泄，脾主运化。肝脾两脏的关系，首先在于肝的疏泄功能和脾的运化功能之间的相互影响。脾的运化，有赖于肝的疏泄，肝的疏泄功能正常，则脾的运化功能健旺；肝的疏泄功能，亦有赖于脾的运化，脾运化的水谷精微，化生气血，濡养肝脏则肝气条达疏泄功能正常。若肝失疏泄，就会影响脾的运化功能，从而引起"肝脾不和"的病理表现，可见精神抑郁、胸胁胀满、腹胀腹痛、泄泻便溏等。

血液调控方面：肝与脾在血的生成、贮藏及运行等方面有密切的关系。脾运健旺，生血有源，且血不逸出脉外，则肝有所藏。若脾虚气血生化无源，或脾不统血，失血过多，均可导致肝血不足。

9. 脾与肾

脾与肾的关系，主要表现在先后天相互资生以及水液代谢两个方面（图3-13）。

后天补充，培育先天

运化水谷精微　　　　先后天相互资生　　　　藏精
后天之本　　　　　　　　　　　　　　　　先天之本
脾　　　　　　　　　　　　　　　　　　　　　　　　肾
先天温养，激发后天

运化水液　　　　　　水液代谢　　　　　　主水

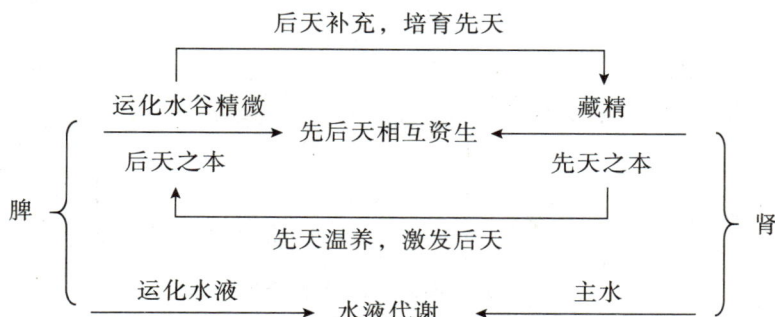

图 3-13　脾与肾的生理功能关系示意图

先后天相互资生方面：脾主运化水谷精微，化生气血，为后天之本；肾藏先天之精，是生命之本原，为先天之本。脾的运化水谷，有赖于肾气的资助和促进；肾所藏先天之精，亦赖脾气运化的水谷之精不断充养和培育，先天温养激发后天，后天补充培育先天。病理上，肾精不足与脾气虚弱，脾阳虚损与命门火衰常可相互影响，互为因果。脾肾阳虚多出现畏寒腹痛、腰膝酸冷、五更泄泻、完谷不化等虚寒性病证。

水液代谢方面：脾主运化水液，肾主水。脾运化水液的功能，有赖于肾阳的气化和温煦作用；肾主水液的代谢作用，须脾主运化水液的协助，即所谓"土能制水"。脾肾两脏相互协作，共同完成水液的新陈代谢。

10. 肝与肾

肝肾之间的关系极为密切，有"肝肾同源"之说，主要表现在精血同源、藏泄互用以及阴阳互滋互制三个方面。

精血同源：肝藏血，肾藏精。肝血的化生，有赖于肾中精气的气化；肾中精气的充盛，亦有赖于肝血的滋养。所以说精能生血，血能化精，称为"精血同源"。在病理上，精与血的病变也常常相互影响。如肾精亏损，可导致肝血不足；反之，肝血不足，也可引起肾精亏损。

藏泄互用：肝主疏泄，肾主封藏，二者开阖有度，共同协调女子的月经来潮和男子泄精的生理功能。若二者失调，则可出现女子月经周期的失常，经量过多，或闭经；男子遗精滑泄，或阳强不泄等症。

阴阳互滋互制：肾阴为五脏阴之本，肾阴滋养肝阴，共同制约肝阳，则肝阳不偏亢；肾阳为五脏阳之本，肾阳资助肝阳，共同温煦肝脉，可防肝脉寒滞。肾阴不足可累及肝阴；若肝肾阴虚，阴不制阳，水不涵木，又易致肝阳上亢，可见眩晕、中风等。

（二）脏与腑之间的关系

脏与腑的关系，实际上就是阴阳表里关系。由于脏属阴，腑属阳，脏为里，腑为表，一脏一腑，一阴一阳，一里一表相互配合，并有经脉相互络属，从而构成了脏腑之间在生理和病理方面的密切联系。

1. 心与小肠

心的经脉属心而络小肠，小肠的经脉属小肠而络心。心与小肠通过经络构成表里相合的关系（图 3-14）。

生理上，心主血脉，心阳之温煦，心血之濡养，有助于小肠的化物功能；小肠化物，泌别清浊，清者经脾上输心肺，化赤为血，以养心脉，即《素问·经脉别论》所谓："浊气归心，淫精于脉。"

NOTE

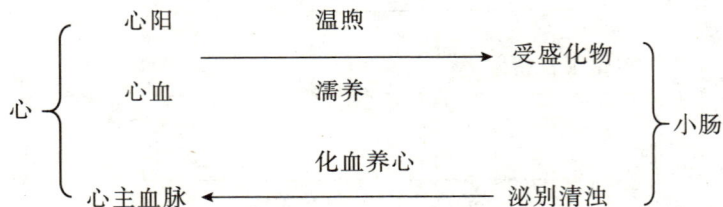

图 3-14 心与小肠的生理功能关系示意图

此表里相合的关系在病理情况下，表现更为突出。例如，心经实火通过经脉可以下传于小肠，引起小肠实热，这种病理变化称之为"心移热于小肠"，表现为小便灼热、赤涩，甚则尿血。反之，小肠有热，亦可循经上熏于心，使心火亢盛，可见心烦、口舌生疮等。在治疗时，可采用清心火，利小便的方法。

2. 肺与大肠

肺的经脉属肺而络大肠，大肠的经脉属大肠而络肺。肺与大肠的经脉互相络属，从而构成脏腑相合的关系。

在生理方面，肺居上焦，其气肃降，有利于大肠向下传导糟粕；大肠属腑居下焦，大肠腑气通畅，则有利于肺气的肃降，保持呼吸平稳。

肺与大肠不仅在生理上互相配合，而且在病理上又常互相影响。例如，肺肃降功能失常，气机不利，津液不能下达，则大肠失其滋润，传导失职，从而出现大便干结、排出困难等症；反之，如大肠功能失常，传导不利，则会影响到肺的肃降功能，使肺气不降，甚或上逆，表现为胸闷、咳喘、呼吸困难等。因此在调护咳嗽患者时，应注意保持患者的大便通畅。

3. 脾与胃

脾的经脉属脾而络胃，胃的经脉属胃而络脾。脾与胃通过经脉的相互络属构成表里关系。脾与胃的关系，主要体现为水谷纳运相得、气机升降相因、阴阳燥湿相济三个方面（图3-15）。

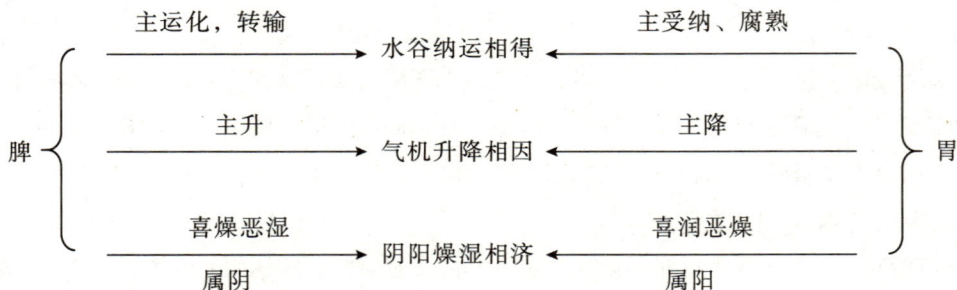

图 3-15 脾与胃的生理功能关系示意图

水谷纳运相得：胃主受纳、腐熟水谷；脾主运化，转输精微。胃受纳水谷，为脾之运化提供物质基础；脾运化胃受纳的水谷，转化为水谷精微，为胃的继续纳食提供条件和精微物质。两者密切合作，才能维持饮食物的消化及精微、津液的吸收转输。若脾失健运，可导致胃纳不振，而胃气失和，也可导致脾运失常，可出现纳少脘痞、腹胀泄泻等。

气机升降相因：脾胃居中，脾气主升而胃气主降，为脏腑气机上下升降的枢纽。脾气上升，将运化吸收的水谷精微和津液向上输布，有助于胃气通降；胃气通降，将受纳之水谷、初步消化的食糜及食物残渣通降下行，也有助于脾气之升运。若脾虚气陷，可导致胃失和降而上逆，而胃失和降，亦影响脾气升运功能，可产生脘腹坠胀、头晕目眩、泄泻不止、呕吐呃逆或内脏下垂等症。

阴阳燥湿相济：脾与胃相对而言，脾为阴脏，性喜燥而恶湿；胃为阳腑，性喜润而恶燥。脾胃阴阳燥湿相济，是保证两者纳运、升降协调的必要条件。若脾湿太过，或胃燥伤阴，均可产生脾运胃纳的失常。如湿困脾运，可导致胃纳不振；胃阴不足，亦可影响脾运功能。

4. 肝与胆

肝的经脉属肝而络胆，胆的经脉属胆而络肝。肝胆经络互相络属，故相互为表里。

胆贮藏、排泄的功能依赖于肝，胆汁来源于肝，肝主疏泄，肝之余气生成胆汁。因此，肝与胆在胆汁的分泌、贮藏和排泄方面，存在着密切的联系，都与消化功能有关。

肝与胆不但在生理上互相配合，而且在病理上常相互影响。例如，肝失疏泄，可致胆道不利，胆汁的排泄受到影响。如果胆腑疏泄失职，胆汁排泄不畅，可致肝的气机不畅，产生胸胁胀痛、口苦等肝郁病证。在临床上，肝胆的辨证往往不能完全分开，二者临床表现常同时出现，如表现为黄疸、口苦的肝胆湿热证。

5. 肾与膀胱

肾的经脉属肾而络膀胱，膀胱的经脉属膀胱而络肾。二者经脉互相络属，构成表里关系。

在生理上，膀胱的贮尿、排尿功能，取决于肾气的盛衰。肾气充足，蒸化及固摄功能正常发挥，则尿液能够正常生成，贮于膀胱并有度地排泄。若肾气虚弱，可影响膀胱的贮尿、排尿，而见尿少、癃闭或尿失禁。膀胱湿热，或膀胱失约，也可影响到肾气的蒸化和固摄，以致出现小便色质或排出的异常。

（三）腑与腑之间的关系

胆、胃、大肠、小肠、三焦、膀胱的生理功能虽然各不相同，但它们都是传化水谷、输布津液的器官。即《灵枢·本脏》所谓："六腑者，所以化水谷而行津液者也。"六腑之间相互联系，密切配合，共同完成人体对食物的消化、吸收和排泄（图3-16）。

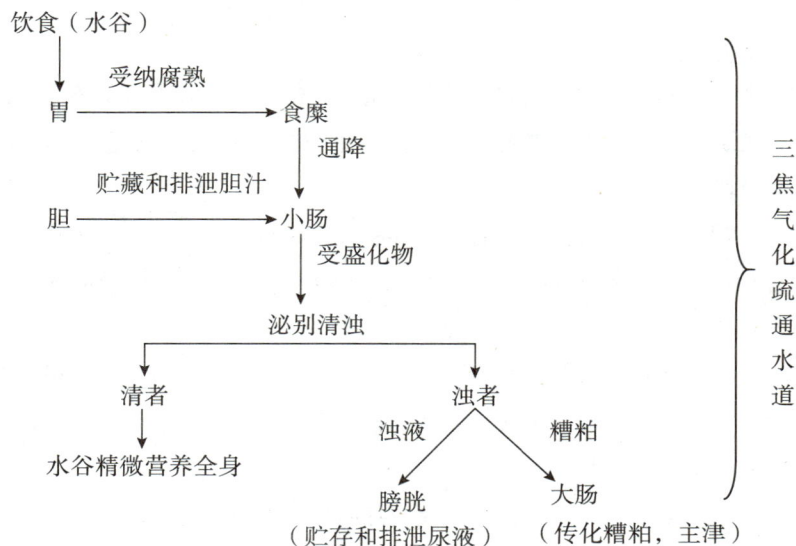

图 3-16　六腑之间生理功能相互关联示意图

饮食入胃，经胃的腐熟，成为食糜，下传小肠，小肠承受胃的食糜，再进一步消化，胆排泄胆汁进入小肠以助消化，小肠泌别清浊。清者为水谷精微，经脾的转输，以营养全身；浊者为食物残渣下传大肠，经燥化与传导作用，形成粪便，通过肛门排出体外。被人体利用后的津液，下输膀胱，经肾与膀胱之气的蒸化作用，形成尿液，排泄于外。在饮食物的消化、吸收与排泄过程中，还有赖于三焦的气化和疏通水道的作用。六腑中的内容物不能停滞不动，其受纳、消化、传导、排泄的过程，须在六腑通畅的前提下才能逐步下传。六腑的生理特点是实而不能满，满则病；通而不能滞，滞则害。故有"六腑以通为用""六腑以降为顺"之说。

六腑在病理上相互影响，如胃有实热，津液被灼，必致大便燥结，大肠传导不利；而大肠传导失常，肠燥便秘也可引起胃失和降，胃气上逆，出现嗳气、呕恶等症。又如胆火炽盛，每可犯胃，出现呕吐苦水等胃失和降之证，而脾胃湿热，郁蒸肝胆，胆汁外溢，则见口苦、黄疸等症。

六腑病变，多表现为传化不通，故在治疗上又有"六腑以通为补"之说。这里所谓"补"，不是用补益药物补脏腑之虚，而是指用通泄药物使六腑以通为顺。这对腑病而言，堪称"补"。当然，并非所有腑病均用通泄药物治疗，只有六腑传化功能发生阻滞而表现为实证时，方能"以通为补"。

第二节　气、血、津液

气、血、津液，是构成人体和维持人体生命活动的基本物质。这些物质的生成及在体内的代谢，又依赖于脏腑、经络、形体、官窍的正常生理活动才得以进行。因此，这些基本物质在生理和病理基础上，与脏腑经络、形体、官窍之间，始终存在着相互依赖、相互影响的密切关系。

一、气

（一）气的基本概念

气是人体内活力很强、运动不息的极细微物质，是构成人体和维持人体生命活动的基本物质之一。气具有很强的活性，在人体内运行不息，对人体的生命活动起重要作用。

（二）气的生成

人体之气是由精化生，并与肺吸入的自然界清气相融合而成。从气的生成看，其除与先天禀赋、后天饮食营养及自然环境等状况有关外，还与肾、脾、肺的生理功能密切相关。

1. 肾为生气之根

肾藏先天之精，并受后天之精的充养。肾精化生的元气，是人体之气的根本。肾气封藏肾精，使肾精保存体内，肾精又可化为肾气，精充则气足。

2. 脾胃为生气之源

脾主运化，胃主受纳，共同完成对饮食水谷的消化和吸收。水谷之精及其化生的血与津液，皆可化气。在气的生成过程中，脾胃的功能尤为重要。脾胃所化生的水谷精气是人体之气的主要成分，先天之精气需要水谷精气濡养，才可充盈。

3. 肺为生气之主

肺主气，主生成一身之气，在气的生成过程中占有重要地位。肺主呼吸之气，通过吸清呼浊，将自然界的清气源源不断地吸入人体内，同时不断地呼出浊气，从而保证了体内之气的生成及代谢。

（三）气的运动

气的运动称为气机。气的运动形式，主要有升、降、出、入四种基本形式。升，指气自下而上地运行；降，指气自上而下地运行；出，指气由内向外地运行；入，指气自外向内地运行。例如肺气宣发，呼出浊气；肺气肃降，纳入清气，整个过程中包含了肺气的升降出入运动。体内气的运动正常，包含两个方面：一方面，气的运动必须畅通无阻；另一方面，气的升降出入运动之间必须平衡协调。具备这两点，气的运动才是正常的，这种正常状态称之为"气机调畅"。

气的升、降、出、入运动，是人体生命活动的根本，贯穿于生命活动的始终。气的升降出入运动失常称为"气机失调"。气机失调有多种表现。例如：气的运行受阻，局部阻滞不通，称作"气滞"；气的上升太过或下降不及，称作"气逆"；气的上升不及或下降太过，称作"气陷"；气的外出太过而不能内守，称作"气脱"；气不能外达而郁结闭塞于内，称作"气闭"。

气的升、降、出、入运动是通过脏腑的生理活动表现出来的。脏腑之气的运动规律，体现了脏腑生理活动的特性。心肺位置在上，其气宜降；肝肾位置在下，在下者宜升；脾胃居中央，脾气升而胃气降，为脏气升降之枢纽。人体各脏腑之气的升降出入处于对立统一的协调关系中，从而完成机体的代谢，促进生命活动的正常进行。

（四）气的功能

气的功能可归纳为以下几个方面。

1. 推动作用

气对人体的生长发育、脏腑经络的生理活动、精血津液的生成及运行输布等起到激发和推动作用。若气不足，推动和激发力量减弱，就会导致人体的生长发育迟缓、生殖功能衰退；或出现脏腑功能减退；或出现血液和津液的生成不足及其运行输布障碍等病理反应。

2. 温煦作用

气属阳，对人体的脏腑、经络等组织器官，以及血与津液，都具有温煦作用。若气的温煦作用失常，可出现畏寒怕冷、四肢不温、脘腹冷痛、寒凝血瘀等症状。

3. 防御作用

气的防御功能决定着疾病的发生、发展和转归。气的防御功能正常，则邪气不易入侵；或虽有邪气侵入，也不易发病；即使发病，也易于治愈。若气虚，则机体易于受邪气侵袭发病，或病后不易恢复。

4. 固摄作用

气对于体内精、血、津液等物质有固护、统摄和控制作用，从而防止这些物质无故流失，保证它们在体内发挥正常的生理功能。如统摄血液，使其在脉中正常运行，防止其逸出脉外；固摄汗液、尿液、唾液、胃液、肠液，控制其分泌量、排泄量和有规律地排泄，防止其过多排出及无故流失；固摄精液，防止其妄加排泄。若气的固摄作用减弱，则有可能导致体内液态物质的大量丢失。如气不摄血，可以引起各种出血；气不摄津，可以引起自汗、多尿、小便失禁、流涎、呕吐清水、泄泻滑脱等；气不固精，可以引起遗精、滑精、早泄等病症。

5. 气化作用

是指通过气的运动而产生的各种变化。具体来说，是指精气血津液各自的新陈代谢及其相互转化，如水谷精气转化为气、血、津液，津液通过代谢，转化为汗液和尿液等。气化功能失常，则影响到气、血、津液的新陈代谢，影响食物的消化吸收，及汗液、尿液和粪便等的排泄，从而形成各种病变。

（五）气的分类

人体之气，由于生成来源、分布部位及功能特点的不同，有着各自不同的名称。气的分类主要有以下几种（表 3-2 ）。

1. 元气

元气是人体最根本、最重要的气，是人体生命活动的原动力，又称为"原气""真气"。元气根于肾，依赖于肾中精气所化生。元气具有激发和推动脏腑组织器官功能活动的作用。元气充沛，则脏腑功能旺盛，身体强健而少病；元气不足，则脏腑功能低下，身体虚弱而多病。

2. 宗气

宗气是由水谷之气与自然界清气相结合而积聚于胸中的气，属后天之气的范畴。胸中为宗气积聚之处，称为"气海"，又名为"膻中"。虚里位于左乳正下三寸，为宗气之外候，临床上常可在"虚里"处来诊断宗气的盛衰。宗气的生理功能主要有行呼吸、行血气、资先天三个方面。宗气上走息道，推动肺的呼吸。凡是呼吸、语言、发声皆与宗气有关，宗气充盛则呼吸均匀有力，语言清晰，声音洪亮；反之，则呼吸短促微弱，语言不清，发声低微。宗气贯注于心脉之中，促进心脏推动血液运行。凡气血的运行，心搏的力量及节律等皆与宗气有关，宗气充盛则心跳和缓有力；反之，则脉来不规律，或虚弱无力，或血行瘀滞。宗气沿三焦下至丹田，资助先天元气。

3. 营气

营气是运行于脉中而具有营养作用的气。因其富有营养，在脉中营运不休，故称之为营气。由于营气在脉中，是血液的重要组成部分，营与血关系密切，故常常将"营血"并称。营气与卫气从性质、功能和分布进行比较，则营属阴，卫属阳，所以又称为"营阴"。营气来源于脾胃运化的水谷精微，水谷之气中精华部分化为营气，并进入脉中运行全身，内入脏腑，外达肢节，终而复始，营周不休。其生理功能有化生血液和营养全身两个方面。一是营气注于脉中，化为血液；营气循血脉流注于全身，发挥其滋养五脏六腑、四肢百骸等作用。

4. 卫气

卫气是运行于脉外而具有保卫作用的气。因其有卫护人体，避免外邪入侵的作用，故称之为卫气。卫气与营气相对而言属于阳，故又称为"卫阳"，其是由脾胃运化的水谷精气中的慓疾滑利部分化生。卫气的功能主要有三个方面：一是防御外邪入侵的作用。卫气布达于肌表，起着保卫作用，抵抗外来的邪气，使之不能入侵人体；二是温煦全身的作用。内在脏腑，外部肌肉皮毛都得到卫气的温养，从而保证脏腑肌表的生理活动得以正常进行，可维持人体体温的相对恒定；三是调节控制腠理的开阖，促使汗液有节制地排泄。

表 3-2 气的分类

名称	生成	分布运行	生理功能	特点
元气	先天之精化生	通过三焦流行全身	推动生长发育生殖，调控脏腑经络形体官窍的生理活动	人体生命活动原动力，最根本、最重要的气
宗气	水谷之气与自然界清气相结合而成	聚于胸中，通过上出息道，贯注心脉布散全身	行呼吸、行血气、资先天	直接关系到一身之气的盛衰
营气	水谷之气中的精华部分化生	脉中运行全身	化生血液、营养全身	行于脉中而具有营养作用
卫气	水谷之气中的慓疾滑利部分化生	脉外运行全身	防御外邪、温煦全身、调控腠理	行于脉外而具有保卫作用

二、血

（一）血的概念

血是循行于脉中富有营养的红色液态物质，是构成人体和维持人体生命活动的基本物质之一。血由脾胃的水谷精微化生而成之后，由心所主，由肝所藏，由脾所统，循行于脉中，运行至全身，发挥营养和滋润作用，为脏腑、经络、形体、官窍的生理活动提供营养物质，是人体生命活动的根本保证（表 3-3）。

（二）血的生成

血液主要来源于水谷精微，而水谷精微的化生，有赖于脾胃的运化。此外，在血的化生过程中，还要通过营气和心、肺的作用，经过一系列气化过程，而得以化生为血液。此外，肾精可以化血。血能生精养精，精能生血化血。精藏于肾，血藏于肝，若肝血充盈，则肾有所藏，精有所资；若肾精充盈，则肝有所养，血有所充。

血的生成与多个脏腑有密切关系。一是脾胃为血液生化之源。胃运化的水谷精微所产生的营气和津液，是化生血液的主要物质。因此，脾胃运化功能的强弱与否，饮食水谷营养的充足与否，均直接影响着血液的化生。二是心肺对血液的生成起重要作用。中焦脾胃运化的水谷精微，由脾气上输于心肺，在心气的作用下变化而成为红色血液。在此过程中，肺也将吸入的自然界清气灌注心脉，化赤为血。三是精血同源，肾精和肝血可以互化。若肾精不足，则往往导致肝血亏少。

总之，血液的化生以水谷之精化生的营气、津液以及肾精为物质来源；主要依赖于脾胃的运化，并在心、肺、肾、肝等脏的生理功能配合下得以充盛不衰。

（三）血的运行

血液运行于脉道之中，循环不已，流布全身，才能保证其营养全身生理功能的发挥。血液的正常运行，与心、肺、肝、脾等脏腑的功能密切相关。

心主血脉，心气推动血液在脉中运行全身，心气的充足与推动功能的正常与否在血液循行中起着主导作用。

肺朝百脉，主治节，辅助心脏主管全身血脉。肺气宣发与肃降，调节全身的气机，随着气

NOTE

的升降运动而推动血液运行至全身。肺吸入自然界的清气化生宗气，可贯心脉而行血气的功能，体现了肺气在血液运行中的促进作用。

肝主疏泄，调畅气机，气行则推动血液的运行。肝有贮藏血液和调节血量的功能，可以根据人体各个部位的生理需要，在肝气疏泄功能的协调下，调节脉道中循环的血量，维持血液循环及血量的平衡。同时，肝藏血的生理功能也可以防止血逸脉外，避免出血的发生。

脾主统血，脾气健旺则固摄血液在脉中运行，防止血逸脉外。

总之，血液能在脉中正常运行，需要各脏腑之气发挥推动、调控、固摄作用。作为血液运行的道路，脉管的完整和通畅与否，也是决定血液能否正常运行的重要因素。

（四）血的功能

血主要具有濡养和化神两个方面的功能。

1. 濡养作用

血液由水谷精微所化生，含有人体所需的营养物质。血在脉中循行，内至五脏六腑，外达皮肉筋骨，不断地对全身各脏腑组织器官起着濡养和滋润作用，以维持各脏腑组织器官发挥生理功能，保证了人体生命活动的正常进行。

2. 化神作用

血是机体精神活动的主要物质基础，人体的精神活动必须得到血液的营养。只有物质基础的充盛，才能产生充沛而舒畅的精神情志活动。若血液亏耗，可出现精神疲惫、健忘、失眠、多梦、烦躁、惊悸，甚至神志恍惚、谵妄、昏迷等病症。

表 3-3　血的运行和功能

化生之源	运行	功能
水谷之精（营气、津液）、肾精	心主血脉，心气推动血液在脉中运行全身； 肺朝百脉，主治节，助心行血； 肝主疏泄，调畅气机，贮藏和调节血量，避免出血； 脾主统血，固摄血液在脉中运行，防止血逸脉外。	濡养，化神

三、津液

（一）津液的概念

津液是机体内一切正常水液的总称，包括各脏腑形体官窍的内在液体及其正常的分泌物，如唾液、胃液、关节腔内的液体以及泪、涕等。津液是由饮食水谷精微所化生、富有营养的液体物质。机体内除了血液之外，其他所有正常的液体都属于津液，津液既是人体的基本物质，也是维持人体生命活动的基本物质之一。

津液也是由饮食水谷通过脾、胃、肺、三焦等脏腑共同作用所化生的营养物质，随气血运行而流布于经脉内外，并可相互渗透，相互补充，所以在生理上不作严格区分，常津液并称。津液与气相对而言，性质属阴，故常有"阴津""阴液"之称。

（二）津液的代谢

津液的代谢是一个包括生成、输布和排泄等一系列生理活动的复杂过程，是多个脏腑共同协作的结果，其中以肺、脾、肾三脏最为重要。

1. 津液的生成

津液来源于食物水谷，通过脾、胃、小肠、大肠等有关脏腑，消化吸收饮食水谷中的精微物质和水分而生成。

饮食水谷入胃后，经过胃的受纳腐熟，小肠主液，即小肠受盛化物、泌别清浊的功能，吸收水谷中的营养物质和水分，在脾的升清作用下，将水谷精微上输于肺，并通过"脾气散精"作用而布散全身；代谢后的水谷精微经肾排入膀胱。大肠主津，在传化糟粕的过程中，也能吸收其中的部分水分，使残渣形成粪便排出体外。因此，津液的生成是在五脏系统整体调节下，以脾为主导，由胃、小肠、大肠共同完成的。

2. 津液的输布

津液生成之后，在脾、肺、肾、肝及三焦等内脏的协调配合下，完成津液在体内的运行输布，是人体生理活动的综合体现。

脾气升清：脾将胃、小肠、大肠吸收的津液，在脾气主升清作用下，将其上归于肺，在肺气的宣发肃降作用下，输送于全身，濡养脏腑组织、五官九窍、四肢百骸。

肺为水之上源，主通调水道：在肺气的宣发肃降作用下，将津液进一步向上、向外布散于头面肌表，部分水液经卫气的作用，化为汗液排出体外，另有部分津液化为水气从口鼻呼出；向下向内输布于内脏，并将代谢后的水液下达于肾。可见肺气的宣发、肃降在维持水液代谢平衡方面发挥着重要的作用。

肾主水：通过肾中阳气的气化作用，将其中的清者重吸收而上升，复归于肺，布散于周身，浊者则化为尿液排出体外。此外，肾阳的温煦推动作用，调控了胃、肺、脾、大肠、小肠功能的发挥，是人体内水液代谢的原动力。

肝主疏泄，调畅气机：肝的疏泄是保证脾胃正常消化功能的重要条件，脾胃功能正常，则有助于津液的运化和输布。

三焦行水液：三焦是津液运行的通道，《素问·灵兰秘典论》提出三焦是"决渎之官，水道出焉"。三焦气化正常，水道的通畅，也将影响着津液的输布过程。由此可见津液的输布与脾气的运化升清、肺气的宣降、肾气的气化、肝气的疏泄，以及三焦水道的通利有着密切的关系。

3. 津液的排泄

津液的排泄途径包括出汗、呼气、排尿和排便四个方面，其中尿液的排泄又是机体自我调节津液代谢平衡的主要环节。津液的排泄与输布一样，主要依赖于肺、脾、肾等脏腑的综合作用。

肺气宣发，将津液输布于皮毛，多余的水分经阳气蒸腾而形成汗液，汗液从汗孔排出。此外，肺在呼气时也会带走一些津液。

肾为主水之脏，通过气化作用将浊者化为尿液，下注膀胱，膀胱中尿液贮存到一定量时，在肾和膀胱之气的推动作用下排出体外。大肠主传导糟粕，粪便中也排出了部分水分，当腹泻时，大便中水分过多，带走大量津液，易引起伤津。

综上所述，津液的生成、输布、排泄以及维持其代谢平衡，依赖于气和脏腑的综合作用和协调平衡，其中肺、脾、肾三脏生理功能起着重要的调节作用，尤其是肾最为关键。如肺、脾、肾及其相关脏腑的功能失常，都可影响津液的生成、输布和排泄，导致津液代谢障碍，出

NOTE

现津液生成不足而亏虚，或津液输布排泄障碍，形成内生水、湿、痰、饮等津液环流障碍，水液停滞积聚的病理变化。

（三）津液的功能

津液的功能主要包括滋润濡养全身、生血充养血脉、调节机体阴阳、排泄代谢废物四个方面。

津液中含有大量的水分和部分营养物质，广泛地输布于脏腑官窍、四肢百骸之中，发挥着滋润濡养全身的作用。津液亦具有化生血液充盈血脉的作用。津液参与了血液的生成，与营气相结合形成血液，是血液的组成成分之一，是生成血液的物质基础。同时对血脉起到濡养和滑利的作用，以保证血液环流不息。津液不但流布于脉外，也能进入血脉之中，由于脉内外津液的相互渗透，可以调节血液浓度，保持正常的血量。

人体津液的代谢，对机体阴阳平衡的调节起着重要的作用。津液的代谢常随机体体内生理状况和外界环境的变化而变化，通过津液的自我调节使机体保持正常状态。津液在代谢过程中，可将人体代谢后的废物，通过脏腑的气化作用及时地排出体外，以保证机体生理功能的正常进行。津液除上述功能之外，还有运载全身之气的作用，使气依附于津液和血液而运行于体内（表 3-4）。

表 3-4　津液的代谢和功能

生成	输布	排泄	功能
胃主受纳腐熟； 小肠主液； 大肠主津； 脾主运化水液	脾气升清，上输于肺； 肺气宣发肃降，主行水； 肾主水； 肝主疏泄，调畅气机，气行则水行； 三焦为津液运行的通道	出汗、呼气、排尿、排便	滋润濡养全身； 生血充养血脉； 调节机体阴阳； 排泄代谢废物

四、气、血、津液之间的关系

气、血、津液是构成人体和维持人体生命活动的基本物质，均有赖于脾胃化生的水谷精微不断地补充，三者之间存在相互渗透、相互促进、相互转化的密切关系（表 3-5）。

（一）气与血的关系

气属阳，主动，主煦之；血属阴，主静，主濡之。气和血在生成、输布（运行）等方面关系密切。这种关系可概括为"气为血之帅"和"血为气之母"。

1. 气对血的作用

即气为血之帅，包括气能生血、气能摄血、气能行血。

（1）气能生血　指气的运动变化是血液生成的动力。从摄入的饮食物转化成水谷精微，从水谷精微转化成营气和津液，从营气和津液转化成赤色的血，都离不开气的运动变化。气旺则血充，气虚则血少。故在临床治疗血虚疾患时，常配合补气药，为补血提供动力。

（2）气能行血　指气的推动作用是血液循行的动力。血在脉中流行，有赖于气之率领和推动。反之，气虚则无力推动血行，或气机郁滞不通则不能推动血行，都可产生血瘀的病变或气的运行发生逆乱。临床上治疗血行失常，常配合调气。如气虚不能行血则面色㿠白，补气行血则面色润泽；气滞则血瘀，妇女月经闭止，行气活血则经通。

（3）气能摄血　即气对血的统摄作用。气的固摄作用使血液正常循行于脉管之中而不逸于脉外。气摄血，实际上主要是脾统血的作用。若脾虚不能统血，则血无所主。气不摄血则可见出血之候，故治疗时，必须用补气摄血之法，方能达到止血的目的。如临床上每见血脱之危候，治本以"血脱者固气"之法，用大剂独参汤补气摄血而气充血止。

2. 血对气的作用

即血为气之母，包括血能生气、血能载气。

（1）血能生气　气存血中，血不断地为气的生成和功能活动提供水谷精微。借以脏腑的功能活动不断地供给营养，使气的生成与运行正常地进行。血盛则气旺，血衰则气少。

（2）血能载气　气存于血中，赖血之运载而达全身。血不载气，则气将飘浮不定，无所归附。所以在临床上，每见大出血之时，气亦随之而涣散，形成气随血脱之候。

（二）气与津液的关系

气属阳，津液属阴，但两者均源于脾胃所运化的水谷精微，在其生成和输布过程中有着密切的关系。

1. 气对津液的作用

包括气能生津、气能行津、气能摄津三个方面。

（1）气能生津　气是津液生成与输布的物质基础和动力，津液的生成离不开气的作用。即所谓"气可化水"。

（2）气能行津　气的运动变化是津液输布排泄的动力，即所谓"气行水亦行"。气虚、气滞而导致的津液停滞，称作"气不行水"，可形成内生之水湿、痰饮，甚则水肿等病理变化。这是在临床上治疗水肿行气与利水法常常并用的理论依据之一。

（3）气能摄津　气的固摄作用控制着津液的排泄。体内的津液在气的固摄作用控制下维持着一定的量。若气的固摄作用减弱，出现多汗、多尿、遗尿的病理现象，临床治疗时应注意补气固津。

2. 津液对气的作用

包括津能生气、津能载气两个方面。水谷化生的津液，通过脾气升清，上输于肺，再经肺之宣降通调水道，下输于肾，在肾阳的温煦下，化而为气。此外，津液是气的载体，气必须依附于津液而存在，否则就将涣散不定而无所归。因此，津液的丢失，必导致气的耗损。若因汗、吐太过，使津液大量丢失，则气亦随之而外脱，形成"气随液脱"之危候，有"吐下之余，定无完气"之说。

表3-5　气与血、津液的相互作用

气对血的作用	气能生血气能行血气能摄血	血对气的作用	血能生气血能载气
气对津液的作用	气能生津气能行津气能摄津	津液对气的作用	津能生气津能载气

NOTE

（三）血与津液的关系

血、津液都源于水谷精微，在生理上，二者之间互生互资；病理上，也往往互相影响，这种关系称为"津血同源"。

1. 血对津液的作用

运行于脉中的血液，渗于脉外便化为津液。当血液不足时，可导致津液的病变。如血液瘀结，津液无以渗于脉外以濡养皮肤肌肉，则肌肤干燥粗糙，甚至甲错。失血过多时，脉外之津液入脉中以补偿血容量的不足，因之而导致脉外的津液不足，出现口渴、尿少、皮肤干燥等表现。故有"夺血者无汗""衄家不可发汗""亡血者，不可发汗"之说。

2. 津液对血的作用

津液和血液同源于水谷精微，输布于肌肉、腠理等处的津液，不断地渗入孙络，成为血液的组成成分。汗为津液所化，汗出过多则耗津，津耗则血少，有"血汗同源"之说。如果津液大量损耗，不仅渗入脉内之津液不足，甚至脉内之津液还要渗出于脉外，形成血脉空虚、津枯血燥的病变。所以，对于多汗夺津或精液大量丢失的患者，不可用破血逐瘀之峻剂。故有"夺汗者无血"之说。

第三节　经　络

一、经络概述

（一）经络的概念

经络是经脉和络脉的总称，是人体运行气血，联络脏腑和体表，沟通上下内外，感应传导信息的通道。"经"有路径的含义，是经络系统纵行的主干，深而在里，经脉为直行的干线，有一定的循行径路，大多循行于人体的深部。"络"有网络之义，是经脉别出的分支，浅而在表，较经脉细小，多为横行的分支，多循行于人体较浅的部位，纵横交错，遍布全身。

经络内属脏腑，外络肢节，沟通于脏腑与体表之间，把人体五脏六腑、四肢百骸、五官九窍、皮肉筋脉等联系成为一个有机的整体，借以行气血，营阴阳，使人体各部的功能活动得以保持协调和相对的平衡。

经络学说是阐述人体经络系统的组成、循行分布、生理功能、病理变化，以及与脏腑形体官窍相互联系的理论，是中医学理论体系的重要组成部分。

（二）经络系统的组成

经脉和络脉纵横交错，遍布全身，虽在体内循行方向和分布深浅各不相同，但两者紧密相连，构成了人体的经络系统（表3-6）。

经络系统由经脉和络脉组成，其中经脉包括十二经脉、奇经八脉，以及附属于十二经脉的十二经别、十二经筋、十二皮部；络脉包括十五络脉和难以数计的浮络、孙络等。十二经脉是经络系统的主干，内属于脏腑，外络于肢节，将人体内外联系成一个有机的整体。奇经八脉在经络系统中居于重要的地位，它对十二经脉、经别、络脉起广泛的联系作用，是具有特殊分布和作用的经脉。

表3-6 经络系统的组成

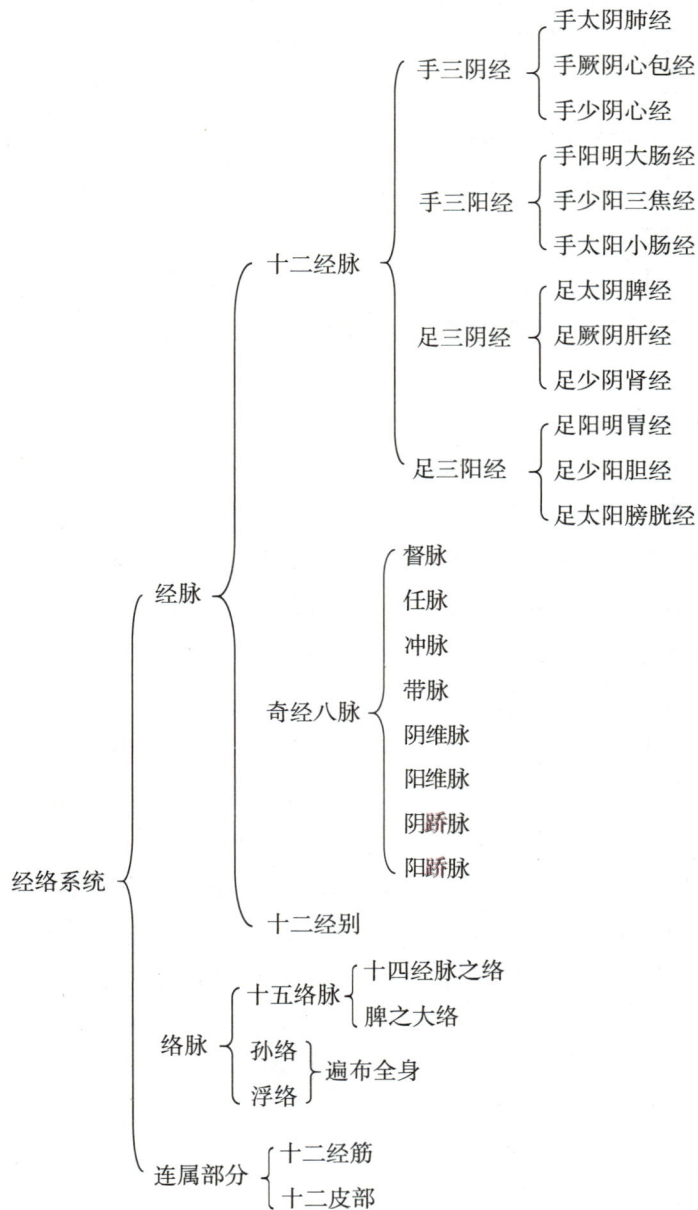

```
经络系统 ┬ 经脉 ┬ 十二经脉 ┬ 手三阴经 ┬ 手太阴肺经
         │      │           │           ├ 手厥阴心包经
         │      │           │           └ 手少阴心经
         │      │           ├ 手三阳经 ┬ 手阳明大肠经
         │      │           │           ├ 手少阳三焦经
         │      │           │           └ 手太阳小肠经
         │      │           ├ 足三阴经 ┬ 足太阴脾经
         │      │           │           ├ 足厥阴肝经
         │      │           │           └ 足少阴肾经
         │      │           └ 足三阳经 ┬ 足阳明胃经
         │      │                       ├ 足少阳胆经
         │      │                       └ 足太阳膀胱经
         │      ├ 奇经八脉 ┬ 督脉
         │      │           ├ 任脉
         │      │           ├ 冲脉
         │      │           ├ 带脉
         │      │           ├ 阴维脉
         │      │           ├ 阳维脉
         │      │           ├ 阴跷脉
         │      │           └ 阳跷脉
         │      └ 十二经别
         ├ 络脉 ┬ 十五络脉 ┬ 十四经脉之络
         │      │           └ 脾之大络
         │      ├ 孙络 ┐
         │      └ 浮络 ┴ 遍布全身
         └ 连属部分 ┬ 十二经筋
                     └ 十二皮部
```

（三）经络的生理功能及临床应用

1. 经络的生理功能

（1）联络脏腑，沟通表里　人体的五脏六腑、四肢百骸、五官九窍、皮肉筋骨等组织器官，依靠经络系统的联系沟通保持相对的协调统一，完成正常的生理活动。十二经脉及其分支纵横交错、入里出表、通上达下联系了脏腑组织器官，奇经八脉沟通于十二经之间，经筋皮部连接了肢体筋肉皮肤，加之细小的浮络和孙络形成了一个统一的整体。所以《灵枢·海论》曰："夫十二经脉者，内属于腑脏，外络于肢节。"

（2）运行气血，营养全身　《灵枢·本脏》指出："经脉者，所以行血气而营阴阳，濡筋骨，利关节者也。"气血是人体生命活动的物质基础，必须依赖经络的传注，才能输布周身，全身各组织器官只有得到气血的濡润才能完成正常的生理功能。即说明经络是人体气血运行的通路，能将营养物质输布到全身各组织脏器，从而完成和调于五脏，洒陈于六腑的生理功能。

（3）抗御外邪，保卫机体　由于经络能"行气血而营阴阳"，营气行于脉中，卫气行于脉外，使营卫之气密布周身，加强了机体的防御能力，起到抗御外邪、保卫机体的作用。外邪侵犯人体由表及里，先从皮毛开始。卫气充实于络脉，络脉散布于全身，密布于皮部，当外邪侵犯机体，卫气首当其冲发挥其抗御外邪、保卫机体的屏障作用。

（4）传导感应，调整虚实　人体经络之气发于周身腧穴，对穴位刺激的得气和行气现象都是经络传导感应的功能表现。当经络或内脏功能失调时，通过刺激穴位，可以将其治疗性刺激传导到有关的部位和脏腑，以发挥其调节人体脏腑气血的功能，从而使阴阳平复，达到治疗疾病的目的。

2. 经络的临床应用

（1）阐述病理变化　在正常生理情况下，经络有运行气血、感应传导的作用。所以在发生病变时，经络是外邪由表入里和脏腑之间病变相互影响的途径。通过经络的传导，内脏的病变可以反映于外，表现于某些特定的部位或与其相应的官窍。如足少阴肾经入肺、络心，所以肾虚水泛可凌心、射肺。如肝气郁结常见两胁、少腹胀痛，这就是因为足厥阴肝经抵小腹、布胁肋；真心痛，不仅表现为心前区疼痛，且常引及上肢内侧尺侧缘，这是因为手少阴心经行于上肢内侧后缘；其他如胃火炽盛见牙龈肿痛，肝火上炎见目赤等。

（2）指导疾病的诊断　由于经络有一定的循行部位和络属的脏腑，它可以反映所属经络脏腑的病症，因而在临床上，就可根据疾病所出现的症状，结合经络循行的部位及所联系的脏腑，作为诊断疾病的依据。例如：两胁疼痛，多为肝胆疾病；缺盆中痛，常是肺的病变。又如头痛一证，痛在前额者，多与阳明经有关；痛在两侧者，多与少阳经有关；痛在后头部及项部者，多与太阳经有关；痛在颠顶者，多与厥阴经有关。

在临床实践中，还发现在经络循行的通路上，或在经气聚集的某些穴位处，有明显的压痛或有结节状、条索状的反应物，或局部皮肤的形态变化，也常有助于疾病的诊断。如肺脏有病时可在肺俞穴出现结节或中府穴有压痛，肠痈可在阑尾穴有压痛，长期消化不良的患者可在脾俞穴见到异常变化等。

（3）指导疾病的治疗　经络学说被广泛地用以指导临床各科的治疗。特别是对针灸、按摩和药物治疗，更具有重要指导意义。针灸与按摩疗法，主要是根据某一经或某一脏腑的病变，而在病变的邻近部位或循行的远隔部位上取穴治疗。

在药物治疗上，常根据其归经理论，选取特定药治疗某些病。如柴胡入少阳经，少阳头痛时常选用它等。

二、十二经脉

十二经脉系指十二脏腑所属的经脉，是经络系统的主体，又称为"十二正经"。

（一）十二经脉的名称

十二经脉的名称有一定的规律，由手足、阴阳、脏腑三部分组成。首先用手足将十二经脉分成手六经和足六经；其次是根据阴阳、脏腑划分：凡属六脏并循行于肢体内侧的经脉为阴经，属六腑并循行于肢体外侧的经脉为阳经；再根据阴阳消长变化规律，把阴阳划分为三阴三阳，三阴为太阴、少阴、厥阴；三阳为阳明、太阳、少阳。

按照上述命名规律，十二经脉的名称分别为：手太阴肺经、手少阴心经、手厥阴心包经、手阳明大肠经、手太阳小肠经、手少阳三焦经、足太阴脾经、足少阴肾经、足厥阴肝经、足阳明胃经、足太阳膀胱经、足少阳胆经。

（二）十二经脉的分布规律

《灵枢·海论》概括地指出了十二经脉的分布特点："夫十二经脉者，内属于腑脏，外络于肢节。"十二经脉纵贯全身，左右对称地分布于头面、躯干和四肢。

1. 头面部

手三阳经从手走头，止于头面部；足三阳经从头走足，起于头面部；手足三阳经在头面部交接，故称"头为诸阳之会"。诸阳经的具体分布特点是：阳明经主要行于面部，其中足阳明经行于额部；少阳经主要行于耳颞部；手太阳经主要行于面颊部，足太阳经行于头顶和头后部。

2. 躯干部

手三阴经从胸行于腋下；手三阳经行于肩部和肩胛部；足三阴经行于胸腹面；足三阳经为阳明在前（胸腹面），少阳在中（侧面），太阳在后（背面）。

3. 四肢部

与五脏相配属的六条阴经，分布于四肢的内侧和胸腹部，上肢内侧为手三阴经，太阴在前，厥阴在中，少阴在后；下肢内侧为足三阴经，足内踝上 8 寸以下为厥阴在前，太阴在中，少阴在后；至内踝上 8 寸以上，太阴交出于厥阴之前。

与六腑相配属的六条阳经，分布于四肢外侧和头面、躯干。上肢外侧为手三阳经；下肢外侧为足三阳经，手足阳经为阳明在前，少阳在中，太阳在后。

（三）十二经脉的表里络属关系

十二经脉在体内与脏腑相连属，由于脏腑有表里相合的关系，所以阴经和阳经也有明确的脏腑属络和表里关系。阴经属脏络腑，阳经属腑络脏；脏为阴主里，腑为阳主表，脏腑相表里。一经配一脏（腑），一脏配一腑，阴阳相配，互为表里，形成了六组表里属络关系。即手太阴肺经与手阳明大肠经相表里，足阳明胃经与足太阴脾经相表里，手少阴心经与手太阳小肠经相表里，足太阳膀胱经与足少阴肾经相表里，手厥阴心包经与手少阳三焦经相表里，足少阳胆经与足厥阴肝经相表里（表 3–7）。

表 3–7　十二经脉的表里关系

表	手阳明大肠经	手少阳三焦经	手太阳小肠经	足阳明胃经	足少阳胆经	足太阳膀胱经
里	手太阴肺经	手厥阴心包经	手少阴心经	足太阴脾经	足厥阴肝经	足少阴肾经

相为表里的两经，分别循行于四肢内外侧的相对位置，并在四肢末端交接；又分别络属于相为表里的脏腑，从而构成了脏腑阴阳表里相合关系。互为表里的经脉在生理上相互联系，病理上相互影响，治疗上相互为用。因此，临证时相互表里两经的腧穴经常交叉使用。

在体内，十二经脉除与六脏六腑有特定配属关系外，还与相关脏腑有联系；在头身，十二经脉还与其循行分布部位的组织器官有着密切的联络。临床上辨证分经、循经取穴，以此为依据。十二经脉与脏腑器官的联络见表 3–8。

NOTE

表 3-8 十二经脉与脏腑器官的联络

经脉名称	联络的脏腑	联络的器官
手太阴肺经	属肺，络大肠，还循胃口	喉咙
手阳明大肠经	属大肠，络肺	入下齿中，夹口、鼻翼旁
足阳明胃经	属胃，络脾	起于鼻翼旁，入上齿，环口夹唇，循喉咙，入胸腔
足太阴脾经	属脾，络胃，流注心中	夹咽，连舌根部，散舌下
手少阴心经	属心，络小肠，上肺	夹咽，连于目系
手太阳小肠经	属小肠，络心，抵胃	循咽，至目内外眦，入耳中，抵鼻
足太阳膀胱经	属膀胱，络肾	起于目内眦，至耳上角，入络脑
足少阴肾经	属肾，络膀胱	上贯肝，入肺中，循喉咙，夹舌本
手厥阴心包经	属心包，络三焦	过腕部，入掌中
手少阳三焦经	属三焦，络心包	系耳后，出耳上角，入耳中，至目外眦
足少阳胆经	属胆，络肝	起于目外眦，下耳后，入耳中，出耳前
足厥阴肝经	属肝，络胆，夹胃，注肺	过阴器，连目系，环唇内

（四）十二经脉的循行走向规律

手三阴经从胸走手，手三阳经从手走头，足三阳经从头走足，足三阴经从足走腹胸。正如《灵枢·逆顺肥瘦》所记载："手之三阴，从脏走手；手之三阳，从手走头；足之三阳，从头走足；足之三阴，从足走腹。"见图 3-17。

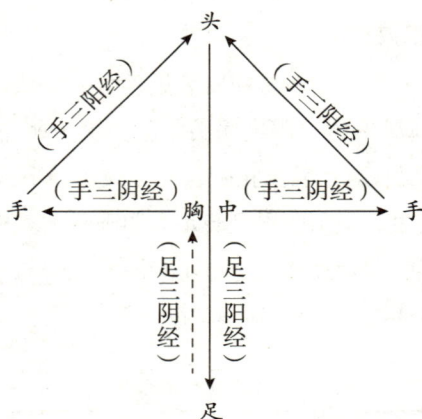

图 3-17 十二经脉的循行走向规律

（五）十二经脉的交接规律

1. 表里经脉的交接

相表里的阴经与阳经在手足末端交接，具体如下：手太阴肺经与手阳明大肠经在食指端交接；手厥阴心包经和手少阳三焦经在无名指端交接；手少阴心经和手太阳小肠经在小指端交接；足阳明胃经和足太阴脾经在足大趾内端交接；足少阳胆经和足厥阴肝经在足大趾外端爪甲后丛毛处交接；足太阳膀胱经和足少阴肾经在足小趾端交接。

2. 同名阳经的交接

同名的阳经在头面部交接，形成了"头为诸阳之会"的生理基础。具体如下：手阳明大肠经与足阳明胃经交接于鼻旁；手少阳三焦经与足少阳胆经在目外眦交接；手太阳小肠经与足太阳膀胱经在目内眦交接。

3. 阴经的交接

相互衔接的手、足三阴经在胸中交接，具体如下：足太阴脾经与手少阴心经交接于心中；足少阴肾经与手厥阴心包经交接于胸中；足厥阴肝经与手太阴肺经交接于肺中。

根据十二经脉的走向和交接规律，最后，十二经脉就形成首尾相贯、依次衔接的循环系统（图 3-18）。

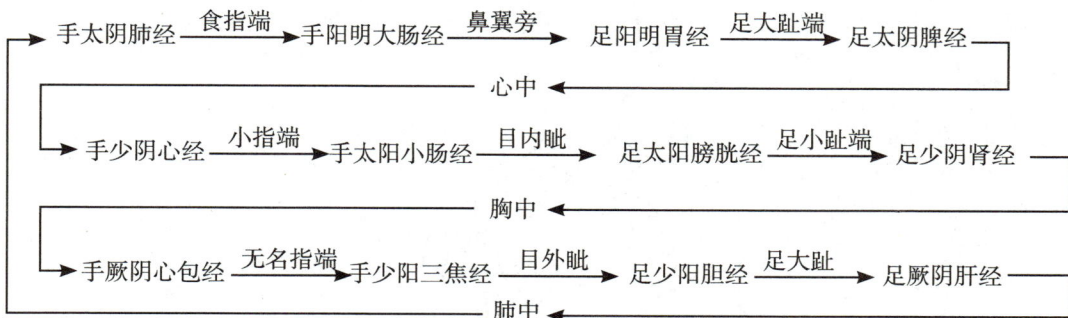

图 3-18　十二经脉的循行衔接规律

（六）十二经脉的循行流注

十二经脉的气血流注从肺经开始逐经相传，至肝经而终，再由肝经复传于肺经，流注不已，从而构成了周而复始、如环无端的循环流注系统。十二经脉将气血周流全身，使人体不断地得到营养物质而维持各脏腑组织器官的功能活动。十二经脉的循行流注顺序见图 3-19。

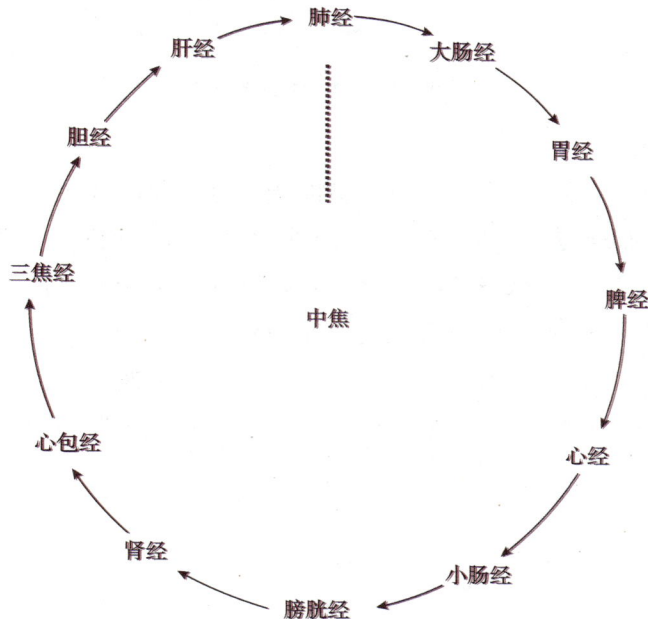

图 3-19　十二经脉的循行流注

（七）十二经脉的循行

1. 手太阴肺经

起于中焦（胃部），下络大肠，还循胃口（下口幽门，上口贲门），穿过膈肌，属肺。从喉部，横行至腋前上方外出（中府穴），再沿上臂屈侧前缘下行，行于手少阴经与手厥阴经的前面，过肘窝沿着桡骨下沿，到腕后桡骨茎突的内侧缘，上行大鱼际，沿鱼际桡侧，直出拇指内侧端（少商穴）。

分支：从手腕的后方（列缺穴）分出，沿掌背侧走向食指桡侧端（商阳穴），交于手阳明大肠经（图 3-20）。

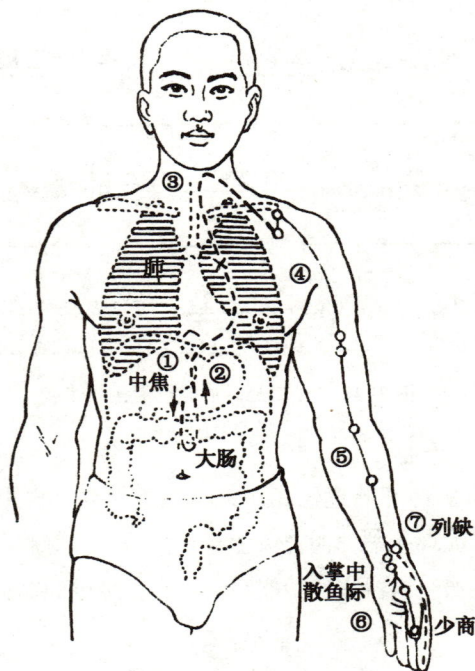

图 3-20　手太阴肺经循行图

2. 手阳明大肠经

起于食指桡侧端（商阳穴），沿着食指桡侧向上，通过第 1、第 2 掌骨之间（合谷穴）向上进入两筋（拇长伸肌腱与拇短伸肌腱）之间的凹陷处，沿前臂桡侧，至肘部外侧，再沿上臂外侧前缘，上走肩部（肩髃穴），沿肩峰前缘向上交会于第 7 颈椎棘突下（大椎穴），再向下进入锁骨上窝（缺盆穴），联络肺脏，向下通过膈肌下行，属于大肠。

分支：从锁骨窝上行，经过颈部至面颊，进入下龈，出来夹口旁（地仓穴），交会于人中（水沟穴）。左脉向右，右脉向左，上夹鼻孔外侧（迎香穴），交于足阳明胃经（图 3-21）。

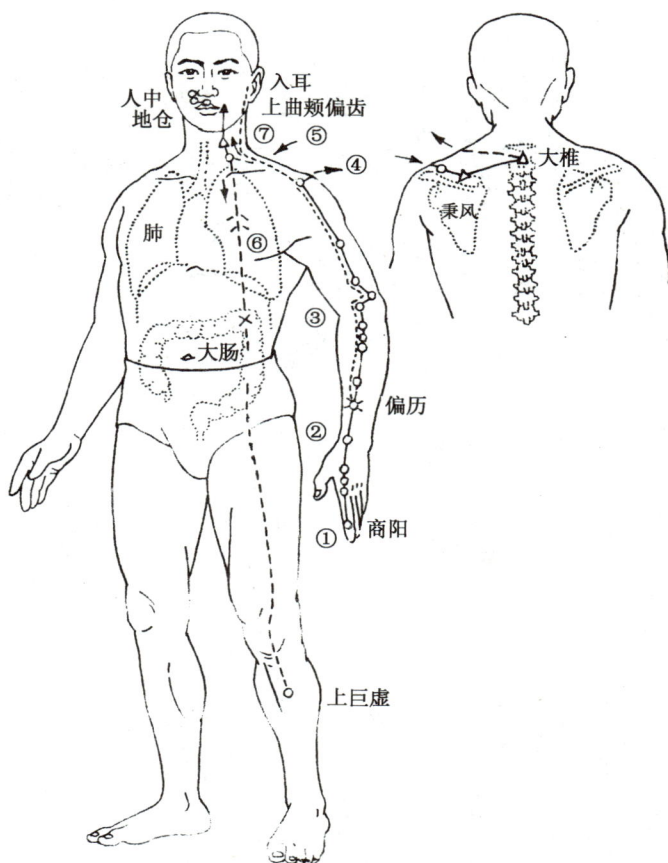

图 3-21　手阳明大肠经循行图

3. 足阳明胃经

起于鼻翼旁（迎香穴），夹鼻上行，交会于鼻根中，旁行入目内眦，与足太阳经交会；向下沿着鼻柱外侧，进入上齿龈内，还出，夹口旁，环绕嘴唇，在颏唇沟承浆穴处左右相交，退回沿下颌骨后下缘到大迎穴处，沿着下颌角颊车，上行耳前，经过上关，沿着发际，到达前额。

面部分支：从大迎前下走人迎穴，沿着喉咙，进入缺盆部，向下通过横膈，属于胃，联络脾脏。

缺盆部下行的主干脉：经乳中，乳中线下行，向下夹脐旁，下行至腹股沟处的气街（气冲穴）。

胃下口部支脉：从胃下口幽门处分出，沿腹腔内下行到气街穴，与主干脉会合，再由此向下至髋关节前，到股四头肌隆起处，下至膝盖，沿着胫骨外侧前缘，下经足背，进入第 2 趾外侧端（厉兑穴）。

胫部支脉：从膝下 3 寸处（足三里穴）分出，进入足中趾外侧。

足跗部支脉：从足背上的冲阳穴分出，进入足大趾内侧端（隐白穴），与足太阴脾经相接（图 3-22）。

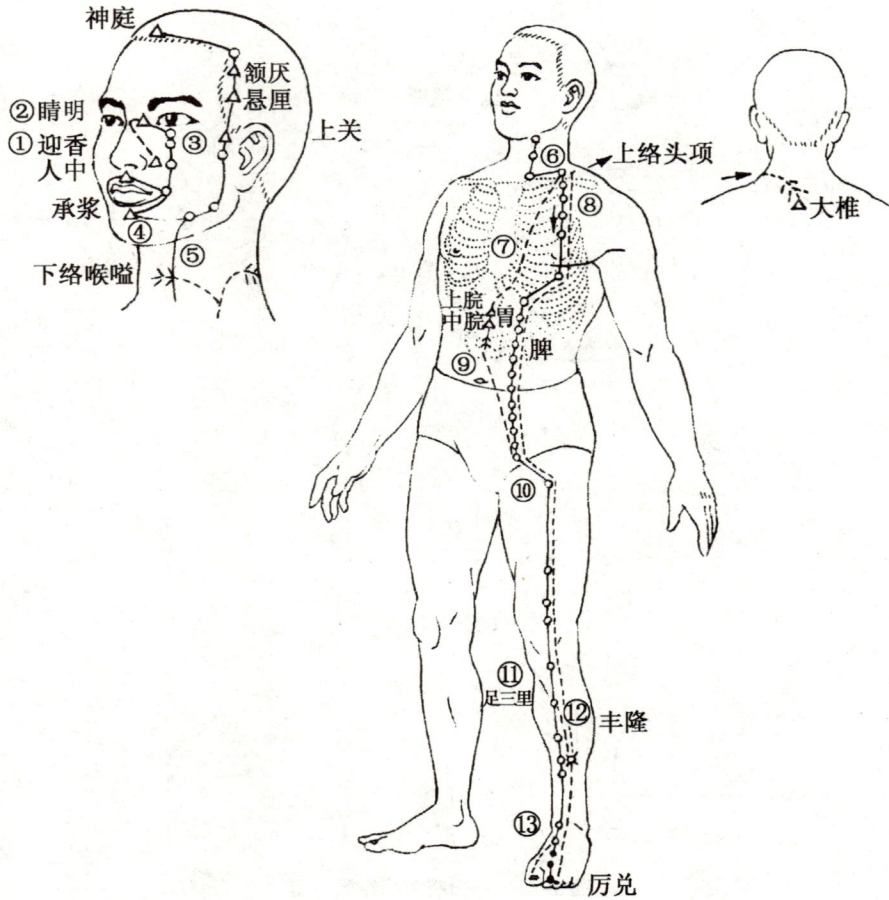

图 3-22　足阳明胃经循行图

4. 足太阴脾经

起于足大趾内侧端（隐白穴），沿内侧赤白肉际，上行过内踝的前边，沿小腿内侧胫骨后上行，在内踝上 8 寸处，交出足厥阴肝经之前，上行沿大腿内侧前缘，进入腹部，属脾，络胃，向上穿过膈肌，沿食道两旁，连舌根，散布舌下。

分支：从胃别出，上行通过膈肌，注入心中，交接手少阴心经（图 3-23）。

5. 手少阴心经

起于心中，走出后属心系，向下穿过膈肌，络小肠。

分支：从心系分出，夹食道上行，连于目系。

直行者：从心系出来，退回上行经过肺，向下浅出腋下（极泉穴），沿上臂内侧后缘，过肘中，沿前臂内侧后缘，经掌后腕骨端，进入掌中，沿小指桡侧端（少冲穴），交于手太阳小肠经（图 3-24）。

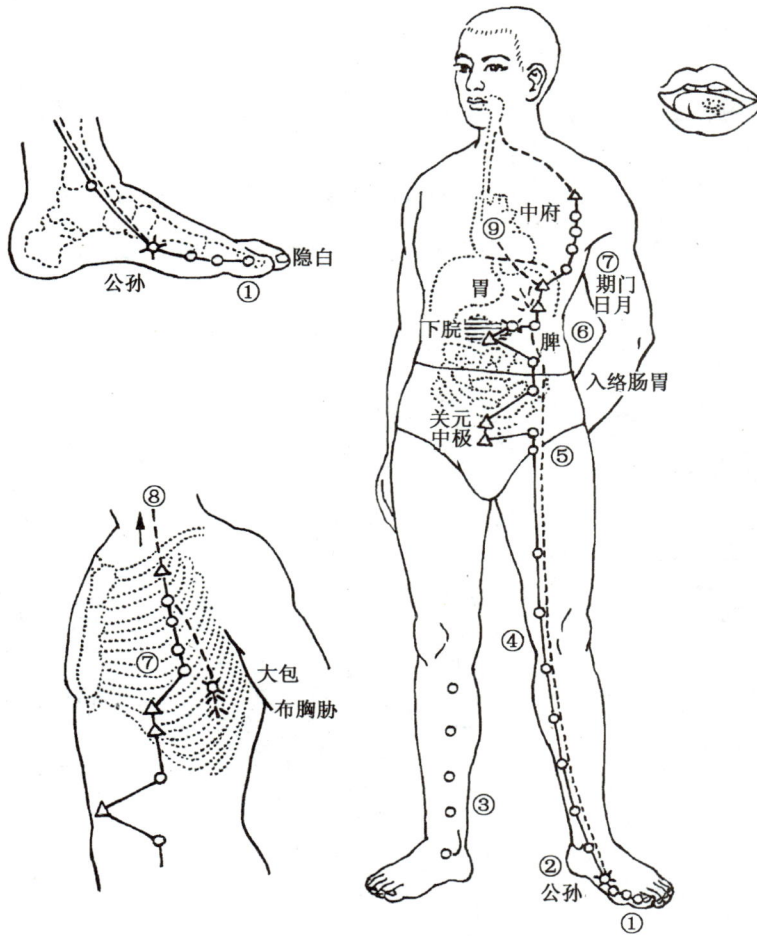

隐白

公孙

①

中府

⑨

胃

期门
日月

下脘

脾

⑥

入络肠胃

关元
中极

⑤

④

③

②　公孙

①

⑧

⑦

大包

布胸胁

图 3-23　足太阴脾经循行图

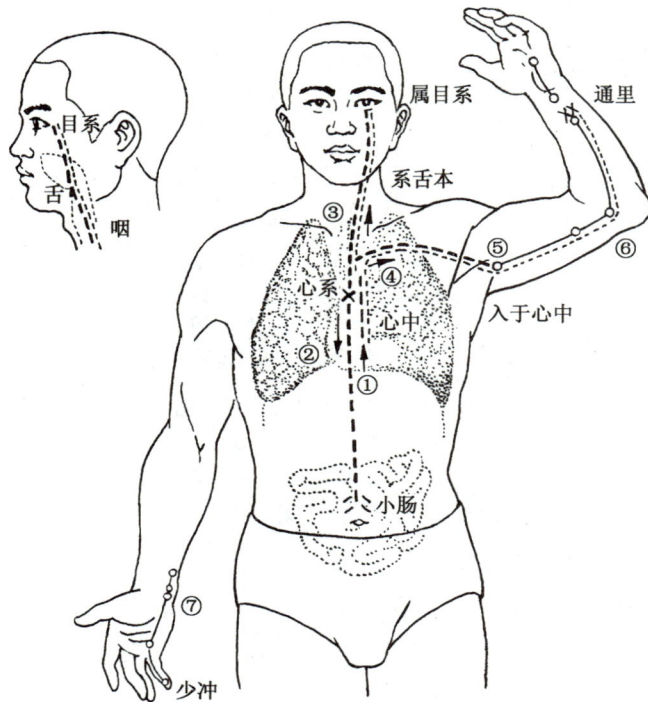

目系

舌

咽

属目系

系舌本

通里

③

心系

④

心中

入于心中

⑤

⑥

②

①

小肠

⑦

少冲

图 3-24　手少阴心经循行图

NOTE

6. 手太阳小肠经

起于小指外侧末端（少泽穴），沿着手掌外侧至腕部，出于尺骨茎突，直上沿尺骨后缘经尺骨鹰嘴与肱骨内髁之间，沿上臂外侧后缘，出于肩关节后面，绕行肩胛部，交会于肩上，向下进入缺盆部，并联络心脏，沿着食管，通过横膈，到达胃部，属于小肠。

缺盆支脉：沿着颈部，上达面颊，至目外眦，转入耳中（听宫穴）。

颊部支脉：从面颊部分出，上行眼眶下，抵于鼻旁，至目内眦（睛明穴）与足太阳膀胱经相接（图3-25）。

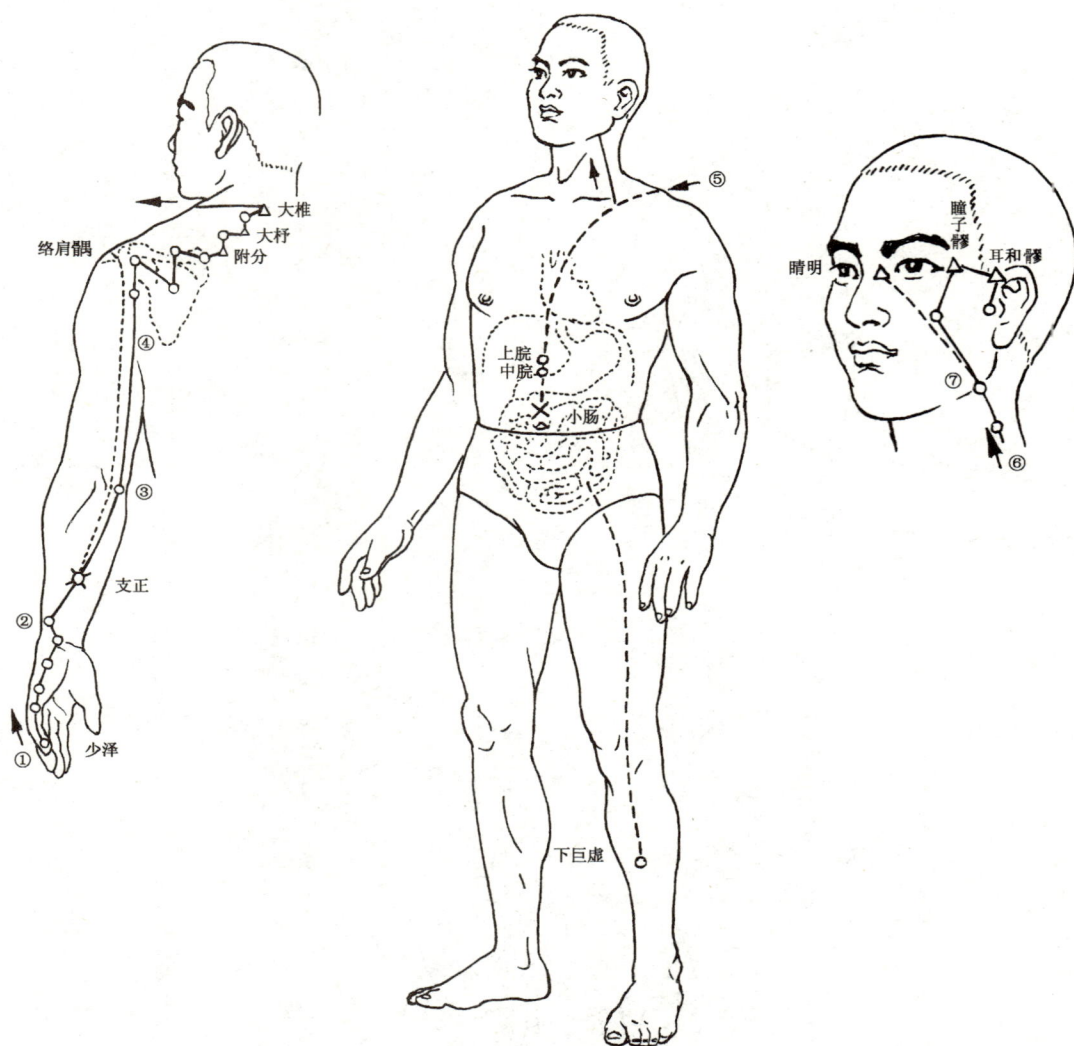

图3-25　手太阳小肠经循行图

7. 足太阳膀胱经

起于目内眦（睛明穴），上行到达额部，左右交会于头顶部（百会穴）。

头顶部支脉：从头顶部分出，至耳上角部。

头顶部直行主干脉：从头顶入里联络于脑，复出分开下行至项后（天柱穴），再分左右沿肩胛内侧，脊柱两旁（1.5寸）下行，到达腰部（肾俞穴），进入脊柱两旁的肌肉（膂），深入体腔，络肾，属膀胱。

腰部的支脉：从腰部分出，沿脊柱两旁下行，穿过臀部，从大腿后侧外缘下行进入腘窝中（委中穴）。

后项的支脉：从项分出下行，经肩胛内侧，从附分穴夹脊（3寸）下行到髀枢，经大腿后侧至腘窝中，与前一支脉会合，然后下行穿过腓肠肌，出走于足外踝后，沿足背外侧缘至小趾外侧端（至阴穴），交于足少阴肾经（图3-26）。

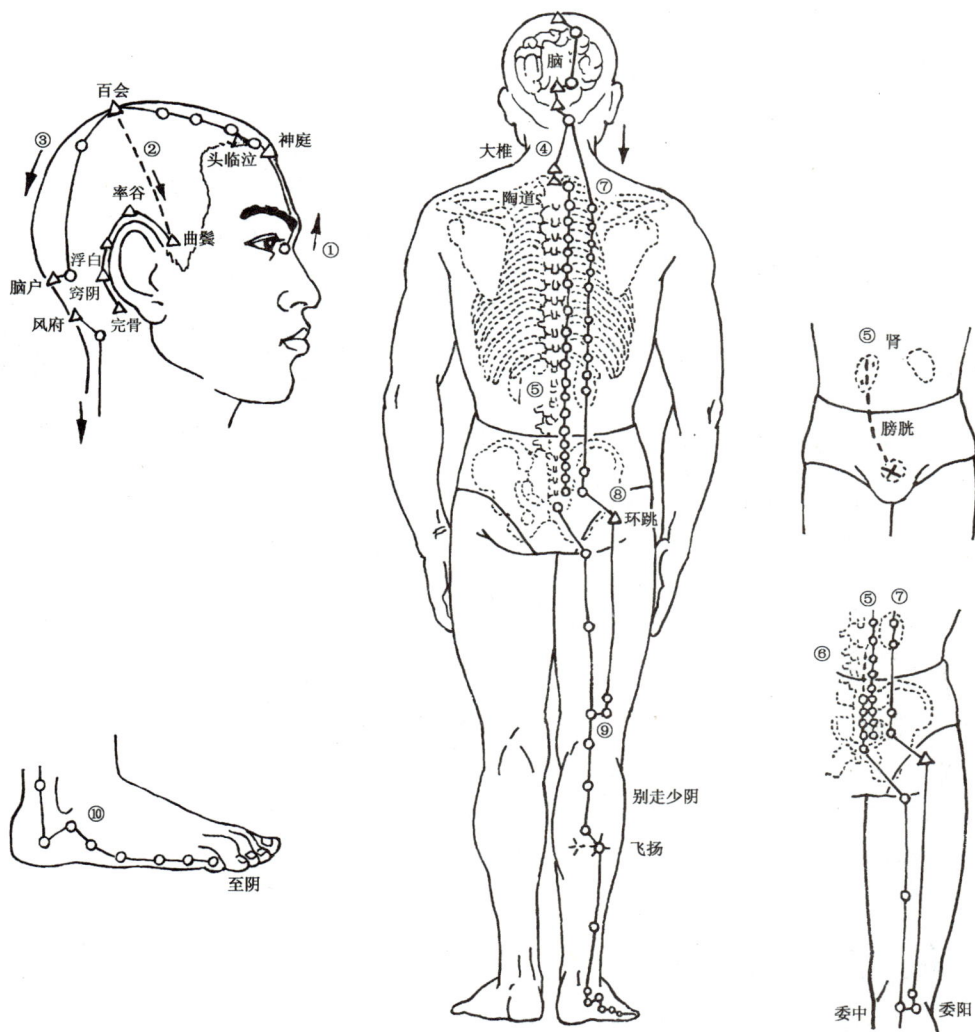

图 3-26　足太阳膀胱经循行图

8. 足少阴肾经

起于足小趾下，斜向足心（涌泉穴），出于舟骨粗隆下，沿内踝后，进入足跟，再向上行于小腿内侧，出腘窝内侧，向上行大腿内后缘，穿过脊柱，属于肾脏，联络膀胱。

肾脏部直行的脉：从肾向上通过肝和横膈，进入肺中，沿着喉咙，夹于舌根部。

肺脏部支脉：从肺出来，联络心脏，流注于胸中，与手厥阴心包经相接（图3-27）。

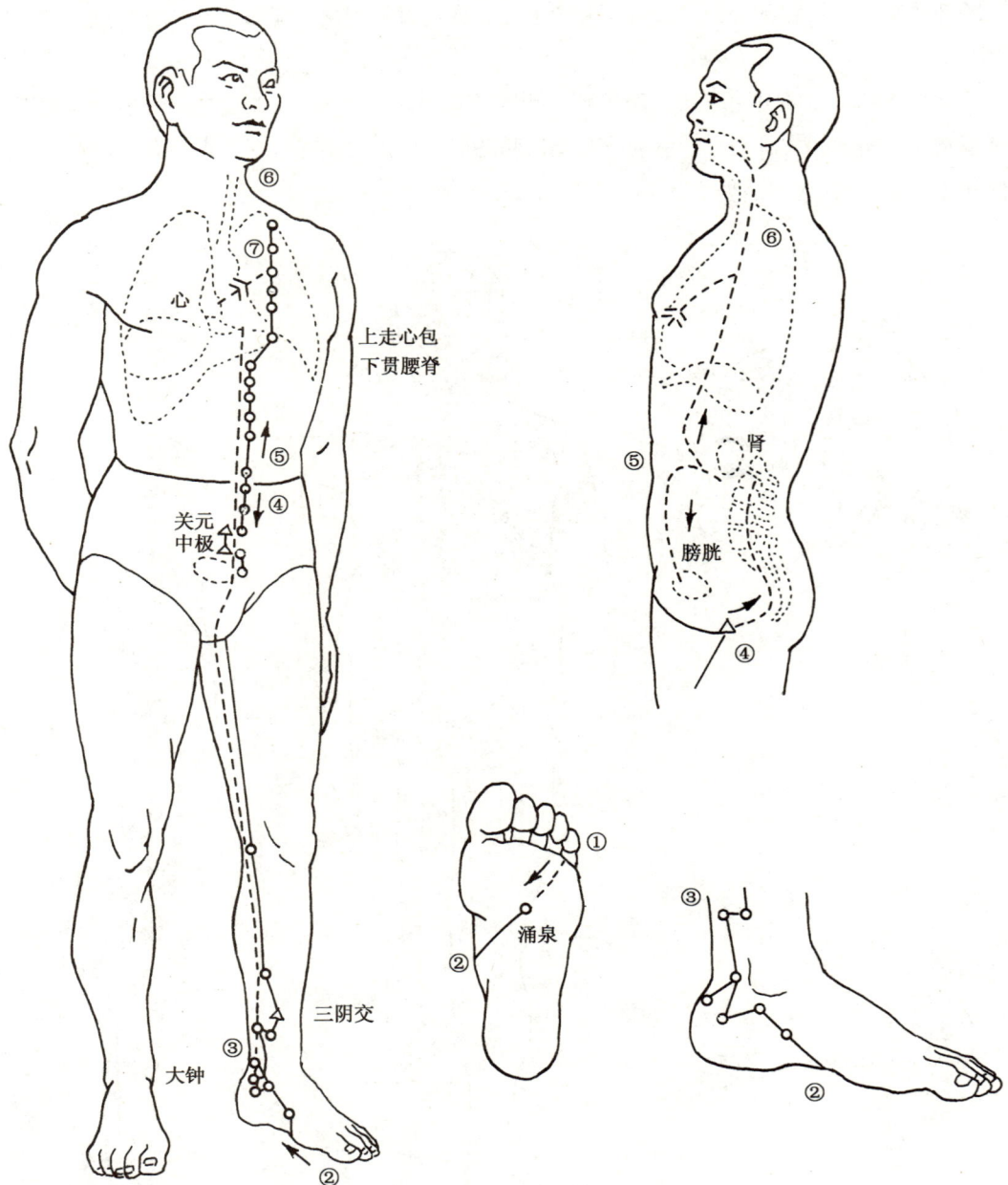

图 3-27　足少阴肾经循行图

9. 手厥阴心包经

起于胸中，出属心包络，向下通过横膈，从胸至腹依次联络上、中、下三焦。

胸部支脉：沿胸浅出胁部当腋下 3 寸处（天池穴），上行到腋窝中，沿上臂内侧，行于手太阴和手少阴之间，进入肘窝中，向下行于前臂两筋（桡侧腕屈肌腱与掌长肌腱）的中间，进入掌中（劳宫穴），沿着中指桡侧到指端（中冲穴）。

掌中支脉：从劳宫分出，沿着无名指出其尺侧端（关冲穴），与手少阳三焦经相接（图 3-28）。

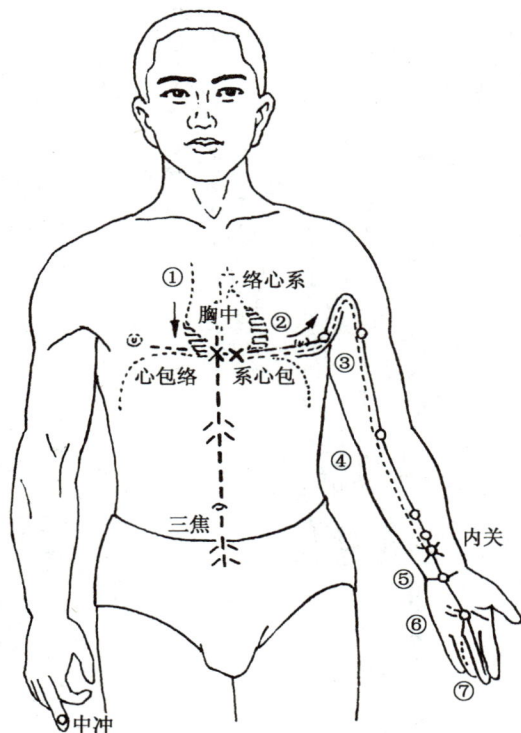

图 3-28　手厥阴心包经循行图

10. 手少阳三焦经

起于无名指末端（关冲穴），向上出于第 4、第 5 掌骨间，沿着腕背，出于前臂外侧桡骨和尺骨之间，向上通过肘尖，沿上臂外侧，上达肩部，交出足少阳经的后面，向前进入缺盆部，分布于胸中，联络心包，向下通过横膈，从胸至腹，属于上、中、下三焦。

胸中支脉：从膻中分出，上行出缺盆、上走颈部，沿耳后（翳风穴）直上，出于耳上方，上行额部，再屈曲而下行至颊部，到达眶下部。

耳部支脉：从耳后进入耳中，出走耳前，经上关穴前，与前脉交叉于面颊部，到达目外眦（瞳子髎穴），与足少阳胆经相接（图 3-29）。

NOTE

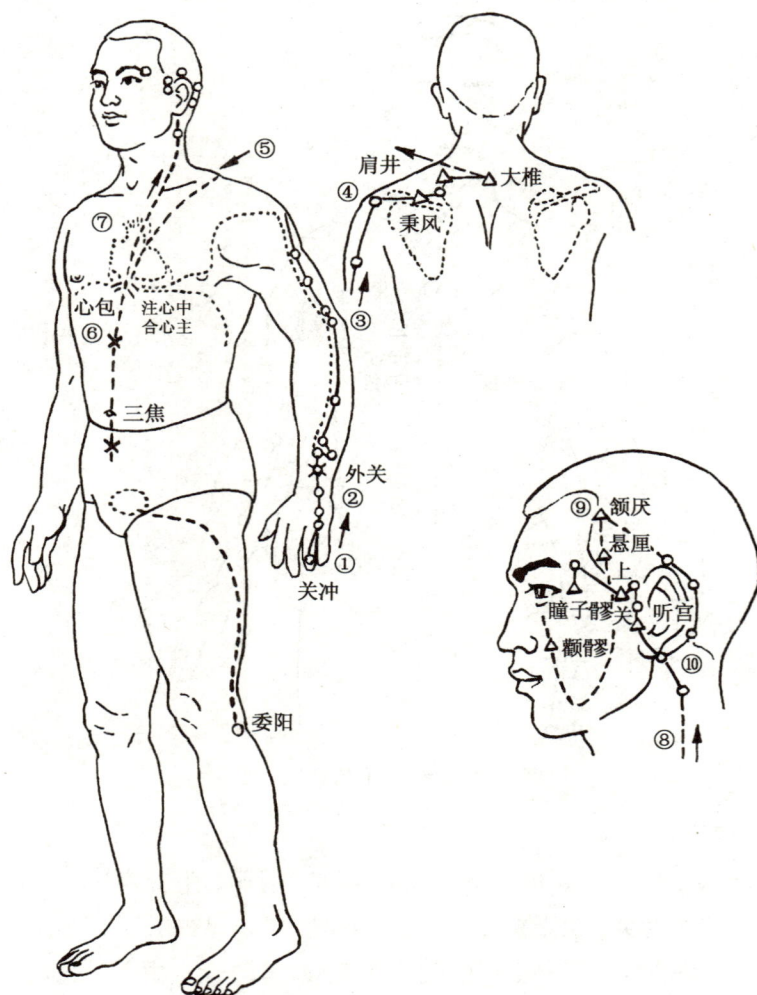

图 3-29　手少阳三焦经循行图

11. 足少阳胆经

起于目外眦（瞳子髎穴），向上到达额角部（额厌穴），再下行至耳后（完骨穴），经额部至眉上（阳白穴），又向后折至风池穴，沿颈下行至肩上，左右交会于大椎穴，前行入缺盆。

耳部的支脉：从耳后进入耳中，出走耳前，到目外眦后方。

外眦部的支脉：从目外眦处分出，下走大迎，会合于手少阳经到达目眶下，下行经颊车，由颈部向下会合前脉于缺盆，然后向下进入胸中，通过横膈，联络肝脏，属于胆，沿着胁肋内，出于少腹两侧腹股沟动脉部，经过外阴部毛际，横行入髋关节部（环跳穴）。

缺盆部直行的脉：下行腋部，沿着侧胸部，经过季胁，向下会合前脉于髋关节部环跳穴处，再向下沿着大腿的外侧，出于膝外侧，下行经腓骨前面，直下到达腓骨下段，再下到外踝的前面，沿足背部，进入足第 4 趾外侧端（窍阴穴）。

足背部支脉：从足背（足临泣穴）处分出，沿着第 1、第 2 跖骨之间，出于大趾端，穿过趾甲，回过来到趾甲后的丛毛处，与足厥阴肝经相接（图 3-30）。

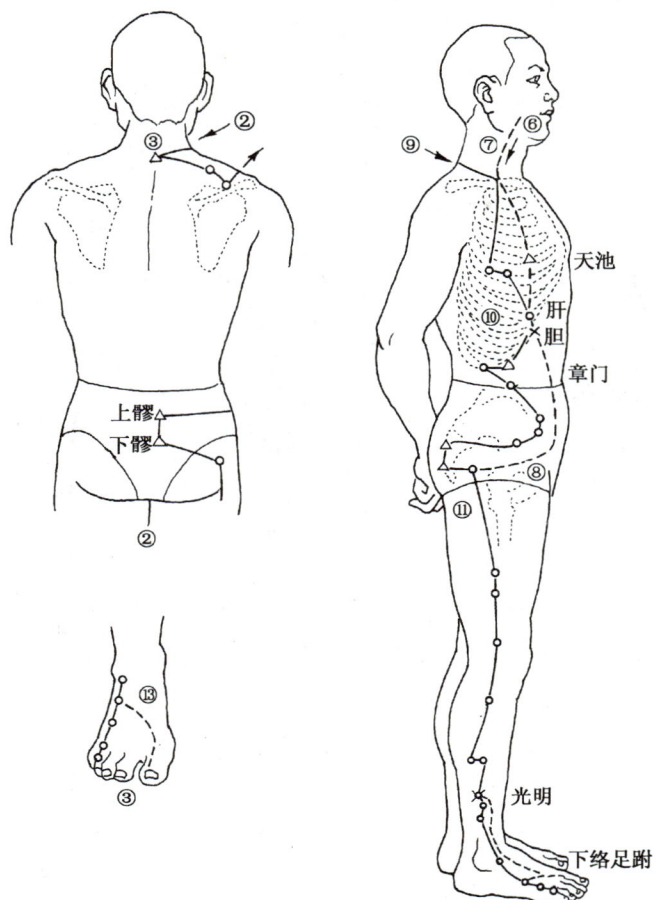

图 3-30　足少阳胆经循行图

12. 足厥阴肝经

起于足大趾上丛毛处,沿着足跗部向上,经过内踝前 1 寸处(中封穴),向上沿小腿内侧,至内踝上 8 寸处交出于足太阴经的后面;上行膝内侧,沿着大腿内侧中线,进入阴毛中,绕阴部,上达小腹,夹胃旁,属于肝脏,联络胆,向上通过横膈,分部于胁肋,沿着喉咙的后面,向上进入鼻咽部,连接于目系(眼球连系于脑的部位),向上出于前额,与督脉会合于颠顶。

目系的支脉:从目系分出,下行颊里,环绕唇内。

肝脏部的支脉:从肝分出,通过横膈,向上流注于肺,与手太阴肺经相接(图 3-31)。

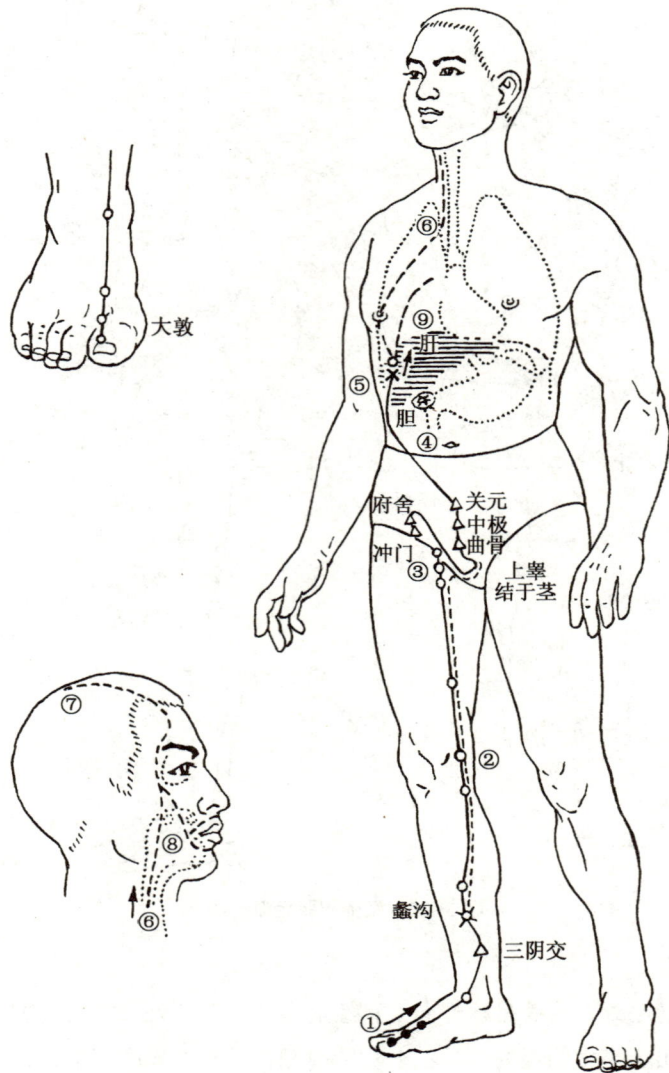

图 3-31 足厥阴肝经循行图

三、奇经八脉

奇经八脉，指别道奇行的经脉，有督脉、任脉、冲脉、带脉、阴维脉、阳维脉、阴跷脉、阳跷脉共八条，故称奇经八脉。

（一）奇经八脉的命名与分布概况

"奇"有"异"的意思，即奇特、奇异。奇经八脉与十二正经不同，不直接隶属于十二脏腑，也无表里配属关系，但与奇恒之腑（脑、髓、骨、脉、胆、女子胞）联系密切，故称"奇经"。

奇经八脉中的督脉、任脉、冲脉皆起于胞中，同出于会阴，称为"一源三歧"。督脉之"督"有总督之意，行于腰背正中，上至头面，可调节全身阳经脉气，故称"阳脉之海"。任脉之"任"有妊养之意，循行于胸腹正中，上抵颏部，可调节全身阴经脉气，故称"阴脉之海"。冲脉之"冲"为要冲，与足少阴肾经相并上行，环绕口唇，可涵蓄调节十二经气血，故称"十二经之海"，又称"血海"。带脉之"带"为腰带，起于胁下，绕行腰间一周，可约束纵行的各条经脉，司妇女的带下。奇经八脉中除带脉横向循行外，均为纵向循行，纵横交错地循行分布于十二经脉之间。

（二）奇经八脉的生理功能

奇经八脉的主要生理功能体现在以下三个方面：

1. 统帅、主导作用

奇经八脉沟通了十二经脉之间的联系，将部位相近、功能相似的经脉联系起来，达到统帅有关经脉气血、协助阴阳的作用。如督脉可调节全身阳经脉气，故称"阳脉之海"；任脉可调节全身阴经脉气，故称"阴脉之海"；冲脉可涵蓄调节十二经气血，故称"十二经之海"，又称"血海"。

2. 沟通、联络作用

奇经八脉在循行分布过程中，与其他各经相互交会沟通，加强了十二经脉之间的相互联系。如手足三阳经共会督脉于大椎，任脉关元穴、中极穴为足三阴经之交会，冲脉加强了足阳明经与足少阴经之间的联系，带脉横绕腰腹，联系着纵行于躯干的各条经脉等。

3. 蓄积、渗灌作用

奇经八脉纵横交错于十二经脉之间，可调节十二经脉的气血。十二经脉气有余时，则蓄藏于奇经八脉；十二经脉气血不足时，则由奇经"溢出"及时给予补充。

奇经八脉具体的循行分布和功能见表 3-9。

表 3-9　奇经八脉循行分布和功能

脉名	循行分布	功能
任脉	腹、胸、颏下正中，总任六阴经	调节全身阴经经气，称"阴脉之海"
督脉	腰、背、头面正中，总督六阳经	调节全身阳经经气，称"阳脉之海"
带脉	起于胁下，环腰一周，状如束带	约束纵行躯干的诸条经脉
冲脉	与足少阴肾经相并上行，环绕口唇，且与任脉、督脉、足阳明胃经等有联系	涵蓄调节十二经气血，称"十二经之海"或"血海"
阴维脉	小腿内侧，并足太阴脾经、足厥阴肝经上行至咽喉，合于任脉	调节六阴经之经气
阳维脉	足跗外侧，并足少阳胆经上行，至项后会合于督脉	调节六阳经之经气
阴跷脉	足跟内侧，伴足少阴肾经等上行，至目内眦与阳跷脉会合	调节下肢运动，司眼睑开阖
阳跷脉	足跟外侧，伴足太阳膀胱经等上行，至目内眦与阴跷脉会合	调节下肢运动，司眼睑开阖

（三）督脉、任脉的循行

1. 督脉

起于小腹内，下出于会阴部，向后行于脊柱的内部，上达项后风府，进入脑内，上行颠顶，沿前额下行鼻柱（图 3-32）。

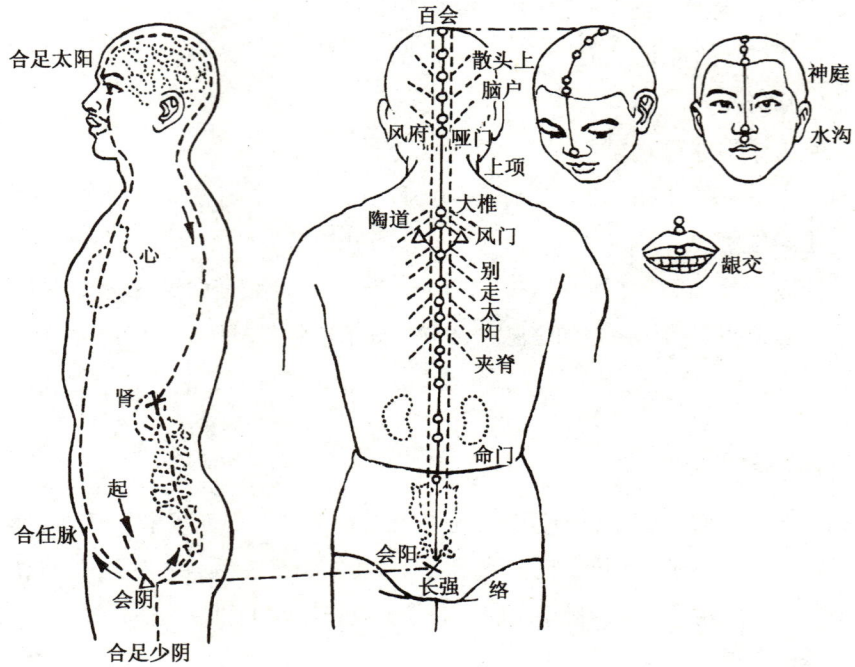

图 3-32　督脉循行图

2. 任脉

起于小腹内，下出会阴部，向上行于阴毛部，沿着腹内，向上经过关元等穴，到达咽喉，再上行环绕口唇，经过面部，进入目眶下（承泣穴，属足阳明胃经）（图 3-33）。

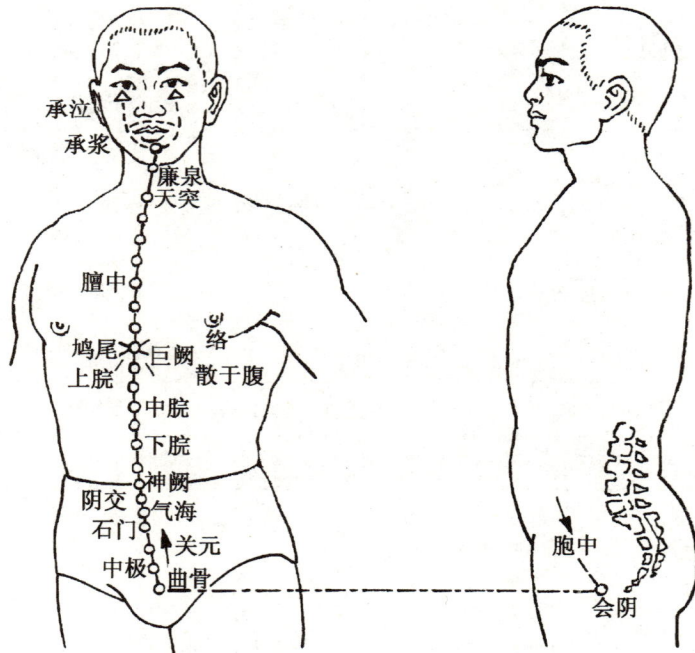

图 3-33　任脉循行图

四、其他

1. 十五络脉

十二经脉和任、督二脉各自别出一络，加上脾之大络，总计十五条，称为十五络脉。还有从络脉分出的浮行于浅表部位的"浮络"和细小的"孙络"，分布极广，遍布全身。十五络脉的作用，加强了十二经中表里两经的联系，沟通了表里两经的经气，以及腹、背和全身经气，输布气血以濡养全身组织。

2. 十二经别

十二经别是十二正经离、入、出、合的别行部分，是正经别行深入体腔、循行于胸腹及头部的重要支脉。其作用是加强了十二经脉的内外联系，更加强了经脉所属络的脏腑在体腔深部的联系，补充了十二经脉在体内外循行的不足，扩大了经穴的治疗范围。

3. 十二经筋

十二经筋是十二经脉之气输布于筋肉骨节的体系，是附属于十二经脉的筋肉系统。其循行分布均起始于四肢末端，结聚于关节骨骼部，走向躯干头面。具有约束骨骼，屈伸关节，维持人体正常运动功能的作用。

4. 十二皮部

十二皮部是十二经脉功能活动反映于体表的部位，也是络脉之气散布之所在。是体机的卫外屏障，起着保卫机体、抗御外邪和反映病症的作用。

第四节　体　质

一、体质概述

体质现象是人类生命活动的一种重要表现形式，与健康和疾病密切相关。中医学历来强调治病"因人制宜"，认为人生来就"有刚有柔，有弱有强，有短有长，有阴有阳"。这些理论实质上反映的是人的体质因素在疾病发生、变化和治疗过程中所起到的重要作用。

体质是不同个体在形质、功能、心理方面的身心特性，又称"禀质"。它是人体在生命过程中，由先天禀赋和后天获得的基础上所形成的形态结构、生理功能和心理状态方面综合的相对稳定的固有特质，是人类在生长、发育和衰老过程中所形成的与自然、社会环境相适应的相对稳定的人体个性特征。体质贯穿于人的整个生命过程中，加强对体质的认识，不但有助于从整体上把握个体的生命特征，而且有助于分析疾病的发生、发展和演变规律，对诊断、治疗、护理、预防疾病及养生康复均有重要意义。

体质学说是以中医理论为指导，探讨体质的概念、形成、类型特征及其对疾病发生、发展、传变过程的影响，并以此指导对疾病进行诊断、防治和调护的理论。

二、体质的形成

体质禀承于先天，得养于后天。先天禀赋是重要因素，先天禀赋主要包括种族、家族遗传、婚育以及养胎、护胎、胎教等，决定着群体或个体体质的相对稳定性和个体体质的特异性。后天各种因素如饮食营养、生活起居、精神情志，以及自然社会环境因素、疾病损害、药物治疗等，对体质的形成、发展和变化具有重要影响。因此，体质是个体在遗传的基础上，在内外环境的影响下，在生长发育的过程中形成的。其特点是形成缓慢，相对稳定。

1. 先天因素

即"先天禀赋"，指父母的先天遗传及胎儿在母体里的发育营养状况，是体质形成的基础。形体始于父母，体质是从先天禀赋而来，父母生殖之精的质量、父母血缘关系的远近、父母生育的年龄、养胎及妊娠期疾病等均对后代有一定影响。

2. 生理因素

主要包括性别因素和年龄因素。男子以肾为先天，以精、气为本，病多在气分，多伤精耗气；女子以肝为先天，以血为本，病多在血分，多伤血。此外，女子具有经、带、胎、产、乳等特殊生理过程，出现月经期、妊娠期和产褥期的体质改变。体质随着个体发育的不同阶段而不断演变，人体有生、长、壮、老、已的变化规律，人体的脏腑经络及精气血津液的生理功能随之发生相应的变化，在不同的发育阶段中具有不同的体质特点。如小儿生机旺盛，故称之为"纯阳之体"；因精气阴阳均未充分成熟，又称为"稚阴稚阳之体"。说明小儿具有脏腑娇嫩、形气未充、筋骨未坚的生理特点。

3. 环境因素

个体生活在不同环境条件下，由于不同水土性质、气候类型、生活条件的影响，在发展过程中一定程度地影响着人的发育，逐渐形成不同地区人们体质的差异性。

（1）自然环境　个体生活在特定的地理、气候环境中，在自然因素的长期影响下，地理、气候条件的差异性必然使不同自然条件下的群体在形态结构、生理功能、心理行为等方面产生适应性变化，因而不同地域人群的体质特征也就各不相同。北方人形体多壮实，居住多寒阴盛，易形成阳虚体质；东南之人形体多瘦弱，皮肤色赤，居住多湿阴盛，易形成湿热体质；临水之人，多湿多痰，居住多寒冷潮湿，易形成阴盛或湿盛体质。

（2）社会环境　个体所处的社会地位、经济条件、家庭状况、人际关系以及社会的安定等都会对人体产生影响，引起脏腑气血阴阳的异常变化，进而影响个体的体质。生活条件优越的人，多居住在高房广厦之中，体力劳动较少，因而体质虚弱，腠理疏松，易患各种外感性疾病，且饮食多膏粱厚味，易形成痰瘀体质。生活条件艰苦的人，多居住在陋巷茅茨，过度劳作，易损伤筋骨，消耗气血，功能减弱，脏腑精气不足，易形成虚性体质。

4. 饮食因素

食物是人体不断生长发育的物质基础，是精气血津液化生之源。饮食习惯与结构对体质有明显的影响，长期的饮食习惯不当会引起人体疾病，可导致食物中的四性五味中某些成分增多或减少而影响体质的偏颇。如饮食不足，影响精气血津液的化生，可使体质虚弱；嗜食肥甘厚味可助湿生痰，形成痰湿体质；嗜食辛辣之品易化火伤津，形成阴虚火旺体质。合理的饮食习惯和结构能保持和促进身体的正常生长发育，使脏腑功能协调，阴平阳秘，体质强壮。

5. 情志因素

七情的变化，通过影响脏腑精气的盛衰而影响人体的体质，情志调和，则气血调畅，体质强壮，反之则给体质造成不良影响。

6. 疾病因素

疾病是后天体质改变的重要因素。疾病通常使体质往不利方面变化，大病、久病之后常体质虚弱，某些慢性疾病会导致体质表现出一定的特异性，而感染邪气导致某些疾病（如麻疹）还会使机体具有相应的免疫力。可见，体质与疾病因素常互为因果。药物和针灸能够调整脏腑精气阴阳之盛衰及经络气血之偏颇，用之得当将使体质恢复正常，反之则会加重体质损害。

三、体质的分类

体质的差异现象是先天禀赋与后天多种因素共同作用的结果。由于地域性因素、年龄、性别，以及宗族的生活方式、行为习惯等，可形成体质的群类趋同性；同时，又有先天禀赋、饮食、情志、疾病等不同而形成的个体差异。因此，对复杂的体质现象进行比较分析，求同存异，分类研究，把握个体的体质差异规律及体质特征，对临床实践有重要的指导意义。

（一）体质的分类方法

体质的分类方法是认识和掌握体质差异性的重要手段。中医学体质的分类，是以整体观念为指导思想，以古代哲学为思维方法，以藏象及气血津液等为理论基础而进行的。

《黄帝内经》就对体质类型的分类方法进行了全面、系统而具体的阐述，曾提出过阴阳划分法、五行划分法、形态与功能特征分类法、心理特征分类法等，初步形成了中医体质分类的理论体系。历代医家在《黄帝内经》的基础上，紧密地结合临床实践，分别从不同的角度，应用不同的方法，对体质进行分类。张仲景提出了"强人""羸人""盛人"等多种体质特征；张景岳将体质分为阴脏型、阳脏型、平脏型三类；叶天士等医家经过观察，总结出温热病中各种常见的体质类型；章虚谷则以阴阳虚实分类。

在古代体质分类方法的基础上，现代医家结合临床实践，应用文献学研究方法、流行病学调查方法及模糊聚类等方法，从临床角度根据发病群体中的体质变化、表现特征对体质类型进行划分。由于观察角度不同，出现了四分法、五分法、六分法、七分法、九分法和十二分法等多种分类方法，每一分类下又常有不同划分方法，但其分类的基础，是脏腑经络及精气血津液的结构与功能的差异。

脏腑精气阴阳及其功能的差异和经络气血之偏颇，导致个体之间在生命活动表现形式上的某种倾向性和属性上偏阴偏阳的差异性，从而决定人类体质现象的多样性和体质类型的出现。因此，现在常用的体质分类方法有"阴阳三分法"和"九分法"。

（二）常用体质的分类与特征

1. 阴阳三分法

人体理想的体质应该是阴阳平和质，但是阴阳总是处于动态的消长变化之中，使体质出现偏阴或偏阳的状态。人体体质大致可分为阴阳平和质、偏阳质和偏阴质三种类型。

（1）阴阳平和质 阴阳平和质是功能较为协调的体质类型。体质特征为：身体强壮，胖瘦适度，面色明润含蓄；目光有神，性格开朗，随和；食量适中，二便通调；舌红润，脉和缓有力；夜眠安和，精力充沛，反应灵敏，思维敏捷，工作潜力大，自身调节和对外适应力强。

阴阳平和，外邪难侵，内邪不生，抗病力强，不易生病，生病不易传变，易于恢复。能适应各种环境，机体修复能力强，体型适中，外貌从容稳重，举止大方得体，性格和顺，如后天调养得宜，无暴力外伤、慢性疾患及不良生活习惯，其体质不易改变，易获长寿。

NOTE

（2）偏阳质　偏阳质是指具有亢奋、偏热、多动等特性的体质类型。体质特征为：形体适中或偏瘦，但较结实；面色多略偏红或微苍黑，或呈油性皮肤；性格外向，喜动好强，易急躁，自制力较差；食量较大，消化吸收功能健旺；大便易干燥，小便易黄赤；平时畏热喜冷，或体温略偏高，动则易出汗，喜饮水；精力旺盛，动作敏捷，反应灵敏，性欲较强。

具有这种体质特征的人，受邪发病后多表现为热证、实证，并易化燥伤阴；皮肤易生疖疮；内伤杂病多见火旺、阳亢或兼阴虚之证；容易发生眩晕、头痛、心悸、失眠及出血等病证。

（3）偏阴质　偏阴质是指具有抑制、偏寒、多静等特征的体质类型。体质特征为：形体适中或偏胖，但较弱，容易疲劳；面色偏白而欠华；性格内向，喜静少动，或胆小易惊；食量较小，消化吸收功能一般；平时畏寒喜热，或体温偏低；精力偏弱，动作迟缓，反应较慢，性欲偏弱。

具有这种体质特征的人，受邪发病后多表现为寒证、虚证；表证易传里或直中内脏；冬天易生冻疮；内伤杂病多见阴盛、阳虚之证；容易发生湿滞、水肿、痰饮、瘀血等病证。

2. 九分法

中华中医药学会发布的《中医体质分类与判定》在原来体质七分法的基础上，通过文献学研究方法，结合临床实践，保留了出现频率较多的体质类型，进一步提出了体质九分法，即平和质、气虚质、阳虚质、阴虚质、痰湿质、湿热质、血瘀质、气郁质、特禀质9种基本类型。该标准是我国第一部指导和规范中医体质研究及应用的文件，规定了中医关于体质的术语及定义、中医体质9种基本类型、中医体质类型的特征、中医体质分类的判定。

（1）平和质（A型）

总体特征：阴阳气血调和，以体态适中、面色红润、精力充沛等表现为主要特征。

形体特征：体型匀称健壮。

常见表现：面色、肤色润泽，头发稠密有光泽，目光有神，鼻色明润，嗅觉通利，唇色红润，不易疲劳，精力充沛，耐受寒热，睡眠良好，胃纳佳，二便正常，舌色淡红，苔薄白，脉和缓有力。

心理特征：性格随和开朗。

发病倾向：平素患病较少。

对外界环境适应能力：对自然环境和社会环境适应能力较强。

（2）气虚质（B型）

总体特征：元气不足，以疲乏、气短、自汗等气虚表现为主要特征。

形体特征：肌肉松软不实。

常见表现：平素语音低弱，气短懒言，容易疲乏，精神不振，易出汗，舌淡红，舌边有齿痕，脉弱。

心理特征：性格内向，不喜冒险。

发病倾向：易患感冒、内脏下垂等病，病后康复缓慢。

对外界环境适应能力：不耐受风、寒、暑、湿邪。

（3）阳虚质（C型）

总体特征：阳气不足，以畏寒怕冷、手足不温等虚寒表现为主要特征。

形体特征：肌肉松软不实。

常见表现：平素畏冷，手足不温，喜热饮食，精神不振，舌淡胖嫩，脉沉迟。

心理特征：性格多沉静、内向。

发病倾向：易患痰饮、肿胀、泄泻等病；感邪易从寒化。

对外界环境适应能力：耐夏不耐冬，易感风、寒、湿邪。

（4）阴虚质（D型）

总体特征：阴液亏少，以口燥咽干、手足心热等虚热表现为主要特征。

形体特征：体形偏瘦。

常见表现：手足心热，口燥咽干，鼻微干，喜冷饮，大便干燥，舌红少津，脉细数。

心理特征：性情急躁，外向好动，活泼。

发病倾向：易患虚劳、失精、不寐等病，感邪易从热化。

对外界环境适应能力：耐冬不耐夏，不耐受暑、热、燥邪。

（5）痰湿质（E型）

总体特征：痰湿凝聚，以形体肥胖、腹部肥满、口黏苔腻等痰湿表现为主要特征。

形体特征：体形肥胖，腹部肥满松软。

常见表现：面部皮肤油脂较多，多汗且黏，胸闷，痰多，口黏腻或甜，喜食肥甘甜黏，苔腻，脉滑。

心理特征：性格偏温和、稳重，多善于忍耐。

发病倾向：易患消渴、中风、胸痹等病。

对外界环境适应能力：对梅雨季节及湿重环境适应能力差。

（6）湿热质（F型）

总体特征：湿热内蕴，以面垢油光、口苦、苔黄腻等湿热表现为主要特征。

形体体征：其形体中等或偏瘦。

常见表现：面垢油光，易生痤疮，口苦口干，身重困倦，大便黏滞不畅或燥结，小便短黄，男性易阴囊潮湿，女性易带下增多，舌质偏红，苔黄腻，脉滑数。

心理特征：容易心烦急躁。

发病倾向：易患疮疖、黄疸、热淋等病。

对外界环境适应能力：对夏末秋初湿热气候，湿重或气温偏高环境较难适应。

（7）血瘀质（G型）

总体特征：血行不畅，以肤色晦暗、舌质紫暗等血瘀表现为主要特征。

形体特征：体胖瘦均见。

常见表现：肤色晦暗，色素沉着，容易出现瘀斑，口唇暗淡，舌暗或有瘀点，舌下络脉紫暗或增粗，脉涩。

心理特征：易烦，健忘。

发病倾向：易患癥瘕及痛证、血证等。

对外界环境适应能力：不耐受寒邪。

（8）气郁质（H型）

总体特征：气机郁滞，以神情抑郁、忧虑脆弱等气郁表现为主要特征。

形体特征：形体瘦者为多。

常见表现：神情抑郁，情感脆弱，烦闷不乐，舌淡红，苔薄白，脉弦。

心理特征：性格内向不稳定、敏感多虑。

发病倾向：易患脏躁、梅核气、百合病及郁证等。

对外界环境适应能力：对精神刺激适应能力较差，不适应阴雨天气。

（9）特禀质（I型）

总体特征：先天失常，以生理缺陷、过敏反应等为主要特征。

形体特征：过敏体质者一般无特殊；先天禀赋异常者或有畸形，或有生理缺陷。

常见表现：过敏体质者常见哮喘、风团、咽痒、鼻塞、喷嚏等；患遗传性疾病者有垂直遗传、先天性、家族性特征；患胎传性疾病者具有母体影响胎儿个体生长发育及相关疾病特征。

心理特征：随禀质不同情况各异。

发病倾向：过敏体质者易患哮喘、荨麻疹、花粉症及药物过敏等，遗传疾病如血友病、先天愚型等，胎传性疾病如五迟（立迟、行迟、发迟、齿迟和语迟）、五软（头软、项软、手足软、肌肉软、口软）、解颅、胎惊、胎痫等。

对外界环境适应能力：对外界环境适应能力差，如过敏体质者对易致敏季节适应能力差，易引发宿疾。

四、体质理论在中医护理中的运用

体质理论，重在研究正常人体的生理特殊性，强调脏腑经络的偏颇和精气阴阳的盛衰对形成体质差异的决定性作用，揭示个体的差异规律、特征及机理。体质的差异性在很大程度上决定着疾病的发生发展变化、转归预后上的差异及个体对治疗措施的不同反应性。因此，体质与病因、发病、病机、辨证、治疗及养生预防均有密切的关系，体质学说在临床诊疗中具有重要的应用价值。中医学强调"因人制宜"，将体质学说与病因学、病机学、诊断学、治疗学和养生学等密切地结合起来，以指导临床实践，这就是体质学说在临床应用方面的体现，是个性化诊疗思想的反映。

（一）体质与病因病机

1. 体质与病因

不同体质对某些病因和疾病有特殊易感性、耐受性和倾向性。体质反映了机体自身生理范围内阴阳寒热的盛衰偏颇，正所谓"同气相求"。脏腑组织有坚脆刚柔之别，个体对某些病因的易感性不同，因而不同体质的人发病情况也各不相同。一般而言，阳虚，形寒怕冷，易感寒邪而为寒病；阴虚，不耐暑热而易感温邪；肥人多痰湿，善病中风；瘦人多火，易得痨嗽；年老肾衰，多病痰饮咳喘。正如清代吴德汉《医理辑要·锦囊觉后编》所说："要知易风为病者，表气素虚；易寒为病者，阳气素弱；易热为病者，阴气素衰；易伤食者，脾胃必亏；易劳伤者，中气必损。"

2. 体质与发病

体质的强弱决定发病与否及发病情况。邪正交争是疾病发生的基本原理，正气虚是发病的内在根据，邪气是疾病形成的外在条件。《素问》中提到："正气存内，邪不可干。""邪之所凑，其气必虚。"疾病发生与否，主要取决于正气的盛衰，而体质正是正气盛衰偏颇的反映。

发病过程中又因体质的差异，有即时而发、伏而后发、复发等不同，且发病后的临床类型也因人而异。因此，人体能否感邪而发病，主要取决于个体的体质状况。《灵枢·本神》曰："心气虚则悲，实则笑不休。"说明内伤情志病的发病与个体体质的特殊状态或缺陷有密切关系。

此外，疾病的发生还受环境、饮食、营养、遗传等多方面因素的影响，这些因素均是通过影响人体体质的状态，使机体的调节能力和适应能力下降而导致了疾病的发生。遗传性疾病、先天性疾病的发生，以及过敏体质的形成，也与个体体质密切相关。这是因为不同的种族、民族、家族长期的遗传因素和生活环境条件不同，形成了体质的差异，即对某些疾病的易感性、抗病能力和免疫反应的不同。

3. 体质与病机

（1）体质因素影响病机的从化　从化，即病情随体质而变化。由于体质的特殊性，先天禀赋不同，后天调养各异，不同的体质类型有其潜在的、相对稳定的倾向性，可称之为"质势"。人体遭受致病因素的作用时，在体内产生相应病理变化，不同的致病因素有不同的病变特点，这种病理演变趋势称为"病势"。如正常情况下，感受寒邪则为寒病，感受湿邪则为湿病。而病势与质势相结合，使病变性质发生不同的变化，病势依附于质势，从体质而发生的转化，称之为"质化"，即为从化。正如《医门棒喝·六气阴阳论》所说："邪之阴阳，随人身之阴阳而变也。"如同为风寒之邪，偏阳质者得之易从阳化热，偏阴质者得之易从阴化寒。同为湿邪，阳热之体得之，易从阳化热而为湿热之候。素体一般情况下，阴虚阳亢，多从热化；阳虚阴盛，多从寒化；素体津亏血耗，多从燥化；素体气虚湿盛，多从湿化。

（2）体质因素决定疾病的传变　传变是指疾病的变化和发展趋势，即病变部位在脏腑经络之间传递转移，以及疾病的性质发生转化和改变。体质主要从两个方面决定机体是否发病与传变。一是通过影响正气的强弱，决定发病并影响传变。体质强壮则正气充足，抗邪能力强，一般不易感邪发病，即便发病，也多为正邪斗争剧烈的实证，病势虽急，但病程短，不易传变。体质虚弱者，正气不足，抗邪能力较弱，不但易于感邪，且病情多易传变深入，病情缠绵。二是通过影响病邪的"从化"而影响传变。如素体阳盛阴虚者，感邪多从阳化热，疾病多向实热或虚热方面演变；素体阴盛阳虚者，则邪多从阴化寒，疾病多向实寒或虚寒方面转化。

（二）体质与辨证

体质是辨证的重要基础，体质决定疾病的证候类型。辨证论治是中医治疗的基本原则和特色，而形成证候的内在基础是体质。感受相同病邪，或患同一种疾病，因体质差异可表现出不同的证候类型，即同病异证。如同样感受寒邪，素体强壮，发病表现为"风寒表实证"；卫气不固者，表现为"风寒表虚证"；素体阳虚者，寒邪直中脾胃，表现为"脾阳不振"之证。感受不同的病因或患不同的疾病，因体质某方面有共同点，常可表现相同或类似的证候类型，即异病同证。如阳盛之体，感受暑热之邪，势必出现热证；但若感受寒邪，亦可从阳化热，或寒郁化热。同时，体质特征在很大程度上决定着疾病的证候类型和个体对治疗反应的差异性，因而注重体质的诊察就成了辨证论治的重要环节。体质有阴阳之别，强弱之分，偏寒偏热之异，在治疗中，常以患者的体质状态作为立法处方用药的重要依据，即"因人制宜"，也是治病求本的反映。而"同病异治"和"异病同治"则是辨证论治的具体体现。在治疗过程中亦应根据体质特征注意针药宜忌，兼顾体质特征，重视善后调理。

NOTE

（三）体质与施护

体质是影响疾病与证候形成的重要因素，在护理时应辨清体质类型再选择适宜的护理方法，因人施护，同病异护和异病同护。"护本"主要是针对精气血津液阴阳失衡的倾向性而护理，精气血津液阴阳的偏颇与体质相关，而体质具有一定的可调性，对预防疾病或疾病后期预防复发具有积极的作用。而在疾病治疗与护理过程中，由于个体体质的不同，应做到因人施护，根据个体体质的不同采取不同的护理方法。体质的特异性影响着疾病的易感性及传变，因此，体质也是同病异护、异病同护的基础。

1. 平和质

正常体质。形体匀称健壮，面色肤色润泽，头发稠密有光泽，精力充沛，性格随和开朗，患病较少，适应能力强。其护理总原则：中庸、适度。顺应自然，清静开朗，劳逸结合，饮食适量、均衡。

2. 气虚质

肌肉松软，声音低，易出汗，易疲劳，易感冒等表现的偏颇体质。其护理总原则：多补气、少耗气。多食具有益气健脾作用的食物，少食耗气食物；适度运动，避免过度劳累；起居防范气候突变，防感冒。

3. 阳虚质

肌肉不健壮，常感手脚发凉，怕冷喜温，喜欢安静，性格多沉静、内向等表现的偏颇体质。其护理总原则：多养阳，少寒凉。顺应季节，春夏养阳；饮食多食温阳之品，少食生冷寒凉食物；适当运动生阳气；起居宜暖避寒湿。

4. 阴虚质

体形多瘦长，不耐暑热，常感到眼睛干涩，口干咽燥，手足心热，容易失眠等表现的偏颇体质。其护理总原则：多养阴，少温热。顺应季节，秋冬养阴；饮食多食滋阴之品，少食辛温燥烈之品；运动宜柔和，不易过激，不易大汗；起居避暑热，避熬夜。

5. 痰湿质

体形肥胖，腹部肥满而松软，易出汗且黏腻，痰多等表现的偏颇体质。其护理总原则：多燥湿，少滋腻。饮食应以清淡为主，多食具有健脾利湿的食物，少食肥甘厚味滋腻之品；运动宜循序渐进，贵在坚持；起居宜干燥避潮湿。

6. 湿热质

面部和鼻尖总是油光发亮，脸上易生粉刺，皮肤易瘙痒，常感口苦等表现的偏颇体质。其护理总原则：多甘寒，少湿热。饮食可多食清热利湿的食物。运动宜选运动量较大的方式；情绪宜舒缓，避免急躁；起居宜保持凉爽，避免湿热，避免烟酒，保持个人卫生。

7. 血瘀质

肤色晦暗，色素沉着，容易出现瘀斑，多发痛症、血症等表现的偏颇体质。其护理总原则：多活血，少瘀滞。饮食多食具有活血作用的食物；饮食宜多动少逸；情绪宜乐观，避免抑郁；起居宜避寒。

8. 气郁质

常感到闷闷不乐、情绪低沉，常有胸闷，叹气，易失眠等表现的偏颇体质。其护理总原则：多欢乐，少抑郁。气郁体质之人的护理以情绪护理为主，多参加群众性、趣味性的运动及娱乐项目。饮食多食具有行气解郁作用的食物。

9.特禀质

特殊禀赋的特禀体质。特别是对于过敏体质的人群，其护理总原则：强体质，避过敏。饮食多食益气固表的食物，少食含过敏物质引发过敏的食物；起居宜保持清洁，避免与动物毛发、螨虫、气味、花粉等物质接触。

【复习思考题】

1. 何谓藏象？

2. 如何理解"肺为娇脏"？

3. 何谓肾阳？其作用机理如何？

4. 如何理解小肠泌清别浊的作用？

5. 试述心与肺在生理、病理方面的联系。

6. 何谓精血同源？试阐述其机制。

7. 如何理解气的概念？

8. 何谓气机？气机的运动形式在脏腑中如何体现？

9. 气、血、津液与五脏的关系如何？

10. 津液的代谢涉及哪些脏腑，分别起到什么作用？

11. 津液的功能有哪些？

12. 试述气与血的生理联系及病理影响。

13. 试述气血津液与脾肾的联系。

14. 经络系统的组成包括哪些内容？

15. 阐述十二经脉的分布规律及循行衔接规律。

16. 奇经八脉的组成包括哪些内容？

17. 何谓体质？影响体质形成的因素有哪些？

18. 体质的"九分法"分为哪九类？各有何特点？

扫一扫，知答案

NOTE

第四章　中医学的病理观

【学习目标】

识记：六淫、七情内伤、痰饮、瘀血的性质和致病特点；病机、实证、虚证的含义。

理解：六淫、七情内伤、痰饮、瘀血的形成；邪正盛衰、阴阳失调、气血津液代谢失调所包括的主要病机及其特点。

应用：根据患者临床表现审证求因；依据不同病因指导中医护理临床实践；从邪正盛衰、阴阳失调、气血津液代谢失调的不同角度加以分析疾病的病机。

机体内部气血津液等精微物质充足，脏腑功能正常，经络通畅，各司其职，发挥正常的生理功能，则机体处于阴阳动态平衡的生理状态，生命活动正常。若机体受到致病因素的影响，人体的生理状态遭到破坏，则在正邪斗争的过程中，可导致机体阴阳失衡、物质代谢失常，以及脏腑经络功能失常等病理状态的产生。

第一节　病　因

凡能破坏人体阴阳平衡而引起疾病的原因，称为病因，又称病原、病源、病邪、致病因素等。致病因素是多种多样的，诸如六淫、情志内伤、饮食失宜、劳逸过度，此外痰饮、瘀血、结石等人体产生的病理产物，以及跌仆闪挫、金刃外伤、寄生虫、虫兽所伤、药物使用不当、医护过失、先天因素等，均可成为病因。病因学说主要是研究病因的性质及其致病特点的学说。

在中医病因学的发展过程中，历代医家十分重视对病因的探讨和分析，并按照不同的分类方法对病因进行分类。《素问·调经论》将病因与发病部位结合，首次将病因明确分为阴阳两类。自然界六气伤人，多伤及肌表，属于阳邪；而饮食起居失宜、情志异常、房事失度等致病，多伤及内脏精气，归属阴邪。东汉张仲景在《金匮要略》中将病因与发病途径相结合，指出："千般疢难，不越三条：一者，经络受邪，入脏腑，为内所因也；二者，四肢九窍，血脉相传，壅塞不通，为外皮肤所中也；三者，房事、金刃、虫兽所伤。"宋代陈无择在前人的基础上提出了"三因学说"，根据不同的病因有不同的侵袭和传变途径，将病因明确分为外所因、内所因、不内外因三类。他在《三因极一病证方论》中指出："六淫，天之常气，冒之则先自经络流入，内合于脏腑，为外所因；七情，人之常性，动之则先自脏腑郁发，外形于肢体，为内所因；其如饮食饥饱，叫呼伤气，尽神度量，疲极筋力，阴阳违逆，乃至虎狼毒虫，金疮踒折，痂忤附着，畏压缢溺，有悖常理，为不内外因。"这种分类方法使中医学病因理论更趋完善，对于临床辨证具有一定的指导意义。现代病因的分类沿用此法，根据病因的来源、形成、发病途径和致病特点的不同进行分类。本文将病因分为三大类：一是外感病因，包括六淫、疠气；二是内伤病因，包括七情内伤、饮食失宜、劳逸失度；三是其他病因，包括痰饮、瘀血、结石等病理产物，以及各种外伤、寄生虫、医过等。

病因作用于机体导致疾病发生，在临床诊治、护理过程中要注意辨别病因的不同，有针对性地进行调护。中医学认为每种病因都具有特定的性质和致病特点，因而机体在不同病因的影响和作用下，可以表现出相应的症状和体征。中医分析探求病因的方法有两种：第一种，直接询问病因，即在诊察过程中直接询问患者的发病原因；第二种，辨证求因，以患者的临床表现为依据，通过分析疾病的症状、体征来推求病因，又称"审证求因"，这种方法是中医探求病因的主要方法。

一、外感病因

外感病因，指来源于自然界，多从肌表、口鼻等部位侵入人体，引起外感病的致病因素，包括六淫和疠气。

（一）六淫

1.六淫的概念

六淫是风、寒、暑、湿、燥、火（热）六种外感病邪的统称，又称六邪。自然界的风、寒、暑、湿、燥、火是六种不同的气候变化，称为"六气"。正常情况下，六气的变化是一个缓慢、渐变的过程，是万物生、长、化、收、藏的必要条件，人类在长期生活实践过程中，逐渐认识到六气的变化，产生了一定的适应能力，所以一般不会导致人体发病。但是在异常情况下，六气也会导致疾病的发生，此时的六气便称为"六淫"。淫，太过、浸淫之意。

六气与六淫区别的关键是致病与否。若气候异常变化，正气充足者则可自我调节而不发病，此时的异常气候变化仍为六气，而正气不足之人则不适应此变化而发病，此时的异常气候变化即为六淫；若气候正常，对于正气充足的人为六气，不发病，而正气不足之人仍可发病，此时六气亦成为可致病的六淫。

六淫致病除了气候物理因素外，还包括生物媒介因素，如细菌、病毒等作用于机体所引起的病理反应。因为气象中的温度、湿度和气流是病原体繁殖、传播和流行的条件。

2.六淫共同的致病特点

六淫作为六种外感病邪的总称，具有外感性、季节性、地域性、相兼性和转化性的致病特点。

（1）外感性　六淫邪气存在于自然界，其致病均从外界侵犯人体，多从肌表、口鼻而入，或两者同时受邪。其所致的疾病可统称为"外感病"，疾病的初期阶段，多为表证，若表证不除，可由表及里传变。

（2）季节性　六淫致病与季节有密切关系，如春季多风病，夏季多暑病，长夏多湿病，秋季多燥病，冬季多寒病。六淫在相应的季节所导致的多发病又称为"时令病"。但是六淫的季节性是相对的，如一年四季皆可发风病，夏季亦可见寒病，冬季也可有热病。

（3）地域性　六淫致病与生活、工作的区域环境相关。如西北地区的居民易为燥邪所伤、东南沿海地区的居民多因湿热为病；久居寒冷、潮湿环境者多被寒湿之邪侵袭；长期在高温环境中工作者，常以燥热或火邪为患等。

（4）相兼性　六淫邪气既可单独侵袭人体致病，又可两种及以上同时侵犯人体而发病。如风寒感冒、湿热泄泻、风寒湿痹等。如《素问·痹论》曰："风寒湿三气杂至，合而为痹也。"

（5）转化性　六淫致病后，在一定条件下，其证候的病理性质可发生转化。如寒邪入里可化热，暑湿日久可化燥伤阴等。

3.六淫各自的性质和致病特点

六淫致病既有共性，又有各自的性质和致病特点。

（1）风邪　凡致病具有轻扬开泄、善动不居、动摇不定、易兼他邪等特性的外邪，称为风邪。风为自然界春季的主气，但四季皆有。自然界的风，具有无形、质轻上浮、流动多变、使物体摇摆不定等特点。

风邪具有如下的性质和致病特点：

①风为阳邪，轻扬开泄，易袭阳位：风邪性质轻扬开泄，具有升发、向上、向外的特性，故属于阳邪；风性开泄，是指风邪侵犯人体肌表易导致皮毛腠理疏松而开张，出现恶风、汗出等症状；正因其能升发，善于向上、向外，其致病"易袭阳位"，常伤及人体的上部（头、面）、肌表和阳经，出现头痛、鼻塞等症状。故《素问·太阴阳明论》曰："伤于风者，上先受之。"

②风善行而数变："善行"，指风邪具有善动不居、游走不定的性质，致病常具有病位游移、行无定处的特点。如痹证中表现为游走性关节疼痛，痛无定处者，即风邪为主致病，称为"风痹"，又称"行痹"；"数变"，指风邪具有变化无常的性质，其致病具有发病急、传变迅速、变幻无常的特点。如风邪中于头面经络，可突发口眼㖞斜等症。又如风疹块（荨麻疹）表现为皮肤瘙痒，发无定处，此起彼伏，时隐时现等数变特征。

③风性主动："主动"，指风邪可使物体动摇不定的性质，使患病人体出现肢体或肌肉的异常运动。临床上风邪入侵，可出现面部肌肉颤动、口眼㖞斜，或眩晕、震颤，或四肢抽搐、颈项强直、角弓反张等病症。

④风为百病之长：六淫之中，风邪为外邪致病的先导。风性开泄，可使皮毛腠理疏松开张，故凡寒、湿、暑、燥、热诸邪，常依附于风邪而侵犯人体，从而形成外感风寒、风湿、风热、风燥等。另外风邪四季皆有，发病机会多；并且风邪具有善行的特性，故侵犯人体后可四处运行，导致多种病证的发生，故称风为"百病之长""六淫之首"。

风邪的性质、致病特点及常见临床表现见表4-1。

表4-1　风邪的性质、致病特点及常见临床表现

性质	致病特点	常见临床表现
风为阳邪	易袭阳位	头痛、鼻塞、流涕、面瘫
轻扬开泄	腠理开泄	恶风、汗出
善行数变	病位游走不定，起病急，变化多，传变快	行痹、荨麻疹、风疹、中风、惊风

续表

性质	致病特点	常见临床表现
风性主动	症状动摇不定	眩晕、震颤、四肢抽搐、角弓反张
风为百病之长	致病广泛，易兼他邪	风寒、风热、风湿、风燥

（2）寒邪　凡致病具有寒冷、凝结、收引特性的外邪，称为寒邪。寒为自然界冬季的主气。自然界的寒气，可使空气冷清，万物潜藏，蜷缩静卧，皮毛紧束，水凝成冰。寒邪常见于冬季，但也可见于其他季节，如气温骤降未及时保暖、淋雨涉水、汗出当风或久处寒凉之处等，亦常感受寒邪而发病。根据寒邪侵犯部位的深浅不同，其所致病证有伤寒和中寒之分。寒邪伤于肌表，郁遏卫阳者，称为"伤寒"；寒邪直中于里，伤及脏腑阳气者，称为"中寒"。

寒邪具有如下的性质和致病特点：

①寒为阴邪，易伤阳气：寒邪其性寒冷，故称为阴邪，其致病则为阴邪亢盛，引发"阴胜则寒"的各种寒象。寒邪侵袭人体，机体阳气奋起与之抗争，故易被寒邪所伤。根据寒邪的轻重和感邪部位的不同，临床寒象亦不完全相同。若寒邪束于肌表，卫阳被遏，但机体阳气未虚损，可见恶寒、发热、无汗、鼻塞、流清涕等外寒症状；若寒邪直中脾胃，脾阳受损，导致脾胃功能下降，可见脘腹冷痛、呕吐、腹泻等内寒症状。

②寒性凝滞，主痛：凝滞，即凝结、阻滞不通。寒性凝滞，寒邪侵袭人体，易使气血津液凝滞、经脉阻滞。人体气血津液的运行，有赖于阳气的温煦、推动作用。若寒邪侵犯人体，损伤阳气，人体经脉气血失于阳气的温煦、推动，加之寒性凝滞，易使经脉气血凝结阻滞不通，不通则痛，故疼痛是寒邪致病的重要临床表现，有"寒性凝滞而主痛"之说。此疼痛具有明显特征：一是有明显的受寒原因；二是得温则痛减，遇寒则痛甚，被称为"冷痛"。临床由于寒邪侵犯部位不同，因而可出现不同部位的疼痛症状。如风寒感冒，寒邪客于肌表，经络气血凝滞不通，可见头身肢体疼痛。如寒邪侵袭关节，以关节冷痛为主，这种痹症称为"寒痹"或"痛痹"。如寒客肝脉，肝脉阻滞不通，可见少腹或阴部等肝脉所过部位的疼痛。

③寒性收引：收引，即收缩牵引之意。寒性收引，致病可使气机收敛、腠理闭塞、经络筋脉收缩而挛急。如寒邪侵袭肌表，致腠理收引闭塞，卫阳被郁不得宣泄，可见恶寒发热、无汗等；寒客经络关节，致筋脉收缩拘急，可见关节挛急作痛，屈伸不利，或冷厥不仁等症。

寒邪的性质、致病特点及常见临床表现见表4-2。

表4-2　寒邪的性质、致病特点及常见临床表现

性质	致病特点	常见临床表现
寒为阴邪	易伤阳气	伤寒：恶寒、发热、无汗、鼻塞、流清涕 中寒：脘腹冷痛、呕吐、腹泻
寒性凝滞	气血凝滞、经脉受阻	疼痛
寒性收引	腠理闭塞	恶寒发热、无汗
	筋脉拘急	关节挛急作痛，屈伸不利

（3）暑邪   在夏至与立秋之间，致病具有炎热、升散、夹湿特性的外邪，称为暑邪。暑为夏季的主气，为火热之气所化，且独见于夏令。自然界夏季阳气旺盛，气候炎热，此时雨水偏多，往往可以出现持续高温、闷热天气，容易导致疾病的发生。暑邪致病，按病情的轻重有伤暑和中暑的区别。起病缓，病情轻者，为"伤暑"；发病急，病情重者，为"中暑"。

暑邪具有如下的性质和致病特点：

①暑为阳邪，其性炎热：暑为盛夏火热之气所化，属阳邪；暑邪性炎热，伤人为阳气偏盛的病变，阳胜则热，多表现为一系列阳热症状，如高热、面赤、脉洪大等。而且火热之气具有上炎的特性，故暑邪可上炎至心神，扰动心神，出现心烦，甚至神志昏迷等症状。

②暑性升散，易伤津耗气："升散"，即上升发散之意。暑为阳热之邪，其性升散，故暑邪侵犯人体，炎热之性上升，可上犯头目，出现头晕目眩，甚至上扰心神，出现心烦、神志昏迷等症；炎热之性外散，可致腠理开泄而多汗，从而耗伤津液，出现口渴喜饮、小便短赤、大便秘结等津液失于濡润之症。因津能载气，故在大出汗耗伤津液的同时，可因气随津泄而耗气，甚至气随津脱，出现气短、乏力，甚而气脱昏倒、不省人事。

③暑多夹湿：夏季气候炎热，另雨水较多，热蒸湿动，使水气弥漫，故暑邪多易兼湿邪合而致病。其临床表现除高热、出汗、心烦、口渴等暑热病症外，常兼见四肢困倦、不思饮食、胸闷脘痞、恶心呕吐、大便溏而不爽等湿邪阻滞的表现。

暑邪的性质、致病特点及常见临床表现见表4-3。

表 4-3   暑邪的性质、致病特点及常见临床表现

性质	致病特点	常见临床表现
暑为阳邪，其性炎热	阳盛则热	高热、面赤、脉洪大
暑性升散	上扰头目	头晕、目眩
	上扰心神	心烦、甚则神志昏迷
	伤津耗气	口渴喜饮、小便短赤、大便秘结，甚至气随津脱、不省人事
暑多夹湿	暑湿夹杂	四肢困倦、不思饮食、胸闷脘痞、恶心呕吐、大便溏而不爽

（4）湿邪   凡致病具有重浊、黏滞、趋下特性的外邪，称为湿邪。湿为自然界长夏的主气。长夏乃夏秋之交，此时余热未消，雨水较多，热气蒸腾雨水，湿气最盛。湿邪伤人发病在长夏多见，但四季均可发生，如长时间阴雨连绵、久居潮湿之地、水中作业、淋雨涉水等，也可感受湿邪而发病。

湿邪具有如下的性质和致病特点：

①湿为阴邪，易伤阳气：湿与水同类，为有形之物，具有重浊、趋下的特性，故属阴邪。阴邪侵袭人体，机体阳气与之抗争，故容易损伤人体阳气，有"湿胜则阳微"之说。因脾主运化水液，其性喜燥而恶湿，所以外感湿邪，常易困脾，损伤脾阳，导致脾阳不振，运化无权，可出现腹泻、水肿、不思饮食等症状。

②湿性重浊："重"，即沉重、重着之意。湿性沉重、重着，致病多有沉重感，或重着不移等特征。如湿邪侵袭肌表，可有头重如裹布帛、身体困重如负重物、四肢酸楚沉重等症状。若湿邪阻滞经络关节，可见肌肤麻木不仁、关节疼痛、重着难举等，这种痹病称为"湿痹"或

"着痹"。"浊"，即秽浊、污浊之意。湿邪为病，可出现分泌物和排泄物秽浊不清的症状表现，如湿邪在上可表现为面垢眵多，流注于下可表现为大便溏泄、下痢脓血、小便浑浊、妇女白带过多，湿淫肌表可表现为湿疹浸淫流水等。

③湿性黏滞："黏滞"，即黏腻、停滞之意。湿邪本身黏腻不爽，易于留滞，故湿邪致病，常表现出分泌物黏稠、排出困难，且病程缠绵难愈的特点，主要表现在症状的黏滞性和病程的缠绵性两个方面。湿邪为有形之邪，侵袭人体，停留于脏腑经络，容易阻滞气机，从而使气机升降失调，经络阻滞不畅，多表现为症状的黏滞而不爽，如胸闷脘痞、大便溏而不爽、小便滞涩不畅、口中黏腻等。因湿性黏滞，易阻气机，气不行则湿不化，故湿邪难以化除；另湿邪易伤及脾阳，脾阳失于运化水液，可导致内湿产生，内湿与外湿相合，困阻脾阳，可加重病情，使病难速愈。故湿邪致病多缠绵难愈，病程较长，或易于反复发作。如湿温、湿疹、湿痹等。

④湿性趋下，易袭阴位：湿邪与水同类，具有趋低下行之势，湿邪为病，多易伤及人体下部，或以下部症状较为突出。故《素问·太阴阳明论》曰："伤于湿者，下先受之。"如水肿、湿疹等病以下肢较为多见。另外，妇女带下、小便浑浊、大便溏泄等，多为湿邪下注导致的病变。

湿邪的性质、致病特点及常见临床表现见表4-4。

表4-4　湿邪的性质、致病特点及常见临床表现

性质	致病特点	常见临床表现
湿为阴邪	易伤阳气	腹泻、水肿
湿性重浊	沉重、重浊 污浊垢腻	头重如裹、四肢酸重、关节重痛 大便溏泄、下痢脓血、小便浑浊、白带过多、湿疹流水
湿性黏滞	症状黏滞	大便溏而不爽、小便滞涩不畅、口中黏腻
	病程缠绵 阻遏气机	湿温、湿疹、湿痹等病起病缓、病程长、难速愈 胸闷脘痞、不思饮食、小腹胀满
湿性趋下	易袭阴位	下肢水肿、下肢湿疹、妇女带下、小便浑浊、大便溏泄

（5）燥邪　凡致病具有干燥、涩滞等特性的外邪，称为燥邪。燥为秋季的主气。秋季空气中水分减少，湿度降低，气候干燥，失于水分滋润，自然界呈现一派干涩的景象。燥邪致病多见于秋季，但是有温燥、凉燥之分。初秋尚有夏末之余热，燥邪易与温热之邪相合，则发为温燥；深秋则有近冬之寒气，燥邪易与寒凉之邪相合，则发为凉燥。

燥邪具有如下的性质和致病特点：

①燥性干涩，易伤津液："干涩"，即干燥、涩滞之意。燥邪其性干燥，侵犯人体，最易损伤人体的津液，津液失于滋润，出现各种干燥、涩滞不利的症状，如口鼻干燥、咽干口渴、皮肤干燥甚则皲裂、毛发干枯、小便短少、大便干结等干燥之象，以及皮肤粗糙不滑利、痰少不易咳出、便秘难以排出等涩滞不利之象。

②燥易伤肺：肺为娇脏，其性喜润恶燥。肺司呼吸，上通于喉，开窍于鼻，外合皮毛，直接与自然界大气相通。燥邪伤人多从口鼻而入于肺，易损伤肺脏津液。肺津为燥邪所伤，则肺失柔润特性，肺气宣降失常，可出现干咳少痰，或痰黏难咳，甚或燥伤肺络，出现痰中带血，

甚则喘息胸痛等症。

燥邪的性质、致病特点及常见临床表现见表 4-5。

表 4-5　燥邪的性质、致病特点及常见临床表现

性质	致病特点	常见临床表现
燥性干涩	易伤津液	口鼻干燥、咽干口渴、皮肤干燥甚则皲裂、毛发干枯、小便短少、大便干结
燥易伤肺	易伤肺津	干咳少痰，或痰黏难咳，或痰中带血，甚则喘息胸痛

（6）火（热）邪　凡致病具有炎热、升腾、燔灼、躁动等特性的外邪，称为火热之邪。火热气候旺于炎热的夏季，但并无明显的季节性，一年四季均可发生。

温邪、热邪、火邪、暑邪均属阳热邪气，但四者又有所区别。暑邪具有明显的季节性；温邪为温热病的致病因素，一般只在温病学范畴中应用。热邪和火邪异名同类，但有不同，热性弥散，故热邪致病，多表现为全身弥漫性的发热征象；火性结聚，故火邪致病，多结聚于一定部位，临床多表现为以红、肿、热、痛为特征的某些局部症状，如肌肤局部生疮疡，或口舌生疮，或目赤肿痛等。

火热具有如下的性质和致病特点：

①火热为阳邪，其性炎上：火热之邪其性燔灼、升腾、上炎、躁动，故为阳邪；因火性上炎，故火热之邪易侵害人体上部，致病以头面部表现突出，如目赤肿痛、口舌生疮、牙龈肿痛、咽喉肿痛、耳内肿痛或流脓等。火热邪气侵袭人体发病，导致机体阳气亢盛，"阳胜则热"，临床多发为实热病证，表现为一派热象，如高热、恶热、烦渴、脉洪数等症。

②火热易伤津耗气：火性燔灼、蒸腾，火热之邪可直接消灼煎熬津液，耗伤人体的阴液；另外，火热之邪可蒸迫津液外泄而致大汗出，使人体的津液耗伤。因此火热邪气伤人，常伴有口渴喜冷饮、口舌干燥、小便短赤、大便秘结等津液亏少的表现。

③火热易生风动血："生风"是指火热邪气可引发肝风内动的病证。火热具有燔灼之性，若燔灼于肝，可耗伤其阴津，使筋脉失于濡养滋润，肝阳升动失去肝阴的制约，引发筋的异常运动，出现四肢抽搐、两目上视、角弓反张等"生风"的表现，即"热极生风"；"动血"，是指火热邪气入于血脉，可加速血行，或灼伤脉络，导致各种出血证，如衄血、吐血、便血、尿血、妇女月经过多、崩漏等。

④火热易扰心神：心神其性喜宁静，火热之邪性躁动，故火热邪气入于营血至心神，致病常易扰动心神，使心神失去其宁静之性而躁动不安，临床可见心烦、失眠，甚至出现神昏、谵语，或狂躁不安等症状。

⑤火邪易致阳性疮痈：火邪具有燔灼的特性，且易结聚于局部，若火邪入于血中，结聚于局部，可燔灼、腐败血肉，形成痈肿疮疡，临床可见局部红肿热痛，甚至化脓溃烂。

火邪的性质、致病特点及常见临床表现见表 4-6。

表 4-6　火邪的性质、致病特点及常见临床表现

性质	致病特点	常见临床表现
火为阳邪	阳胜则热	高热、恶热、烦渴、脉洪数
	伤津耗气	口渴喜冷饮、口舌干燥、小便短赤、大便秘结、少气懒言、体倦乏力
	生风	四肢抽搐、两目上视、角弓反张
	动血	衄血、吐血、便血、尿血、月经过多、崩漏
	易致疮痈	局部红肿热痛，甚至化脓溃烂
其性燔灼上炎	上犯头面	目赤肿痛、口舌生疮、牙龈肿痛、咽喉肿痛、耳内肿痛或流脓
	易扰心神	心烦、失眠，甚至神昏、谵语，或狂躁不安

（二）疠气

1.疠气的基本概念

疠气是一类具有强烈致病性和传染性的外感病邪。疠气也属于外感病因，但因其致病的病情重，且有强烈的传染性，因而与六淫相区别。在中医文献记载中，疠气又被称为"疫气""疫毒""异气""戾气""毒气""乖戾之气"等；其导致的疾病，称为"疫病""瘟病""瘟疫病"。

疠气可通过空气经口鼻传染，或通过饮食、蚊虫叮咬、直接接触等途径感染而发病。临床许多具有传染性的疾病，如痄腮（腮腺炎）、白喉、猩红热、天花、霍乱、鼠疫、疫黄（急性传染性肝炎）等都属感染疠气引起的疫病。

2.疠气的致病特点

（1）发病急骤，病情危笃　疠气致病，大多具有发病急骤，来势凶猛，变化多端，传变较快，病情险恶的特点。疠气多属热毒之邪，其性疾速，而且常夹湿毒秽浊之邪侵犯人体，故其致病性强，病情险恶。发病过程中常出现高热、神昏、抽搐、剧烈吐泻等危重症状。

（2）传染性强，易于流行　疠气可通过口鼻、肌肤等多种途径在人群中传播，具有强烈的传染性，既可散在发生，也可导致大面积流行。当疫病发生时，凡与之接触者，无论男女老少，体质强弱，大多会被传染而发病。故针对疫病最有效的防治措施是做好预防隔离工作，防止疫情的发生和流行。

（3）一气一病，症状相似　疠气致病作用的部位，发生的疾病，都具有一定的特异性，并且其导致疾病的临床表现也基本相似，有各自的临床特点和传变规律，从而产生相应的病证。因此疠气种类不同，所致的疫病各不相同，所谓"一气自成一病"；一种疠气所致的疫病，不同患者之间具有相似的临床表现，所谓"众人之病相同"。例如痄腮，无论男女，一般都表现为耳下腮部肿胀疼痛。

二、内伤病因

内伤病因，泛指人的情志或饮食、劳逸行为不循常度，超过人体自身的调节范围，导致内在气血及脏腑功能失调的致病因素。包括七情内伤、饮食失宜、劳逸过度。内伤病因是与外感病因相对而言，其致病是由内而生。

（一）七情内伤

1.七情内伤的基本概念

七情内伤，指由于突然的、强烈的、持久的精神刺激，超过了人体的生理和心理调节常

度，使人体气机紊乱，脏腑气血阴阳失调而导致疾病发生的一类致病因素。七情，指喜、怒、忧、思、悲、恐、惊七种情志活动，是人体对外界刺激的不同情感反应，一般情况下，人体自身对情志有调节能力，情志在正常范围内，不会导致疾病的发生。当情志异常变化超过人体的适应能力，或人体正气不足，脏腑精气虚衰，对情志刺激的适应调节能力低下时，此时的七情可导致疾病发生，成为致病因素，则称之为"七情内伤"。

2. 七情与脏腑气血的关系

心藏神，主宰人的精神、意识、思维活动。各种情志活动的产生，都是在心神的主宰下，五脏精气协调作用的结果。《素问·阴阳应象大论》曰："人有五脏化五气，以生喜怒悲忧恐。"可见情志活动必须以五脏精气作为物质基础。不同情志的变化，对脏腑有不同的影响，而脏腑气血的变化，又会影响情志的变化。如《素问·调经论》曰："血有余则怒，不足则恐。"《灵枢·本神》曰："肝气虚则恐，实则怒……心气虚则悲，实则笑不休。"说明七情与内脏气血关系密切。

3. 七情内伤的致病特点

《三因极一病证方论》曰："七情，人之常性，动之则先自脏腑郁发，外形于肢体。"七情活动的产生与外界环境刺激和心神及内脏气血的关系密切，故环境急剧变化及内脏精气虚衰，气血失和，均可引起七情反应失常，从而引起内脏气机逆乱，气血失调，导致各种疾病的发生。

（1）直接伤及内脏   七情过激致病，大都直接损伤内脏而发病。《灵枢·百病始生》曰："喜怒不节则伤脏。"

①损伤相应之脏：七情分属五脏，故情志活动太过可直接损伤相应之脏。即怒伤肝，喜、惊伤心，思伤脾，悲、忧伤肺，恐伤肾。

②影响心神：人的情志活动都受心神主宰、支配，由心而发，因此各种情志异常，首先影响心神，产生异常的心理反应和精神状态，如《类经》所述："忧动于心则肺应，思动于心则脾应，怒动于心则肝应，恐动于心则肾应。"故七情致病，必然影响心神。

③多伤心肝脾：心肝脾三脏在人体的情志活动中发挥重要作用。心主血而藏神，主宰人体的精神情志活动；肝藏血、肝主疏泄，调畅气机及精神情志；脾主运化，为气血生化之源，全身气机升降之枢纽，情志活动产生的物质基础是气血及其正常的运行状态。过度惊吓既可损伤心，又可累肾；郁怒太过，既可伤肝，又可影响心脾；忧思太过，既可伤脾，又可影响心肺。故情志内伤，最易损伤心肝脾。

④易伤潜病之脏腑：潜病之脏，是指有潜在病变的脏腑。例如患有哮喘、胸痹心痛病证的患者，如遇到强烈的情志刺激，最易出现原先所患病证的临床症状，即哮喘、胸闷、胸痛等病证再次发作。

（2）影响脏腑气机   脏腑之气的运动变化，在情志活动产生中发挥着重要作用。七情致病，直接伤及相应内脏，主要是通过影响脏腑之气的运动，导致脏腑气机紊乱，气血运行紊乱而致病。不同的情志，对相应脏腑气机的影响各不相同，如《素问·举痛论》曰："百病生于气也，怒则气上，喜则气缓，悲则气消，恐则气下……惊则气乱……思则气结。"

怒则气上：指大怒伤肝，导致肝气疏泄太过，肝气上逆，甚则血随气逆，气血并逆于上的病理变化。临床可见面红目赤、头胀头痛、急躁易怒，甚则呕血、吐血，或昏厥猝倒等症状。

喜则气缓：指过喜伤心，导致心气涣散不收，重者心气暴脱或神不守舍的病理变化。临床可见精神不能集中，甚则神志失常的狂乱、喜笑不休，或见心气暴脱的大汗淋漓、气息微弱、脉微欲绝等症状。

思则气结：指过度思虑伤脾，导致脾气郁结，运化失职的病理变化。临床可见不思饮食、腹胀、便溏等症状。此外，长期思虑太过亦可伤心，暗耗心血，导致神无所养，临床可见精神萎靡、反应迟钝、心悸健忘、失眠多梦等症状。

悲则气消：指过度悲哀伤肺，导致肺气耗伤或肺失宣降的病理变化。临床常见气短胸闷、语声低微、少气懒言、意志消沉、精神不振等症状。

恐则气下：指过度恐惧伤肾，导致肾气不固，气泄于下的病理变化。临床可见下肢酸软无力、二便失禁、甚则遗精等症状。

惊则气乱：指猝然受惊伤心，导致心气紊乱，气血失和，心神不定的病理变化。临床可见惊慌失措、心悸不安、失眠易惊，甚则神志错乱等症状。《素问·举痛论》曰："惊则心无所倚，神无所归，虑无所定，故气乱矣。"

忧则气郁：忧为肺志，但多与悲、思等相合，如悲忧、忧思等，故忧致病多伤及心、肺、脾三脏，病理变化以气机郁滞为主。如悲忧过度，情志郁闷，可导致肺气耗伤，气机郁滞，临床除见少气懒言等肺气耗伤的症状外，还可见胸闷、叹息等气机郁滞的表现。若长期忧思不解，则可导致心脾气机郁结，神气不收，或脾胃运化迟滞的病变，临床可见忧心忡忡、心胸憋闷，或不思饮食、腹胀、便溏等症状。

（3）多发为情志病　情志病，是指发病与情志刺激有关，具有异常情志表现的病证。七情太过，可直接导致情志异常病证的发生，如郁证、癫狂等。其次，情志太过，可诱发和加重某些疾病，如胸痹、真心痛、眩晕等身心疾病，此类疾病本身为脏腑气血失常导致，情志刺激可使气血不调，加重病情。

（4）影响疾病的转归　在疾病的发展过程中，情志变化对病情的影响具有双向性。一是有利于疾病康复。面对疾病，积极乐观及开朗豁达的情志和心态，有利于病情的好转乃至痊愈；采用五行相克的以情胜情法，调理情志病证，如过喜导致的心神失常可以恐的情志调理，悲忧导致的郁闷不乐可以喜的情志调理等。二是加重病情。面对疾病，情绪消沉，悲观失望，或七情异常波动，可使病情加重或恶化。

七情内伤的致病特点及具体表现见表4-7。

表 4-7　七情内伤的致病特点及具体表现

致病特点	具体表现
直接伤及脏腑	损伤相应之脏：怒伤肝，喜、惊伤心，思伤脾，悲、忧伤肺，恐伤肾 影响心神：首先影响心神，然后再影响他脏 多伤心肝脾：心主血而藏神；肝主疏泄而调畅情志；脾主运化为全身气机升降之枢纽 易伤潜病之脏腑：慢性病恢复期若遇强烈的情志刺激，会使原发病再次发作
影响脏腑气机	怒则气上，喜则气缓，悲则气消，恐则气下，惊则气乱，思则气结
多发为情志病	多发郁证、癫狂，或因情志太过，诱发和加重胸痹、真心痛、眩晕等身心疾病
影响疾病的转归	积极、乐观的情志，可促进疾病康复；消极、悲观，或七情异常波动，可加重病情

（二）饮食失宜

饮食主要是依赖脾胃的受纳、运化作用，因此，饮食失宜，首先损伤脾胃。因脾胃受损，正气不足，一方面易发外感疾病；另一方面还可导致化热、生痰、聚湿等多种病变，是内伤病的主要致病因素之一，又称"饮食内伤"。

1. 饮食不节

节为节制、节度。饮食不节是指饮食不能节制，明显低于或超过本人适度的饮食量。过饥、过饱、饥饱失常，或饮食无时，均可导致疾病发生。

（1）过饥　指摄食不足。因摄入食物不足而导致水谷精微化生乏源，从而导致气血不足，脏腑组织失养。《灵枢·五味》曰："谷不入，半日则气衰，一日则气少矣。"

（2）过饱　指饮食过量。饮食过饱，超过自身脾胃的消化能力，易于损伤脾和胃肠的功能，且未消化的饮食积滞不化也可成为致病因素。《素问·痹论》曰："饮食自倍，肠胃乃伤。"轻者表现为饮食不得消化，可见脘腹胀满、疼痛、嗳腐泛酸、纳呆、呕吐、泄泻等症状。重者可因长期营养过剩，进而发展为肥胖，甚至导致消渴、心脉痹阻等病证。

2. 饮食不洁

饮食不洁指进食不洁净的食物。如进食或误食不卫生的、腐败变质的、有毒的食物，都属于饮食不洁。可出现脘腹疼痛、恶心呕吐、肠鸣腹泻等胃肠功能紊乱的症状。若表现有腹痛时作、嗜食异物、面黄肌瘦等，则可能为寄生虫病。

3. 饮食偏嗜

饮食偏嗜指特别喜好某种性味的食物，或专食某些食物，或某些营养物质缺乏而导致疾病的发生。

（1）寒热偏嗜　饮食要求寒温适中，不可偏嗜。若偏食生冷寒凉的食物，可耗伤脾胃阳气，导致寒湿内生，出现腹部冷痛、泄泻等病证。若偏嗜辛温燥热的食物，可使胃肠积热，出现便秘，甚至痔疮。

（2）五味偏嗜　《素问·至真要大论》曰："夫五味入胃，各归所喜，故酸先入肝，苦先入心，甘先入脾，辛先入肺，咸先入肾。"如果长期偏嗜某种性味的食物，就会导致该脏的脏气偏盛，功能活动失调。另外五味偏嗜，还可因脏气偏盛，导致脏腑之间平衡关系失调而出现他脏的病理改变。

（3）种类偏嗜　种类偏嗜，是指专食某种或某类食品，或厌恶某类食物而不食，或膳食中缺乏某些食物，久之也可导致某些疾病的发生。如瘿瘤（碘缺乏）、佝偻病（钙、磷代谢障碍）、夜盲症（维生素 A 缺乏）等。如过食肥甘厚味类食物，可聚湿生痰、化热，导致肥胖、眩晕、中风、胸痹、消渴等病证。另外，若偏嗜饮酒，可损伤脾胃，聚湿、生痰、化热后引发多种疾病。

（三）劳逸过度

适当的劳作，包括劳动、运动锻炼、用脑等，有助于气血流通，能增强体质；适当的休息，有利于消除疲劳，恢复体力和脑力。若劳逸失度，或过度劳累，或过于安逸静养，都可导致内在脏腑及气血失调，从而引发疾病。

1. 过劳

过劳即过度劳累。包括劳力过度、劳神过度和房劳过度三个方面。

（1）**劳力过度**　又称"形劳"，指较长时间的劳作和运动，过度用力、劳伤形体，或者是病后体虚，勉强劳作，从而会导致疾病的发生。过劳致病，其病变特点主要表现在两个方面：一是过度劳力而耗气，导致脏气虚少，功能减退。《素问·举痛论》曰："劳则气耗。"二是劳作过程中形体过于疲劳而致形体损伤，即劳伤筋骨，久而积劳成疾。如《素问·宣明五气》曰："久立伤骨，久行伤筋。"

（2）**劳神过度**　又称"心劳"，指长期脑力劳动过度，思虑劳神成疾。劳神过度可耗伤心血，郁结脾气，久则心脾两虚。临床上常见心悸、健忘、失眠、多梦等心神失养之病证；或见纳少、腹胀、便溏、消瘦等脾失健运之病证。

（3）**房劳过度**　又称"肾劳"，指房事太过，或过度手淫，或多胎多产等，耗伤肾精而致病。常见如腰膝酸软、眩晕耳鸣、精神萎靡、性功能减退等肾虚症状，也是导致早衰的重要原因。

2.过逸

过逸即过度安逸，其特点主要表现在三个方面：一是安逸少动，气机不畅，导致气滞血瘀，同时脾胃等脏腑气机不畅，水湿痰饮内生，出现食少、胸闷、腹胀、肢困、肌肉松软或发胖臃肿等。二是阳气不振，正气虚弱。出现动则心悸、气喘汗出等虚弱病证。如《素问·宣明五气》曰："久卧伤气，久坐伤肉。"三是长期用脑过少，可致神气衰弱，常见精神萎靡不振、健忘、反应迟钝等。

三、其他病因

（一）痰饮

痰饮是人体津液代谢障碍所形成的病理产物，泛指一切病理性水液，包含痰、饮、水、湿。痰、饮、水、湿异名而同类，四者既有区别又有密切的联系，可同时为病，或相互转化。因此，四者难以截然分开，故在临床上"水湿""水饮""痰湿""痰饮"等常相提并论。一般以较为稠浊者为痰，较为清稀者为饮。

痰可分为有形之痰和无形之痰。有形之痰，是指视之可见，闻之有声，触之可及的痰液，如咳嗽吐痰、喉中痰鸣、痰核瘰疬等。无形之痰，是指只见致病的征象，不见其具体形质，但根据其致病特点和临床症状可分析为痰病，如引发眩晕、梅核气、痰迷心窍之痰等都属于无形之痰。

1.痰饮的形成

痰饮是继发于其他病理过程而产生的病理产物，所以痰饮是由于外感六淫、七情内伤、饮食不节等因素作用于机体，引发水液代谢相关脏腑功能失调，导致水液代谢障碍，水液停聚而形成的。因肺、脾、肾、肝及三焦等对水液代谢起着重要作用，故痰饮的形成，多与肺、脾、肾、肝及三焦的功能失常密切相关。如肺失宣降，水道不利，津液不布，则聚水而生痰饮；脾为生痰之源，若脾失健运，水湿内生，可以凝聚生痰；肾阳不足，气化无力，也可停而化生痰饮；肝失疏泄，气机郁滞，气滞则津液停积而为痰饮；三焦水道不利，津液失布，亦能聚水生痰。因此，与津液代谢密切相关之脏腑的功能失调均可以导致痰饮形成。

2.痰饮的致病特点

痰饮一旦产生，可在其所在部位引发复杂的病理改变，同时痰饮可随气流窜全身，其停滞于不同部位而产生各种不同的病变。概括而言，其致病特点有以下几个方面。

（1）阻滞气血运行　痰饮与水同类，为有形之邪，必可阻滞气机，并且可随气流行全身，停滞于不同的部位，或留滞于脏腑，或停滞于经脉，阻滞相应部位的气机，妨碍气血运行。若痰饮流注于经络，则致经络壅塞不通，气血运行不畅，出现肢体麻木、屈伸不利，甚至半身不遂；若结聚于局部，则形成瘰疬、痰核，或形成阴疽、流注等；若痰饮留滞于脏腑，则阻滞脏腑气机，使脏腑气机升降失常，功能失调，如痰饮阻肺，肺气失于宣降，则见胸闷、咳嗽有痰等；痰饮停胃，胃气失于和降，则见脘腹胀满、恶心、呕吐痰涎等；痰浊痹阻心脉，血气运行不畅，可见胸闷心痛。

（2）影响水液代谢　痰饮为水液代谢失常的病理产物，又可作为致病因素，停滞于肺、脾、肾等水液代谢相关脏腑，从而阻滞脏腑气机，影响脏腑对于水液的代谢功能。如痰湿困脾，则脾气阻滞失于运化水液，导致水湿内停；痰饮阻肺，可致肺失宣降，水液不行；痰饮停滞于肾，可影响肾的气化功能，以致水液停蓄。

（3）易于蒙蔽心神　心神性喜清宁，痰饮为浊物，可随气上逆，使心神失其清净之性，蒙蔽心神而出现头晕目眩、头重头昏、精神不振等痰迷心窍的病证，或者痰浊上犯，与风、火相合，蒙蔽清窍，扰乱神明，以至出现神昏谵妄，或引起癫、狂、痫等心神失常的病证。

（4）致病广泛，变幻多端　痰饮致病，可随气流行至全身各处，内而五脏六腑，外而四肢百骸、肌肤腠理，均可因痰饮停滞而致病。由于其致病部位广泛，发病部位不一，在临床上形成的病证繁多，症状表现十分复杂，故有"百病多由痰作祟"之说。痰饮停滞于体内，其病变可有多种发展，可伤阳化寒，可郁而化火，可夹风、夹热，可化燥伤阴，可上犯清窍，可下注足膝，并且病势缠绵，病程较长。因此痰饮致病，具有变幻多端、病证错综复杂的特点。

痰饮的致病特点及具体表现见表4-8。

表4-8　痰饮的致病特点及具体表现

致病特点	具体表现
阻滞气血运行	痰阻经络：肢体麻木、屈伸不利 痰饮阻肺：胸闷、咳嗽有痰 痰饮停胃：脘腹胀满、恶心、呕吐 痰阻心脉：胸闷、心痛
影响水液代谢	痰湿困脾：水湿内停 痰饮阻肺：肺失宣降、水液不行 痰饮停滞于肾：影响肾的气化功能，致水液停蓄
易于蒙蔽心神	蒙蔽清窍，扰乱心神：头晕目眩、精神不振、神昏谵语等
致病广泛，变幻多端	百病多由痰作祟：痰饮随气流行至全身，致病部位广泛，病证繁多，变幻多端

（二）瘀血

瘀血是指血液停积于体内所形成的病理产物。包括瘀积于体内的离经之血，以及因运行不畅，停滞于经脉或脏腑组织内的血液。在中医文献记载中，又称为"恶血""衃血""蓄血""败血""污血"等。"瘀血"与"血瘀"的概念不同。血瘀，属于病机学概念，是指血液运行不畅或血液瘀滞不通的病理状态；瘀血，属于病因学概念，是可以继发新病变的病理产物性病因。

1. 瘀血的形成

血液的正常运行，主要受心、肺、肝、脾等脏相关功能调节，与气的推动、固摄作用，脉道的完整、通利，津液的滑利血脉作用，以及寒热温度等内外环境因素密切相关。凡能引起血液运行不畅，或致血离经脉而瘀积的因素，均可导致瘀血的形成。

（1）气虚　气具有固摄作用，可防止出血。气虚则统摄无力，如脾不统血、肝不藏血，都可导致出血，若所出之血未能排出体外或及时消散，留积于体内则成瘀血。另外，气的推动作用是血液运行的动力，故气虚则运血无力。因此，气虚也可引起血液运行迟缓，导致血液在体内某些部位停滞不行，形成瘀血。

（2）气滞　气具有推动作用，可促进血液的运行。气行则血行，气滞则血瘀。若情志郁结，肝气疏泄不及，气机不畅，可导致血液运行障碍，在体内瘀积，形成瘀血。

（3）血寒　血得热则行，得寒则凝。寒性凝滞，若外感寒邪，入于血脉，或阴寒内盛，血脉挛缩，则血液凝涩而运行不畅，导致血液在体内某些部位瘀积不散，形成瘀血。

（4）血热　火热邪气伤人，入于血脉，可灼伤脉络，甚则迫血妄行导致出血，壅滞于体内某些部位不散而成瘀血。外感火热邪气，或体内阳盛化火，入舍于血，血热互结，火性燔灼，可直接煎灼血中津液，使血液黏稠而运行不畅，以致血液壅滞于体内某些部位而成瘀血。

（5）外伤　各种外伤，如跌打损伤、金刃所伤、手术创伤等，均可使脉管破损而出血，成为离经之血，若未能及时排出体外而瘀积体内则成瘀血。

2. 瘀血的致病特点

瘀血作为病理产物，其形成之后，停积体内不散，不仅失去血液的濡养作用，而且可导致新的病变发生。瘀血的致病特点主要表现在以下几个方面。

（1）易于阻滞气机　血能载气，瘀血为有形之邪，其一旦形成，可阻碍气的运动，导致气机阻滞，所谓"血瘀必兼气滞"；而气能行血，气机郁滞，又可引起局部或全身的血液运行不畅，二者在病理上相互影响，因而形成血瘀气滞、气滞血瘀的恶性循环。如局部外伤，血脉破损，血出致瘀，可致受伤部位气机郁滞，出现局部青紫、肿胀、疼痛等症。

（2）影响血脉运行　瘀血为血液运行失常的病理产物，但瘀血形成之后，无论其瘀滞于脉内，还是留积于脉外，均可发挥其阻滞之性，影响心、肝、脉等的功能，导致局部或全身的血液运行失常。如瘀血阻滞于心，心脉痹阻，气血运行不畅，可致胸闷心痛；瘀血留滞于肝，可致肝脏脉络阻滞，气血运行障碍，故有"恶血归肝"之说；瘀血阻滞于脉道，导致血行受阻，或瘀血损伤脉络，血逸脉外，可致出血，血色紫暗有块等。

（3）影响新血生成　瘀血是已失去濡养作用的病理性产物，并且瘀血阻滞体内，尤其是瘀血日久不散，就会严重地影响气血的运行，导致脏腑失于濡养，功能失常，势必影响新血的生成。久瘀之人，常可表现出肌肤甲错、毛发不荣等失于濡养的临床特征。中医有"瘀血不去，新血不生"的说法。

（4）病位固定，病证繁多　瘀血一旦形成，停滞于某脏腑组织，多难及时消散，故其致病具有病位相对固定的特征，如局部刺痛、固定不移等。而且，瘀血阻滞的部位不同，形成原因有异，因此其病证表现也就各不相同。如瘀阻于心，致血行不畅则见胸闷心痛；瘀阻于肺，致宣降失调，或致脉络破损，可见胸痛、气促，或咯血；瘀阻于肝，致肝失疏泄，气机郁滞，血流不畅，可见胁痛、癥积肿块；瘀阻胞宫，致经行不畅，可见痛经、闭经、经色紫暗有血块等；瘀阻于肢体肌肤，可见局部肿痛、青紫；瘀阻于脑，致脑络不通，可出现突然昏倒，不省人事，或留有严重的后遗症，如痴呆、语言謇涩等病证。

瘀血的致病特点及具体表现见表4-9。

表4-9　瘀血的致病特点及具体表现

致病特点	具体表现
易于阻滞气机	血瘀必兼气滞，如外伤出血，局部气机瘀滞，可致青紫、肿胀、疼痛
影响血脉运行	瘀血阻心：胸闷心痛 瘀血阻肝：肝络阻滞 瘀阻脉道：血溢脉外
影响新血生成	瘀血不去，新血不生：肌肤甲错、毛发不荣
病位固定，病证繁多	瘀阻于心：胸闷心痛 瘀阻于肺：胸痛、气促，或咯血 瘀阻于肝：胁痛、癥积肿块 瘀阻胞宫：痛经、闭经、经色紫暗有血块 瘀阻肢体：局部肿痛、青紫 瘀阻脑络：突然昏倒、不省人事、痴呆、语言謇涩

3. 瘀血致病的症状特点

瘀血致病，症状虽然繁多，但有其共同的症状特点。

（1）疼痛　其疼痛性质多表现为刺痛，且痛处固定不移，拒按，昼轻夜重。

（2）肿块　瘀血若积于体表皮下，可在局部触摸到血肿，并见局部青紫，肿胀隆起；瘀血若积于体内，久聚不散，可形成癥积，坚固难移。

（3）出血　部分瘀血致病可引发出血之象，通常出血量少而不畅，血色紫暗，多夹有血块。

（4）发绀　可见面色、口唇、爪甲、舌色发暗或青紫，或舌有瘀斑、瘀点，舌下静脉曲张等表现。

（5）脉象　瘀血阻滞，可见脉行不畅，如涩脉或脉结代等。

同时，因湿热之邪蕴结，久经煎熬而成的沙石样病理产物结石亦可成为病因，其致病特点为多发于肝、胆、胃、肾、膀胱等脏腑，易阻滞气机，损伤脉络，易致疼痛，病程较长，病情轻重不一；因外力、烧烫、冷冻、虫兽叮咬、化学物等意外因素所致的外伤也为病因之一，轻者导致局部损伤，重者可损及内脏，甚至危及生命；因进食或皮肤接触被寄生虫污染的水、食物感染，也可导致疾病发生，常见有蛔虫病、蛲虫病、绦虫病、钩虫病、血吸虫病等；因药物加工或使用不当亦可导致疾病发生，因此需要注意药物的炮制、配伍、用量、疗程及特殊人群的用药禁忌等；因医护人员的言行不当、诊治失误、操作不当等原因都可成为病因，故医护人员需有高尚的职业道德，并不断提高自己的业务水平；因禀受于父母的精血不足或异常，或孕育期母体将毒邪传于胎儿，可导致胎儿先天禀赋虚弱、畸形，或出生之后易患疮疖、痘疹等。

第二节 病 机

病机即疾病发生、发展、变化的机理。探讨病机，可针对疾病的本质制定预防护理原则。疾病的种类繁多，临床表现错综复杂，但最基本病机主要包括邪正盛衰、阴阳失调、气血津液代谢失调等。

一、邪正盛衰

邪正盛衰，是指在疾病过程中，机体正气与致病邪气之间相互斗争所发生的盛衰变化。正气是指人体的功能活动及其产生的抗病、康复能力，简称为"正"。邪气是泛指各种致病因素，简称为"邪"。邪正之间的斗争，关系着疾病的发生、发展和转归，同时也决定着病机的虚实。

（一）邪正盛衰与虚实变化

邪正的消长变化可形成虚证、实证，以及虚证、实证之间的动态变化。

1. 虚实病机

在疾病过程中，随着体内邪正的消长盛衰变化，形成了疾病的虚实病机。虚与实是相比较而言的一对病机概念。

（1）实 主要是指邪气实，是以邪气亢盛为矛盾主要方面的一种病理状态，正如《素问·通评虚实论》曰："邪气盛则实。"邪气亢盛，正气未衰，故正邪斗争激烈，机体反应明显，临床表现为一系列亢盛、有余、不通的证候。实证多见于体质壮实之人外感六淫或疠气所致疾病的初期和中期，临床可见恶寒发热或高热、脉浮紧或浮数等症状；或痰饮、食积、结石、气滞、瘀血等以病理产物停滞为主的内伤病证，临床可见痰涎壅盛、疼痛拒按、二便不通等症状。

（2）虚 主要是指正气虚，是以正气虚损为矛盾主要方面的一种病理状态，正如《素问·通评虚实论》曰："精气夺则虚。"机体的正气虚弱，抗邪无力，则机体正气与致病邪气的抗争无力，或以单独的正气虚弱而无病邪存在，临床表现为一系列虚弱、衰退、不足的证候。虚证多见于素体虚弱，或外感病的后期，或慢性病证日久，或因暴病吐泻、大汗、大出血等之后，临床可见神疲乏力、少气懒言、面色无华、形体消瘦、脉细弱甚或脉微欲绝等症状。

2. 虚实变化

邪正的消长盛衰，不仅可以产生单纯的虚或实的病理，还会出现虚实错杂、虚实转化以及虚实真假等复杂的病理现象。

（1）虚实错杂 指在疾病过程中，邪盛和正衰同时存在的病理状态，又称虚实夹杂。邪盛伤正，或疾病失治、误治，致病邪久留伤正；或因正气本虚，复感外邪，无力祛邪外出；或本已正虚，又兼内生水湿、痰饮、瘀血等病理产物凝结阻滞等，均可形成虚实错杂病变。根据虚实两方面主次不同，将虚实错杂病变分为虚中夹实、实中夹虚两种情况。

①虚中夹实：是以正虚为主，又兼有实邪为患的病理状态。多是在正虚的基础上，又感受外邪或兼有体内某些病理产物如痰饮、水湿、瘀血等的停滞而形成。如脾阳不振，运化失职所致的水肿，其临床表现既有神疲乏力、不思饮食、食后腹胀等脾虚不运的虚证症状，又有水

肿、口黏、舌苔厚腻等水湿停滞的实证症状。

②实中夹虚：是以邪实为主，又兼见正气虚损的病理状态。如外感热病发展过程中，由于邪热炽盛，伤津耗气，临床可见高热气粗、心烦不安、面红目赤、汗出、尿赤便秘、舌红、苔黄、脉数等实热炽盛之象，又兼见口渴引饮、气短心悸、舌燥少津等气阴两虚的证候。

（2）虚实转化　指在疾病过程中，由于邪气伤正，或正虚而病理产物停聚，发生由实转虚或因虚致实的病机变化。

①由实转虚：指以邪气盛为矛盾主要方面的实性病变，转变成以正气虚损为矛盾主要方面的虚性病变过程。实证失治、误治或邪气过盛而损伤正气，皆可转化为虚证，如病变初期以高热、汗出、烦躁、口渴等为主要临床表现的实热证，由于热邪大量耗伤阴液，至疾病的后期可发展为以午后潮热、五心烦热、盗汗等为主要临床表现的虚热证。

②因虚致实：指以正气虚损为矛盾主要方面的虚性病变，转变成以邪气盛为矛盾主要方面的实性病变的过程。正气不足，脏腑功能低下，而产生痰饮、水湿、瘀血等病理性产物的停聚，如因脾气虚运化无力，导致痰湿内生，痰浊阻滞气机，血行不畅，痰瘀痹阻在心脉可致胸痹心痛，临床可见胸闷如窒而痛、形体肥胖、痰多、气短、神疲乏力、不思饮食、口中黏腻等。

（3）虚实真假　指在特殊情况下，出现了疾病的某些临床表现与其病机的虚实本质不符的病理状态，主要有真虚假实和真实假虚两种情况。

①真虚假实：是指疾病的本质为虚，临床表现却见到了某些类似实证的假象，又称"至虚有盛候"。多因正气虚损至极，脏腑功能衰退，推动、气化、激发无力所致。如脾胃虚弱的运化无力证，临床可见食少纳呆、疲乏无力、脉虚弱等正气不足的表现，又因气虚运行无力而可见脘腹胀满不适，但这种"胀满"是"按之柔软"的假实性表现，与暴饮暴食导致的脘腹胀满、拒按的真实证不同。

②真实假虚：是指病机的本质为实，但临床表现出某些类似虚的假象，又称"大实有羸状"。这种假象的出现，多由邪气亢盛，结聚体内，阻滞经络，气血不能外达所致。如热邪结聚于肠道的里热炽盛证，临床可见腹胀满硬、疼痛拒按、大便秘结、谵语等实性症状，同时又因阳气被遏，不能外达肌表，可见面色苍白、四肢逆冷、精神萎靡或泻下稀水（但臭秽味重）等类似虚寒的假象。

总之，在疾病的发生和发展过程中，病机的虚和实是相对的，故临证时应以动态的、相对的观点来分析虚和实的病机。尤其对虚实真假的特殊情况，必须透过现象看本质，才能不被假象迷惑，真正辨清虚实。邪正盛衰形成的虚实病机的分型及特点总结如下，详见表4-10。

表 4-10　邪正盛衰形成的虚实病机的分型及特点

类别	分型	病机特点
虚实病机	虚	正气虚弱，抗邪无力，精气夺则虚
	实	邪气亢盛，正气未衰，邪气盛则实
虚实错杂	虚中夹实	以正虚为主，兼实邪
	实中夹虚	以邪实为主，兼正气虚损

续表

类别	分型	病机特点
虚实转化	由实转虚	以邪气盛为主的实证,转变成以正气虚损为主的虚证
	因虚致实	以正气虚损为主的虚证,转变成以邪气盛为主的实证
虚实真假	真虚假实	本质为虚,表现出类似实的假象,至虚有盛候
	真实假虚	本质为实,表现出类似虚的假象,大实有羸状

(二) 邪正盛衰与疾病转归

在疾病过程中,邪正之间的斗争使双方各自的力量不断发生盛衰消长的变化,这种变化决定着疾病的发展与转归。

1. 正胜邪退

正胜邪退,指在疾病过程中,机体正气渐趋强盛,邪气渐趋衰退,疾病趋于好转而痊愈的一种病理变化。多因正气较强,或邪气较弱,或得到及时正确的治疗,从而使病邪对机体的损害终止或消失,被损伤的物质及功能活动逐渐得以修复,疾病好转痊愈。

2. 邪去正虚

邪去正虚,指在疾病过程中,邪气被驱除,病邪对机体的损伤已消失,同时正气已伤而有待恢复的一种病理变化。多因邪气过盛,正气严重被损;或过用大汗、大吐、大下之法,使邪去而正气大伤;或正气素虚,病后重伤正气。多见于重病的恢复期,须加强护治方能康复。

3. 邪胜正衰

邪胜正衰,指在疾病过程中,邪气亢盛,正气渐衰,导致正不敌邪,疾病趋于恶化甚至死亡的一种病理变化。多因正气极度虚弱;或邪气过于亢盛;或失治误治,严重损伤正气,正不敌邪,病势日趋恶化,甚或致机体生命活动终止而死亡。

4. 邪正相持

邪正相持,指在疾病过程中,机体正气不甚虚弱,邪气亦不太强,邪正双方相持不下,病势处于迁延状态的一种病理变化。此时正气不能完全祛邪外出,邪气滞留于一定的部位,既不能消散,也不能深入传化,疾病处于慢性迁延状态。最终必因邪正的盛衰变化而发生向愈或恶化的转归。

5. 正虚邪恋

正虚邪恋,指在疾病过程中,正气已虚,余邪未尽,正气无力驱除未尽之余邪,致使疾病缠绵难愈的病理变化。正虚邪恋可视为邪正相持的一种特殊病机,多见于疾病的后期,疾病由急性转为慢性或遗留后遗症。

总之,邪正之间的盛衰消长的变化决定着疾病的发展与转归,邪正盛衰的病机特点与疾病转归总结如下,详见表4-11。

NOTE

表 4-11　邪正盛衰的病机特点与疾病转归

类别	病机特点	疾病转归
正胜邪退	正气渐趋强盛，邪气渐趋衰退	好转，痊愈
邪去正虚	邪气被驱除，同时正气也受到损伤	恢复期，加强护治可好转、痊愈
邪胜正衰	邪气亢盛，正气渐衰	恶化甚至死亡
邪正相持	正气不甚虚弱，邪气不太过亢盛	慢性迁延状态，最终向愈或恶化
正虚邪恋	正气已虚，余邪未尽	急性转为慢性，或遗留后遗症

二、阴阳失调

阴阳失调，指在疾病过程中，由于致病因素的影响，导致机体阴阳双方失去相对的协调与平衡，出现阴阳偏胜、阴阳偏衰、阴阳互损、阴阳格拒、阴阳亡失等病理变化。

（一）阴阳偏胜

阴阳偏胜，又称阴阳偏盛，指在疾病过程中，人体阴阳双方中的某一方过于亢盛的病理状态，属"邪气盛则实"的实证。阴阳相互对立，一方偏盛制约另一方而使之减弱，正如《素问·阴阳应象大论》所说："阳胜则阴病，阴胜则阳病。"明确指出了阴阳偏盛的发展趋势。

1.阳偏胜

阳偏胜，即阳盛，指机体在疾病发展过程中所出现的一种邪热亢盛，功能亢奋，代谢活动增强的病理状态。形成阳偏胜的主要原因，多因感受温热阳邪，或感受阴邪而从阳化热；或七情内伤，五志过极而化火；或因气滞、血瘀、痰浊、食积等郁而化热所致。一般地说，阳盛的病机特点为阳盛而阴未虚的实热证，临床以热、动、燥为特点，可见壮热、烦躁、口渴、面红、目赤、尿黄、舌红苔黄、脉数等症，即"阳胜则热"。若阳盛过久，则可伤及阴液，形成"阳胜则阴病"的病理改变，出现实热兼阴虚证或进一步发展为虚热证。

2.阴偏胜

阴偏胜，即阴盛，指机体在疾病过程中所出现的一种阴寒偏盛，功能抑制或减退的病理状态。阴偏胜的主要原因，多由感受寒湿阴邪，或过食生冷，寒邪中阻等所致。一般来说，阴盛的病机特点为阴盛而阳未虚的实寒证，临床以寒、静、湿为特点，可见形寒肢冷、口淡不渴、舌淡苔白、脉紧或迟等症，即"阴胜则寒"。阴寒内盛日久，则损伤阳气，形成"阴胜则阳病"的病理改变，出现实寒兼阳虚证或进一步发展为虚寒证。

（二）阴阳偏衰

阴阳偏衰，指在疾病过程中，阴阳双方某一方虚衰不足的病理状态，属"精气夺则虚"的虚证。阴阳对立制约，一方偏虚必然导致另一方相对亢盛，阳气亏虚，阳不制阴，则阴相对偏亢，形成"阳虚则阴盛""阳虚则寒"的虚寒证；阴精亏损，阴不制阳，则阳相对偏亢，形成"阴虚则阳亢""阴虚则热"的虚热证。

1.阳偏衰

阳偏衰，即阳虚，指机体阳气虚损，温煦、推动、气化等功能减退，而产生虚寒的病理状态。阳偏衰的主要原因，多为先天禀赋不足，或后天失养，或久病耗伤。其病机特点为机体阳气不足，阳不制阴，阴相对亢盛的虚寒证。临床常见面色㿠白、畏寒、肢冷、舌淡、脉迟等寒象，以及喜静蜷卧、小便清长、下利清谷等虚象。阳虚则寒与阴胜则寒，两者在病机上明显不同，前者为虚，后者为实。在临床表现方面虽然皆有寒象，但前者是虚中有寒，以虚为主；后者以寒为主，虚象不明显。

2. 阴偏衰

阴偏衰，即阴虚，指机体阴液不足，滋润、宁静、抑制等功能减退，阴不制阳，而虚热内生的病理状态。阴偏衰的主要原因，多为阳邪伤阴，或因五志过极，化火伤阴，或久病耗伤阴液所致。其病机特点为阴液不足，阴不制阳，阳相对偏盛的虚热证。临床常见五心烦热、潮热盗汗、颧红咽干、舌红少苔、脉细数无力等"阴虚则热"的表现，或兼见眩晕、面红目赤、烦躁易怒等"阴虚则阳亢"的表现。阴虚则热与阳胜则热的病机不同，前者为虚，后者为实。在临床表现也有所区别，前者是虚中有热，以虚为主；后者是以热为主，虚象并不明显。

（三）阴阳互损

阴阳互损，指在阴或阳任何一方虚损的前提下，病变发展影响到相对的一方，形成阴阳两虚的病理状态。阴阳互损是阴阳互根互用的关系失常而出现的病机变化，是在阴阳偏衰的基础上发生的。在阴虚的基础上，继而导致阳虚，为阴损及阳；在阳虚的基础上，继而导致阴虚，为阳损及阴。由于肾藏精气，内寓真阴真阳，为全身阳气阴液之根本，所以，无论阴虚或阳虚，多在损及肾之阴阳或肾本身阴阳失调的情况下，才易发生阴阳互损的病机变化。

1. 阴损及阳

阴损及阳，指由于阴液亏损，无阴则阳无以生，从而在阴虚的基础上导致阳虚，形成了以阴虚为主的阴阳两虚的病理状态。例如肾阴不足、虚火扰动所致的遗精，临床可见遗精、腰膝酸软、潮热盗汗、五心烦热等症状，如不积极治疗，随着大量阴液外泄可加重阴虚，此时因化生阳气的物质不足，就可能出现自汗、畏冷、下利清谷等阳虚之候。这是在阴虚的基础上导致阳虚，形成阴损及阳的阴阳两虚证。

2. 阳损及阴

阳损及阴，指由于阳气虚损，无阳则阴无以化，从而在阳虚的基础上导致阴虚，形成了以阳虚为主的阴阳两虚的病理状态。例如脾肾阳虚的泄泻患者，临床可见五更泻、形寒肢冷、腹部喜暖等症状，如不积极治疗，可出现形体消瘦、口干舌燥、烦躁不安等阴虚之候，即在阳虚的基础上形成了阳损及阴的阴阳两虚。

（四）阴阳格拒

阴阳格拒，是在阴阳偏盛的基础上，由阴阳双方相互排斥而出现寒热真假的病理状态。阴阳格拒是阴阳失调中比较特殊的一类病机，包括阴盛格阳和阳盛格阴两方面。阴阳格拒的机理是：由于某些原因引起阴或阳的一方偏盛至极，盛者壅遏于内，将另一方排斥格拒于外，迫使阴阳之间不相维系，从而出现真寒假热或真热假寒的复杂病变。

1. 阴盛格阳

阴盛格阳，简称"格阳"，指阴寒盛极于内，迫使阳气浮越于外，形成内真寒外假热的病理状态。如极度虚寒的病证，临床除可见阴寒过盛之面色苍白、四肢厥冷、下利清谷、脉微欲绝等症外，还可见面颊泛红、身热、口渴等假热之象，这就是阴盛格阳的真寒假热证。之所以称之为假热，是因为面颊虽红，却浮如妆，游移不定；身虽热反喜盖衣被；口虽渴但喜热饮，且饮水不多，或漱水而不欲下咽。

2. 阳盛格阴

阳盛格阴，简称"格阴"，指阳盛至极，壅遏于内，不能外达而格阴于外，形成内真热外假寒的病理状态。如热性病之重症，临床表现除可见阳盛于内之壮热、面红、气粗、烦躁、舌红、脉数大有力等症外，突然出现四肢厥冷等假寒之象，这就是阳盛格阴的真热假寒证。之所以称之为假寒，是因为虽四肢厥冷，但胸腹灼热。

真寒假热证及真热假寒证中的假象多出现在四肢、皮肤或面色方面，而脏腑、气血、津液等方面的内在表现，才是疾病的本质，可通过舌象、脉象反映出来。故临证时应以里证、舌象、脉象等作为诊断的依据。

（五）阴阳转化

阴阳转化，指在疾病发展过程中，在一定的条件下，疾病性质向相反方面转化的病机过程，包括由阴转阳和由阳转阴两个方面。

1. 由阴转阳

由阴转阳，指疾病原来的病理性质属阴，在一定条件下，病变性质由阴向阳转化的病机过程。需要注意的是，这种转化是有条件的，如感受风寒之邪，初期可以出现恶寒重发热轻、头身疼痛、鼻塞流涕、无汗、咳嗽、苔薄白、脉浮紧等风寒束表之象，属于阴证。因素体阳盛或治疗不当，如过用温热，则可以发展为发热、汗出、心烦、口渴、舌红苔黄、脉数等阳盛之候。

2. 由阳转阴

由阳转阴，指疾病原来的病理性质属阳，在一定条件下，病变性质由阳向阴转化的病机过程。如初期牙龈肿痛、消谷善饥、舌红苔黄、脉洪大，此为胃火偏盛的牙痛，由于过用寒凉而伤人阳气，牙痛虽然治愈，而出现胃脘冷痛、腹泻等中焦寒象。

（六）阴阳亡失

阴阳亡失，指机体的阴液或阳气突然大量亡失，导致生命垂危的病理变化过程，包括亡阳和亡阴两个方面。

1. 亡阳

亡阳，指机体的阳气突然大量脱失，而致全身功能严重衰竭的病理变化过程。引起亡阳的原因，多为感邪太盛，正不敌邪，阳气突然脱失；或过用汗、吐、下法，阳随阴泄，阳气外脱；或素体阳虚，正气不足，劳伤过度，消耗阳气过多；或慢性疾病，长期大量耗散阳气，终至阳气亏损殆尽，出现亡阳。临床表现为大汗淋漓、面色苍白、手足厥冷、精神萎靡、脉微欲绝等阳气欲脱之象。

2. 亡阴

亡阴，指由于机体阴液发生突然大量消耗或丢失，而致全身功能严重衰竭的病理变化过程。引起亡阴的原因，多为热邪炽盛，迫使津液大量外泄为汗，阴液随之大量脱失；或邪热久留，煎灼伤耗大量阴液；或慢性消耗性疾病，耗散阴液；或亡血失精，汗吐下太过伤阴。临床表现为汗出不止、汗热而黏、四肢温和、渴喜冷饮、机体消瘦、皮肤皱褶、烦躁不安或昏迷谵妄、脉细数无力等阴液欲亡之象。

综上所述，阴阳失调的病机，是以阴阳的属性及阴阳之间的对立制约、相互消长、互根互用和相互转化的理论，来阐释、分析、概括机体病变的机理。阴阳失调的病机较复杂，详见表4-12。

表 4-12　阴阳失调的类别、分型及病机特点

类别	分型	病机特点
阴阳偏胜	阳偏胜	"阳胜则热"的实热证
	阴偏胜	"阴胜则寒"的实寒证
阴阳偏衰	阳偏衰	"阳虚则寒"的虚寒证
	阴偏衰	"阴虚则热"的虚热证
阴阳互损	阴损及阳	阴虚为主的阴阳两虚
	阳损及阴	阳虚为主的阴阳两虚
阴阳格拒	阴盛格阳	阴寒盛极于内而迫使阳气浮越于外的真寒假热
	阳盛格阴	阳盛至极于内而格阴于外的真热假寒
阴阳转化	由阴转阳	阴证，在一定条件下，转化为阳证
	由阳转阴	阳证，在一定条件下，转化为阴证
阴阳亡失	亡阳	阳气突然大量脱失，致阳气欲脱
	亡阴	阴液突然大量消耗或丢失，致阴液欲亡

三、气血津液代谢失调

气血津液代谢失调，指在疾病过程中，由于邪正盛衰或脏腑功能失调，导致气血津液不足或运行失常以及相互关系失调的病理变化。人体气血津液充足和运行协调，是脏腑组织进行生理活动的物质基础，同时气血津液的化生及正常运行又必须依赖脏腑的功能活动。因此气血津液代谢失调，是疾病过程中最基本的病机之一。

（一）气的失常

气的失常主要包括两个方面：一是气的生成不足或耗散太过，致气的功能减弱，形成气虚的病理变化；二是气的运动失常，出现气滞、气逆、气陷、气闭、气脱等气机失调的病理变化。

1. 气虚

气虚，指一身之气不足而表现出相应功能低下的病理状态。气虚的形成主要有两方面，一是气的生化不足，如先天禀赋不足，或后天失养，或肺、脾、肾功能失调等。二是气的消耗太多，如过于劳倦，或久病耗伤等。气虚的临床表现，以精神萎靡、倦怠乏力、少气懒言、面色无华、自汗、舌淡、脉虚等。不同脏腑的气虚其临床表现又各有不同，如脾气虚则"主运化""主升清"的功能减退，见食少便溏、形体消瘦、四肢无力等症；肺气虚则"主气""主宣发肃降"的功能减退，见声低懒言、自汗畏风、易患感冒、咳嗽气喘等症；心气虚则"主血脉""藏神"的功能减退，见心悸、精神疲倦、脉弱等症；肾气虚则"藏精""主水""主骨生髓"等功能减退，见生长发育迟缓、生殖功能低下、小便频数、遗尿等症。因肺主一身之气，

NOTE

脾为后天之本、气血生化之源，脾肺气虚直接影响宗气的生成，故临床上所谓气虚证，多指脾气虚、肺气虚或肺脾气虚。元气是生命活动的原动力，以先天之精气为基础，赖后天水谷之精气的滋养，为人体最根本、最重要的气，故气虚最终都将导致元气亏虚。

气虚是指单纯的功能减退，若气虚进一步发展，出现了明显的寒象，则称之为阳虚，即气虚可发展为阳虚。

2. 气机失调

气机失调，是指气的升降出入运动失去平衡协调的病理变化。"气机失调"有多种表现形式，常见的有气滞、气逆、气陷、气闭、气脱等病理状态。

（1）气滞　指气的运行不畅，甚或郁滞不通的病理状态，又称为气机郁滞、气郁。多由于情志郁结不舒，或痰湿、食积、瘀血等有形之邪阻滞，或因外邪困阻，或因脏腑功能障碍，影响气的正常运行，而引起气机郁滞。气滞多属邪实为患，但亦可因气虚无力推动而滞。由于肝主疏泄、肺主宣肃、脾主升清、胃主降浊，在调整全身气机中起着极其重要的作用，因此气滞多与肺、肝、脾、胃关系密切。肺气壅滞，可见胸闷、咳嗽、气喘等；肝郁气滞，可见情绪抑郁或烦躁，胸胁、乳房、少腹胀闷疼痛，其疼痛随情绪的波动而减轻或加重；脾胃气滞，见脘腹胀满而痛，时轻时重，得矢气、嗳气则舒，或有大便秘结等。气滞的部位不同，其临床表现虽各有不同，但具有共同的特点：胀、闷、疼痛。

（2）气逆　指气的上升太过或下降不及，以脏腑之气上逆为特征的病理状态。多因情志内伤，或饮食不当，或外邪侵犯，或痰浊壅滞所致。气逆病变以肺、胃、肝等脏腑多见。肺的清肃下降功能失常，肺气上逆，则见咳嗽、气喘等症；胃以降为和，若胃失和降而上逆，可见恶心、呕吐、嗳气、呃逆等症；肝为刚脏，主升主动，主藏血，若肝气升发太过而上逆，则常见面红目赤、头胀头痛、急躁易怒，甚则血随气逆，而出现吐血、昏厥等症。气逆于上多以邪实为主，但亦有因虚而致气逆者，如肺虚无力以降，或肾虚不能纳气，都可导致肺气上逆而出现气喘；胃气虚弱，和降失职，亦可导致胃气上逆而见恶心呕吐。

（3）气陷　指气的上升不足或下降太过，以气虚升举无力而下陷为特征的病理状态。气陷多由气虚进一步发展而来，尤与脾气亏虚的关系最为密切，故又称为中气下陷或脾气下陷。多因素体虚弱，或久病耗伤，或思虑劳倦，或年老体衰等，致脾气虚弱，清阳不升，中气下陷，形成气陷证。因脾气亏虚，不能升清，气不上行，无力将水谷之精微等上输至头面，致头面失养，常见面色无华、头晕眼花、耳鸣耳聋等；脾气虚损，升举无力，不能维系脏腑器官的正常位置，则可出现某些内脏下垂，如胃下垂、肾下垂、子宫脱垂、脱肛等。除上述临床表现外，多伴有气短乏力、语声低微、脉弱无力等脾气虚弱的症状，或可见腰腹部胀满重坠、便意频频、久泻不止等脾不升清的症状。

（4）气闭　指气闭阻于内，不能外达，以致清窍闭塞，出现昏厥的病理变化。气闭多因情志刺激，或外邪、痰浊等闭塞气机，使气不得外达而清窍闭塞，神失其主所致。气闭以突然昏厥、不省人事为主要临床表现。

（5）气脱　指气不内守，大量外脱，导致机体功能突然衰竭的病理变化。气脱多因邪气亢盛，正不敌邪；或慢性疾病，长期消耗，气虚至极；或上吐下泻，或过用汗、吐、下法，或大出血等，出现气随津泄或气随血脱所致。临床以全身严重气虚，脏腑功能衰竭为主要表现，可见面色苍白、大汗不止、目闭口开、全身瘫软、手撒、二便失禁、脉微欲绝或虚大无根等。

气的代谢失调主要有气的功能减弱及气的运动失调，详见表4–13。

表 4–13 气失常的病机特点及临床特征

类型	病机特点	临床特征
气虚	一身之气不足	神疲乏力、少气懒言、自汗、易感冒
气滞	气行不畅	胀、闷、疼痛，疼痛走窜不定
气逆	上升太过或下降不及	肺、胃、肝多见，如咳喘、呕恶、烦躁
气陷	上升不足或下降太过	中气下陷，如面色无华、便溏腹胀或内脏下垂
气闭	气闭于内，不能外达	突然昏厥、不省人事的实证
气脱	气不内守，大量外脱	脏腑功能衰竭的虚证

（二）血的失常

血的失常主要包括两个方面：一是血液的生成不足或耗损过多，致血的濡养功能减弱，形成血虚的病理；二是血液运行失常的病理表现，或为血行迟缓的血瘀，或是血逸脉外的出血，或为直接影响血行的血寒、血热。

1. 血虚

血虚，指血液不足，血的濡养功能减退的病理变化。血虚形成的主要原因有：一是血的生成不足，如脾胃运化功能失调，或饮食营养长期摄入不足，可致气血生化乏源；或肾、肝、心、肺等脏腑功能减退，化生血液的功能失常。二是血的丢失或耗损过多，如失血过多，新血未及时补充；或劳倦太过，暗耗血液；或体内寄生虫的消耗；或久病不愈，慢性耗伤等。全身各脏腑组织都依赖于血的濡养。因此，血液亏虚，就会出现全身或局部失养，脏腑功能逐渐减退，神志活动衰惫等虚弱的特征，如出现面色不华、神疲乏力、头晕眼花、唇舌爪甲色淡、脉虚而细等共同的临床表现。由于心主血脉，肝主藏血，故血虚病变以心、肝两脏最为多见。

2. 血行失常

指血液运行失常的病理变化，主要包括血瘀、出血，另外还有病在血分且直接影响血行的血寒、血热。

（1）血瘀 指血液运行迟缓，流行不畅，甚或血液停滞的病理变化。血瘀形成的机理，主要与气滞、气虚、痰瘀阻滞、血热、血寒等有关。气行则血行，气滞则血行受阻；气虚则运血无力而血行缓慢；痰浊阻于脉络则血行不畅；血瘀是血行不畅的病理变化，其形成的病理产物为瘀血，瘀血又可阻滞于脉络，致血行不畅；邪热入血，煎熬血液使血液黏稠，则血行不畅；寒邪入血，寒性凝滞，血流滞缓，形成血瘀。血液瘀滞部位不同，其临床表现各异，如心脉血气痹阻，可致胸痹心痛，甚至发为真心痛；肝脉血气瘀滞，可见胁下、少腹等处刺痛，或胁下可见癥瘕积聚，妇女或出现痛经、月经过少、闭经等。但有共同的临床特征：瘀阻部位发为疼痛，多为刺痛，痛有定处，入夜较甚，甚则在局部可形成肿块。或见面目黧黑、肌肤甲错、唇舌紫暗等血瘀的全身表现。

（2）出血 指血液溢出脉外的一种病理变化。出血形成的机理，多与气虚、血热、瘀血、外伤等有关。气虚不摄，统血无力，血溢脉外；瘀血内阻，血不循经，血溢脉外；热入血脉，迫血妄行，血溢脉外；外伤可直接损伤脉络而出血。出血部位不同，其临床表现各异，常见的有咳血、吐血、尿血、便血、崩漏、鼻衄、齿衄、肌衄等。导致出血的原因不同，可见不同的病理现象。如气虚所致的出血，其出血以血色淡红质稀，量或多或少为特点，伴神疲乏力等全身气虚的表现；血热导致的出血，既有全身的热象，又有耗血、动血及伤阴之征，其出血以血色鲜红、质稠量多为特点；瘀血所导致的出血，其出血以血色暗红，或夹有血块，量或多或少，同时可伴有其他瘀血表现，如局部不通的疼痛，血块排出后痛减等。

血的代谢失调主要有血的不足、血的运动失常及寒热在血分，见表4-14。

表4-14　血失常的病机特点及临床特征

类型	病机特点	临床特征
血虚	血液不足，血失濡养	头晕眼花，心悸，唇舌爪甲色淡
血瘀	血行迟缓，甚或停滞	疼痛，多为刺痛，部位固定不移
出血	血溢脉外	咯血、吐血、尿血、便血、崩漏等
血热	热在血分	热迫血行的出血，或热扰心神，或疮痈疔肿等
血寒	寒在血分	冷痛，多在肝、心二脉

（三）津液失常

津液失常主要包括两个方面：一是津液不足，津液的濡润功能减弱的病理变化；二是津液的输布、排泄障碍的病理变化。

1. 津液不足

津液不足，指机体津液亏少，导致脏腑组织、形体官窍等失于濡润、滋养，而产生一系列干燥枯涩的病理变化。形成的原因主要有三个方面：一是燥热伤津耗液，如外感暑热、秋燥、温热之邪，或过食辛热、火热内生，或七情内伤、五志化火，或过用辛燥之剂，或慢性热性疾病等耗伤津液；二是丢失过多，如大汗、大吐、大泻、多尿等，致大量津液流失；三是生成不足，如体虚久病，脏腑功能减退等引起津液化生无源。

津液不足有伤津和脱液之分。伤津是以丢失水分，出现一系列干燥失润的症状为特征，常见口、鼻、咽、舌干燥，皮肤干涩而失去弹性，小便量少，大便干结等表现。脱液是机体水分和精微物质共同丢失，以濡养功能减弱，出现筋肉等失养的症状为特征，症见形体消瘦、肌肉瞤动、手足震颤、舌红无苔或少苔等阴液枯涸或虚风内动之象。伤津未必脱液，脱液必兼伤津，可以说伤津乃脱液之渐，脱液乃伤津之甚。

2. 津液输布排泄障碍

津液输布排泄障碍的形成，主要与肺、脾、肾、肝、三焦的功能失常有关。津液的输布排泄障碍，是指津液得不到正常的转输布散和排泄，导致津液在体内环流迟缓，或滞留于机体的某一局部的病理变化。主要有湿浊困阻、痰饮凝聚和水液潴留等病理变化。

（四）气与血的关系失调

气与血的关系失调，是指气与血之间的关系紊乱而发生的病理变化。主要有：气滞血瘀、气虚血瘀、气不摄血、气随血脱、气血两虚等。

1.气滞血瘀

气滞血瘀，指因气的运行郁滞不畅，导致血行障碍；或因血液的运行不畅，导致气机郁滞，出现气滞与血瘀同时并存的病理变化。肝主藏血又主疏泄，肝的疏泄在气血关系调畅中起着关键作用。因此，在一般情况下，气滞血瘀多与情志内伤，抑郁不遂，肝失疏泄密切相关，临床上多见胸胁胀满疼痛，日久见积聚癥瘕等症。因心主血，血以载气，肺主气，因此血瘀气滞以心血瘀阻而累及肺失宣降最常见，心肺血瘀气滞，临床可见心悸、胸闷、咳喘、唇舌青紫等症。另外血瘀气滞可因外伤闪挫，伤及气血，以局部血瘀气滞为主要表现。

2.气虚血瘀

气虚血瘀，指因气虚无力推动血的运行，而致血行缓慢，甚至瘀滞不行的病理状态。气虚血瘀多见于心气不足，行血无力，表现为惊悸怔忡、胸闷气短、口唇发绀等；亦见于年高体弱之人，气虚无力行血，经脉血行缓慢，肢体失养，多致瘫软不用。

3.气不摄血

气不摄血，指气虚不能统摄血液在脉中运行而溢出脉外，导致各种出血的病理变化。气不摄血多由于久病伤脾，气虚失于统摄，临床上常见衄血、吐血、便血、尿血、崩漏等症，其出血的特点以血色淡而质稀，淋漓不断为主要特征。兼见面色不华、倦怠乏力、舌淡、脉虚无力等气虚的全身表现。

4.气随血脱

气随血脱，指在大量出血的同时，气也随着血液的流失而急剧散脱，从而形成气血双亡的病理变化。气随血脱是由于各种大失血所致，可见精神萎靡、眩晕甚或晕厥、面色苍白、四肢厥冷、冷汗淋漓、脉芤或微细等症。气随血脱为临床危重证候，如救治及时，则可转危为安，继而表现为气血两虚的病理变化。如病情恶化，则先出现亡阴，甚则阴阳双亡而死亡。

5.气血两虚

气血两虚，指气虚和血虚同时存在的病理变化。其形成原因多由于久病消耗，渐至气血两伤；或先有失血，气随血耗；或先因气虚，血液生化乏源，从而形成气血两虚。气血两虚，则脏腑经络、形体官窍失之濡养，各种功能减退，出现不荣或不用的表现。临床可见面色淡白或萎黄、少气懒言、神疲乏力、自汗、形体瘦弱、心悸失眠、肌肤干燥、肢体麻木，甚至感觉障碍，肢体痿废不用等症。

（五）气与津液、血与津液的关系失调

气与津液的关系失调，是指气与津液之间的关系紊乱而发生的病理变化。常见水停气阻、气随津脱等病理变化。

血与津液的关系失调，是指血或津液一方出现病理变化而影响到另一方也出现了病理变化。常见津枯血燥、津亏血瘀、血瘀水停等病理变化。

【复习思考题】

1.六淫的性质及致病特点是什么？

2.七情内伤有何致病特点？

3.瘀血、痰饮的形成原因有哪些？

NOTE

4. 瘀血、痰饮的致病特点有哪些？

5. 瘀血与血瘀的区别是什么？

6. 何谓虚证、实证？

7. "阳胜则热"与"阴虚则热"如何从病机及临床表现上区别？

8. 简述气虚、血热、瘀血所致出血的病机特点及临床表现。

扫一扫，知答案

第五章　中医学的诊法与辨证基础

【学习目标】

识记：四诊、辨证的基本概念。
理解：四诊、辨证的基本方法及内容。
应用：四诊、辨证的基本知识指导中医护理临床实践。

四诊，包括望诊、闻诊、问诊和切诊，是诊察疾病的四种基本方法。《丹溪心法》曰："欲知其内者，当以观乎外；诊于外者，斯以知其内。盖有诸内者必形诸于外。"因此，通过四诊等手段，诊察疾病显现在各方面的症状和体征，就可以了解机体的生理、病理状态及其内在联系。

辨证，就是对四诊所获得的病情资料进行分析判断，从而识别疾病本质的思维方法。它是以脏腑、经络、病因、病机等基本理论为依据，通过对望、闻、问、切所获得的一系列病情资料进行综合分析，辨明病变部位、性质和邪正盛衰，从而做出诊断的过程。是中医护理临床评估的主要方法和辨证施护的基础。

第一节　诊　法

一、望诊

望诊是医护人员运用视觉，对人体全身和局部的一切可见征象以及排出物等进行有目的地观察，以了解健康或疾病状态。望诊可分为整体望诊和局部望诊。进行望诊时应有步骤、有重点地细心观察，一般先进行整体望诊，再进行局部望诊。

（一）整体望诊

整体望诊是通过观察全身的神、色、形、态变化来了解疾病情况。

1.望神

望神就是观察人体生命活动的外在表现，即观察人的精神状态和功能状态。神一般分为得神、少神、失神、假神四种（表5-1）。

（1）得神　患者神志清楚，面色荣润含蓄，目光明亮，神彩内含；反应灵敏，动作灵活，呼吸平稳，肌肉不削，是精充气足神旺的表现。在病中，则虽病而正气未伤，是病轻的表现，预后良好。

（2）少神　患者精神不振，思维迟钝，不欲言语，目光呆滞，动作迟缓，是正气受损的表现。多见于虚证，或脏腑失和、气血不畅之证。

（3）失神　患者精神萎靡，或神昏谵语，循衣摸床，撮空理线；或猝倒而目闭口开；面色晦暗，表情淡漠或呆板，目暗睛迷，反应迟钝，呼吸异常，肌肉瘦削。是精损气亏神衰的表现，已属重笃，预后不良。

（4）假神　久病、重病之人，突然精神转佳，是垂危患者出现的精神暂时好转的假象，是临终的预兆，如本来毫无食欲，忽然食欲增强。这是阴阳即将离绝的危候，古人比作"残灯复明""回光返照"。

表 5-1　得神、少神、失神、假神的比较

观察点	得神	少神	失神	假神
精神神志	神志清楚	精神不振	精神萎靡	突然精神转佳
语言	语言清晰	不欲言语	神昏谵语	言语不休，想见亲人
两目	明亮精彩	呆滞	目暗睛迷	突然目光转亮
呼吸	平稳	少气	气微或喘促	异常
面色	面色荣润，含而不露	面色少华，倦怠乏力	面色无华，形体羸瘦	面色无华，两颧泛红如妆
形体动作	动作自如，反应灵敏，肌肉不削	动作迟缓，肌肉松软	动作艰难，反应迟钝	虽欲活动，不能自转
饮食	/	/	/	突然食饮增进
脏腑精气	五脏精气充足旺盛，预后良好	五脏精气虚弱	五脏精气衰竭，预后不好	脏腑精气极度衰竭，正气将脱，阴阳即将离绝

2. 望色

望色即通过观察患者面部颜色与光泽来进行疾病的诊断方法。

（1）常色　是人在正常生理状态时的面部色泽。共同特征是：明亮润泽，隐然含蓄，是人体气血充盈、脏腑功能旺盛的表现。有主色和客色之分。

①主色：指与生俱来的面色，是个体一生基本不变的颜色。具有种族特征，我国正常人的面色为红黄隐隐，明润含蓄。可因禀赋等原因稍有差异。

②客色：指随生活环境以及劳作等因素而发生相应变化的面色。人的面色随昼夜四时、气候等变化而有所改变。

（2）病色　指人体在疾病状态时的面部颜色与光泽。病色的特征是色泽晦暗枯槁或显露，常反映机体脏腑功能失常。观察病色主要在于辨别五色善恶或五色主病。

①五色善恶：五色光明润泽为善色，为病轻，正气未虚；五色晦暗枯槁为恶色，提示病情深重，脏腑精气衰败。

②五色主病：即青、赤、黄、白、黑五种不同的面色，可反映不同的脏腑病变及病邪性质（表 5-2）。

青色：主寒证、痛证、瘀血证、惊风证、肝病。为经脉阻滞，气血不通之象。

赤色：主热证。满面通红属实热证；两颧潮红、五心烦热属虚热证。病情危重之时，面红

如妆多为戴阳证，是阴不敛阳，虚阳浮越所致。

黄色：主湿证、虚证。是脾虚失运的表现。

白色：主虚寒证、血虚证。为气血虚弱不能荣养机体的表现。

黑色：主肾虚证、水饮证、寒证、痛证及瘀血证。

表 5-2　五色主病

五色	主病	性质
青色	寒证、痛证、瘀血证、惊风证、肝病	经脉经阻滞，气血不通
赤色	热证、戴阳证	阳盛，阴虚，阴不敛阳，虚阳浮越
黄色	湿证、虚证	脾虚失运
白色	虚寒证、血虚证	气血虚弱，不能荣养机体
黑色	肾虚证、水饮证、寒证、痛证及瘀血证	肾阳虚衰，水寒内盛，血失温养，脉络拘急，血行不畅

3. 望形态

望形态即通过观察患者的形体与姿态来进行疾病诊断的方法。

（1）望形体　即望人体的宏观外貌，包括身体的强弱胖瘦、体型特征、躯干四肢、皮肉筋骨等。

①强弱

强：多表现为骨骼粗大，胸廓宽厚，肌肉强健，皮肤润泽，提示内脏坚实，气血旺盛，预后多佳。

弱：多表现为骨骼细小，胸廓狭窄，肌肉消瘦，皮肤干涩，提示内脏脆弱，气血不足，若病则预后较差。

②胖瘦

胖：多肤白无华，少气乏力，精神不振。常因阳虚水湿不化而聚湿生痰，故有"肥人多痰"之说。

瘦：多形体消瘦，皮肤干燥不荣，并常伴有两颧发红，潮热盗汗，五心烦热等症者，多属阴血不足，内有虚火之证，故有"瘦人多火"之说。

（2）望姿态　即观察患者的动静姿态和异常动作来诊察病情的方法。

正常的姿态是舒适自然，运动自如，反应灵敏，行住坐卧各随所愿，皆得其中。在疾病中，由于阴阳气血的盛衰，姿态也随之出现异常变化，不同的疾病产生不同的病态。

①动静：阳主动，阴主静。阳证、热证、实证者多以动为主，可见卧时面常向外，转侧时作，喜仰卧伸足，揭衣弃被，不欲近火，坐卧不宁，烦躁不安；阴证、寒证、虚证患者多以静为主，可见卧时面常向内，蜷缩成团，不欲转侧，喜加衣被，喜卧少坐。

②抽搐：多为动风之象。四肢抽搐或拘挛，项背强直，角弓反张，属于痉病，常见于肝风内动之热极生风、小儿高热惊厥、温病热入营血，也常见于气血不足、筋脉失养。此外，痛证、破伤风、狂犬病等，亦致动风发痉。

③战栗：常见于疟疾发作，或外感邪正相争欲作战汗之兆。

NOTE

（二）局部望诊

局部望诊，是在整体望诊的基础上，根据病情或诊断需要，对患者身体某些局部进行重点、细致地观察。

1. 望头部

望头部主要是观察头之外形、动态、头发的色质变化及脱落情况，以了解脑、肾的病变及气血的盛衰。

（1）望头形　小儿头形过大或过小，同时伴有智力低下者，多因先天不足，肾精亏虚。

（2）望颅囟　囟门凹陷者为囟陷，多属虚证，多为吐泻伤津、气血不足和先天精气亏虚、脑髓失充所致；囟门高突者为囟填，多属实热证，多为温病火邪上攻，或脑髓病变，或颅内水液停聚所致；小儿囟门迟迟不能闭合者为解颅，多为肾气不足，发育不良的表现。

（3）望发　正常人发多浓密色黑而润泽，是肾气充盛的表现。发稀疏不长，是肾气亏虚；发黄干枯，久病落发，多为精血不足；若突然出现片状脱发，为血虚受风所致；青年白发，伴有健忘、腰膝酸软者，属肾虚；小儿发结如穗，多为疳积病。

2. 望五官

望五官是对目、鼻、耳、唇、口、齿龈、咽喉等头部器官的望诊。

（1）望目　重点诊察人之两目有无神气。凡视物清楚，精彩内含，神光充沛者，是有神；若白睛混浊，黑睛晦滞，失却精彩，浮光暴露，是无神；若目眦赤，为心火；白睛赤为肺火；眼胞皮红肿湿烂为脾火；全目赤肿之眵，迎风流泪，为肝经风热；白睛变黄，是黄疸之征；目眶周围见黑色，为肾虚水泛之水饮病，或寒湿下注的带下病；目窝凹陷，是阴液耗损之征，或因精气衰竭所致；目睛上视，不能转动，称戴眼反折，多见于惊风、痉厥或精脱神衰之重症；瞳仁扩大，多属肾精耗竭，为濒死危象。

（2）望鼻　鼻为肺窍，是呼吸之气出入的门户，鼻头属脾，鼻翼属胃，故鼻与肺、脾、胃的关系密切。望鼻主要是审察鼻之颜色、外形及其分泌物等变化。正常鼻色明润，是胃气未伤或病后胃气来复的表现。鼻头色赤，为肺热；色黄为湿热；色青多为腹中痛；微黑为水气内停。

（3）望耳　耳为肾窍，耳郭上有脏器和身形各部的反应点。望耳对于诊察全身的病变有重要意义。望耳应注意耳的色泽、形态及耳内的情况。正常耳部色泽微黄而红润。耳部肉厚而润泽，是先天肾气充足之象；耳轮甲错多见于久病血瘀；耳轮萎缩是肾气竭绝之危候。

（4）望口唇　脾开窍于口，其华在唇。望口唇主要诊察脾与胃的病变。唇以红而鲜润为正常。若唇色深红，属实、属热；唇色淡红，多虚、多寒；唇色嫩红，为阴虚火旺；唇色淡白，多属气血两虚；唇色青紫者，常为阳气虚衰，血行瘀滞的表现；唇口糜烂，多由脾胃积热，热邪灼伤。

（5）望齿与龈　诊察齿龈色泽、形态和润燥的变化。正常人牙齿洁白坚固，牙龈红而润泽。牙齿干燥，是胃津受伤；齿燥如石，是胃肠热极，津液大伤；齿燥如枯骨，是肾精枯竭，不能上荣于齿的表现，牙齿松动稀疏，齿根外露，多属肾虚或虚火上炎。

（6）望咽喉　咽喉为肺、胃之门户。望咽喉主要诊察肺、胃的病变。若咽部红肿而痛，多属肺胃积热；红肿而溃烂，有黄白腐点，是热毒深极；鲜红娇嫩，肿痛不甚者，是阴虚火旺；咽部两侧红肿突起如乳突，称为乳蛾，是肺胃热盛，外感风邪凝结而成；咽间有灰白色假膜，擦之不去，重擦出血，随即复生者，是白喉，又称"疫喉"。

3. 望躯体

躯体部的望诊包括颈项、胸、腹、腰、背的诊察。

（1）望颈项部

①外形变化：颈前颌下结喉之处，有肿物，可随吞咽移动，皮色不变也不疼痛，缠绵难消，且不溃破，为颈瘿；颈侧颌下，肿块如垒，累累如串珠，皮色不变，初觉疼痛，谓之瘰疬。

②动态变化：如颈项软弱无力，谓之项软；后项强直，前俯及左右转动困难者，称为项强；如睡醒之后，项强不便，称为落枕；颈项强直、角弓反张，多为肝风内动。

（2）望胸部　正常人胸部外形两侧对称，呼吸时活动自如。如小儿胸廓向前向外突起，变成畸形，称为鸡胸，多因先天不足，后天失调，骨骼失于充养。若肋部硬块突起，连如串珠，是佝偻病，因肾精不足，骨质不坚，骨软变形。乳房局部红肿，甚至溃破流脓的，是乳痈，多因肝失疏泄，乳汁不畅，乳络壅滞而成。

（3）望腹部　如腹皮绷急，胀大如鼓者，称为鼓胀；患者腹部凹陷如舟者，称腹凹，多见于久病之人，脾胃元气大亏，或新病阴津耗损，不充形体；婴幼儿脐中有包块突出，皮色光亮者谓之脐突，又称脐疝。

（4）望背部　如脊骨后突，背部凸起的称为驼背，常因小儿时期，先天不足，后天失养，脊柱变形所致；若患者兼见颈项强直，腰背向前弯曲，反折如弓状者，称为角弓反张，常见于破伤风或痉病。

（5）望腰部　如腰部疼痛，转侧不利者，称为腰部拘急，可因寒湿外侵，经气不畅，或外伤闪挫，血脉凝滞所致；腰部皮肤生有水疱，如带状簇生，累累如珠的，称为缠腰火丹。

4. 望皮肤

观察皮肤的色泽及形态改变。

（1）望皮肤色泽　皮肤发赤，皮肤忽然变红，如染脂涂丹，名曰"丹毒"；发于头面者称"抱头火丹"，发于躯干者称"丹毒"，发于胫踝者称"流火"；诸丹总属心火偏旺，又遇风热恶毒所致；皮肤、面目、爪甲皆黄，是黄疸病。

（2）望皮肤形态　皮肤虚浮肿胀，按之有压痕，多属水湿泛滥；皮肤干瘪枯燥，多为津液耗伤或精血亏损；皮肤干燥粗糙，状如鳞甲，称为肌肤甲错，多因瘀血阻滞，肌失所养而致；皮肤起疱，形似豆粒，为痘疮，常伴有外感证候，包括天花、水痘等病；色红，点大成片，平摊于皮肤下，摸不应手，为斑；形如粟粒，色红而高起，摸之碍手，为疹，有麻疹、风疹、瘾疹等。

5. 望排出物

望排出物是观察患者的分泌物和排泄物，如痰涎、呕吐物、二便、涕唾、汗、泪、带下等。

（1）望痰涎　痰黄黏稠，坚而成块者，属热痰；痰白而清稀，或有灰黑点者，属寒痰；痰白滑而量多，易咯出者，属湿痰；痰少而黏，难于咳出者，属燥痰；痰中带血，或咳吐鲜血者，为热伤肺络。

（2）望呕吐物　若呕吐物清稀无臭，多为寒呕；呕吐物酸臭秽浊，多为热呕；呕吐未消化

NOTE

的食物，腐酸味臭，多属食积。

（3）望大便　大便清稀，完谷不化，或如鸭溏者，多属寒泻；如大便色黄，稀清如糜，有恶臭者，属热泻；大便燥结者，多属实热证；便黑如柏油，是胃络出血；小儿便绿，多为消化不良的征象。

（4）望小便　小便清长量多，伴有形寒肢冷，多属寒证；小便短赤量少，尿量灼热疼痛，多属热证；尿浑如膏脂或有滑腻之物，多为膏淋；尿有砂石，小便困难而痛，为石淋；混浊如米泔水，形体日瘦，多为脾肾虚损。

6. 望小儿指纹

指纹是指露于小儿两手食指掌侧前缘的脉络。小儿指纹分"风""气""命"三关，即食指近掌部的第一节为"风关"，第二节为"气关"，第三节为"命关"（图5-1）。正常小儿指纹络脉色泽浅红兼紫，隐隐于风关之内，大多不浮露，甚至不明显，多是斜形、单枝、粗细适中。

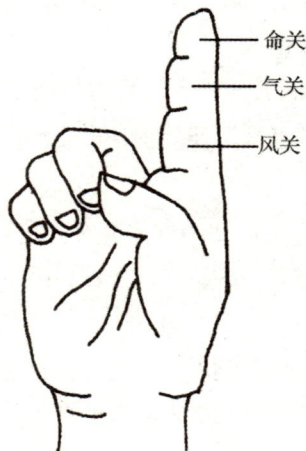

图5-1　小儿食指三关示意图

指纹的病理变化主要指纹位、纹色及纹形的变化。

（1）纹位变化　指纹显于风关附近者，病邪浅，病轻；指纹过风关至气关者，为邪已深入，病情较重；指纹过气关达命关者，是邪陷病深之兆；若指纹透过风、气、命三关，一直延伸到指甲端者，是所谓"透关射甲"，为病情危重。

（2）纹色变化　纹色鲜红，多属外感风寒；纹色紫红，多属热证；纹色青，属风证或痛证；纹色青紫或紫黑色，是血络闭郁；纹色淡白，多属脾虚。

（3）纹形变化　指纹浮而明显者，主病在表；沉隐不显者，主病在里；纹细而色浅淡者，多属虚证；纹粗而色浓滞者，多属实证。

总之，望小儿指纹的要点为："浮沉分表里，红紫辨寒热，淡滞定虚实，三关测轻重，纹形色相参，留神仔细看。"

7. 望舌

望舌是通过观察舌象进行诊断的一种望诊方法。

以脏腑分属诊舌部位，心肺居上，故以舌尖主心肺；脾胃居中，故以舌中部主脾胃；肾位于下，故以舌根部来主肾；肝胆居躯体之侧，故以舌边主肝胆，左边属肝，右边属胆（图5-2）。

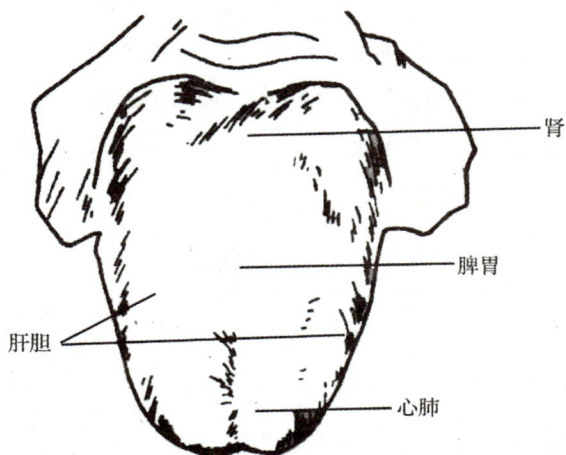

图 5-2　舌面脏腑部位示意图

望舌内容可分为望舌质和望舌苔两部分。望舌质可分为望神、色、形、态四个方面，望舌苔可分为望苔色和苔质两个方面。

正常舌象，简称"淡红舌、薄白苔"。具体来说，其舌体柔软，运动灵活自如，颜色淡红而红活鲜明；其胖瘦老嫩大小适中，无异常形态；舌苔薄白润泽，颗粒均匀，薄薄地铺于舌面，揩之不去，其下有根与舌质如同一体，干湿适中，不黏不腻等。

望舌要获得准确的结果，必须讲究方式方法：

①伸舌姿势：望舌时要求患者把舌伸出口外，充分暴露舌体。口要尽量张开，伸舌要自然放松，毫不用力，舌面应平展舒张，舌尖自然垂向下唇。

②顺序：望舌应循一定顺序进行，一般先看舌苔，后看舌质，按舌尖、舌边、舌中、舌根的顺序进行。

③光线：望舌应以充足而柔和的自然光线为好，面向光亮处，使光线直射口内，要避开有色门窗和周围反光较强的有色物体，以免舌苔颜色产生假象。

（1）望舌质

①舌神：舌神主要表现在舌质的荣润和灵动方面。荣润而有光彩，表现为舌的运动灵活，舌色红润，鲜明光泽，富有生气，是谓有神，虽病亦属善候。枯晦而无光彩，表现为舌的运动不灵，舌质干枯，晦暗无光，是谓无神，属凶险恶候。

②舌色：舌质的颜色。一般可分为淡白、淡红、红、绛、紫、青等。除淡红色为正常舌色外，其余都是主病之色（表 5-3）。

淡红舌：舌色白里透红，不深不浅，淡红适中，此乃气血上荣之表现，说明心气充足，阳气布化，故为正常舌色。

淡白舌：舌色比淡红舌浅淡，甚至全无血色。由于阳虚使生化阴血的功能减退，推动血液运行之力亦减弱，以致血液不能营运于舌中，故舌色浅淡而白。主虚寒或气血双亏。

红舌：舌色鲜红，比淡红舌深，称为红舌。因热盛致气血沸涌、舌体脉络充盈，则舌色鲜红，故主热证。可见于实证，或虚热证。

绛舌：绛为深红色，较红舌颜色更深浓之舌，称为绛舌。主病有外感与内伤之分。在外感病为热入营血；在内伤杂病，为阴虚火旺。

NOTE

紫舌：由血液运行不畅，瘀滞所致。故紫舌主病，不外寒热之分。热盛伤津，气血壅滞，多表现为绛紫而干枯少津；寒凝血瘀或阳虚生寒，舌淡紫或青紫湿润。

青舌：舌色如皮肤暴露之"青筋"，全无红色，如水牛之舌。由于阴寒邪盛，阳气郁而不宣，血液凝而瘀滞，故舌色发青。主寒凝阳郁，或阳虚寒凝，或内有瘀血。

表 5-3　望舌色

舌色	性质	病因病机	主病
淡红舌	白里透红，不深不浅	气血上荣	正常舌色
淡白舌	较淡红舌浅淡，甚至全无血色	阳虚化阴不足，血液运行无力	主虚寒或气血双亏
红舌	舌色鲜红，较淡红舌为深	气血沸涌，脉络充盈	见于实证或虚热证
绛舌	深红色，较红舌颜色深浓	心火、肝胆或胃火过盛	外感为热入营血，内伤杂病为阴虚火旺
紫舌	绛紫、淡紫或青紫	血液运行不畅	有寒热之分
青舌	如皮肤暴露之"青筋"	阳气郁而不宣，血液凝而瘀滞	寒凝阳郁，或阳虚寒凝，或内有瘀血

③舌形：是指舌体的形状，包括老嫩、胖瘦、胀瘪、裂纹、芒刺、齿痕等异常变化。

苍老舌：舌质纹理粗糙，形色坚敛。不论舌色苔色如何，舌质苍老者都属实证。

娇嫩舌：舌质纹理细腻，其色娇嫩，其形多浮胖。多主虚证。

胀大舌：分胖大舌和肿胀舌。舌体较正常舌大，甚至伸舌满口，或有齿痕，称胖大舌，多因水饮痰湿阻滞所致。舌体肿大，胀塞满口，不能缩回闭口，称肿胀舌，多因热毒、酒毒致气血上壅，致舌体肿胀。多主热证或中毒病证。

瘦薄舌：舌体瘦小枯薄者，称为瘦薄舌。总由气血阴液不足，不能充盈舌体所致。主气血两虚或阴虚火旺。

芒刺舌：舌面上有软刺（即舌乳头），是正常状态，若舌面软刺增大，高起如刺，摸之刺手，称为芒刺舌。多因邪热亢盛所致。

裂纹舌：舌面上有裂沟，而裂沟中无舌苔覆盖者，称裂纹舌。多因精血亏损，津液耗伤，舌体失养所致。故多主精血亏损。此外，健康人中大约有 0.5% 的人在舌面上有纵横向深沟，称先天性舌裂，其裂纹中多有舌苔覆盖，身体无其他不适。

齿痕舌：舌体边缘有牙齿压印的痕迹，故称齿痕舌。其成因多由脾虚不能运化水湿，以致湿阻于舌而舌体胖大，受齿列挤压而形成齿痕。所以齿痕舌常与胖嫩舌同见，主脾虚或湿盛。

④舌态：指舌体运动时的状态。正常舌态是舌体活动灵敏，伸缩自如，病理舌态有强硬舌、痿软舌、短缩舌、颤动舌、歪斜舌、吐弄舌等。

强硬舌：舌体板硬强直，运动不灵，以致语言謇涩不清，称为强硬舌。多见于热入心包、高热伤津、痰浊内阻、中风或中风先兆等。

痿软舌：舌体软弱、无力屈伸，痿废不灵，称为痿软舌。可见于气血俱虚、热灼津伤、阴亏已极等。

短缩舌：舌体紧缩而不能伸长，称为短缩舌。可因寒凝筋脉，舌收引挛缩；或内阻痰湿，引动肝风，风邪夹痰，梗阻舌根；或热盛伤津，筋脉拘挛；或气血俱虚，舌体失于濡养温煦所致。无论因虚因实，皆属危重证候。

颤动舌：舌体震颤抖动，不能自主，称为颤动舌。可见于血虚生风、热极生风等。

歪斜舌：伸舌偏斜一侧，舌体不正，称为歪斜舌。多见于中风或中风先兆。

吐弄舌：舌常伸出口外者为"吐舌"；舌不停舐上下左右口唇，或舌微出口外，立即收回，皆称为"弄舌"。二者合称为吐弄舌，皆因心、脾二经有热，灼伤津液，以致筋脉紧缩频频动摇。

（2）望舌苔

正常的舌苔是由胃气上蒸所生，反映胃气的盛衰。病理舌苔的形成，一是胃气夹饮食积滞之浊气上升而生；二是邪气上升而形成。望舌苔，应注意苔质和苔色两方面的变化。

①苔质：包括舌苔的厚薄、润燥、腐腻、剥落、有根无根等变化。

厚薄：厚薄以"见底"和"不见底"为标准。凡透过舌苔隐约可见舌质的为见底，即为薄苔。由胃气所生，属正常舌苔，或为疾病初起或病邪在表，病情较轻。不能透过舌苔见到舌质的为不见底，即是厚苔。多为病邪入里，或胃肠积滞，病情较重。舌苔由薄而增厚，多为正不胜邪，病邪由表传里，是病情由轻转重的表现；舌苔由厚变薄，多为正气来复，内郁之邪得以消散外达，是病情由重转轻的表现。

润燥：舌面润泽，干湿适中，是润苔，表示津液未伤；若水液过多，扪之湿而滑利，甚至伸舌涎流欲滴，为滑苔，是有湿有寒的反映，多见于阳虚而痰饮水湿内停之证。若望之干枯，扪之无津，为燥苔，由津液不能上承所致。多见于热盛伤津、阴液不足、阳虚水不化津等。舌苔由润变燥，多为燥邪伤津，或热甚耗津，表示病情加重；舌苔由燥变润，多为燥热渐退，津液渐复，说明病情好转。

腐腻：苔厚而颗粒粗大疏松，形如豆腐渣堆积舌面，揩之可去，称为"腐苔"。因体内阳热有余，蒸腾胃中腐浊之气而成，常见于痰浊、食积，且有胃肠郁热之证。苔质颗粒细腻致密，揩之不去，刮之不脱，上面罩一层腻状黏液，称为"腻苔"。多因脾失健运，湿浊内盛，阳气被阴邪所抑制而造成，多见于痰饮、湿浊内停等。

剥落：患者舌本有苔，忽然全部或部分剥脱，剥处见底，称剥落苔。若全部剥脱，不生新苔，光洁如镜，称镜面舌、光滑舌。由于胃阴枯竭、胃气大伤、毫无生发之气所致。若舌苔剥脱不全，剥处光滑，余处斑斑驳驳地残存舌苔，称花剥苔，是胃之气阴两伤所致。舌苔从有到无，是胃的气阴不足，正气渐衰的表现；但舌苔剥落之后，复生薄白之苔，乃邪去正胜，胃气渐复之佳兆。

有根与无根：无论苔之厚薄，若紧贴舌面，似从舌里生出者是为有根苔，又叫真苔。若苔不着实，似浮涂舌上，刮之即去，非如舌上生出者，称为无根苔，又叫假苔。有根苔表示病邪虽盛，但胃气未衰；无根苔表示胃气已衰。

总之，观察舌苔的厚薄可知病的深浅；观察舌苔的润燥，可知津液的盈亏；观察舌苔的腐腻，可知湿浊等情况；观察舌苔的剥落和有根、无根，可知气阴的盛衰及病情的发展趋势等。

②苔色：一般分为白苔、黄苔、灰苔、黑苔四类及兼色变化。观察苔色可以了解疾病的性质（表5-4）。

表 5-4　望苔色

苔色	主病
白苔	常见于表证、寒证
黄苔	主里证、热证，苔由白转黄，为表邪入里化热的征象
灰苔	主里证，常见于里热证，也见于寒湿证
黑苔	无论寒热，多属危重

白苔：一般常见于表证、寒证。由于外感邪气尚未传里，舌苔往往无明显变化，仍为正常之薄白苔。若舌淡苔白而湿润，常为里寒证或寒湿证。

黄苔：一般主里证、热证。由于热邪熏灼所致。淡黄热轻，深黄热重，焦黄热结。外感病，苔由白转黄，为表邪入里化热的征象。若苔薄淡黄，为外感风热表证或风寒化热。或舌淡胖嫩，苔黄滑润者，多为阳虚水湿不化。

灰苔：灰苔即浅黑色。常由白苔晦暗转化而来，也可与黄苔同时并见。主里证，常见于里热证，也见于寒湿证。

黑苔：黑苔多由焦黄苔或灰苔发展而来，一般来讲，所主病证无论寒热，多属危重。苔色越黑，病情越重。

另外，饮食对舌象影响也很大，常使舌苔形、色发生变化。某些食物或药物会使舌苔染色，出现假象，称为"染苔"。这些都是因外界干扰导致的一时性虚假舌质或舌苔，与患者就诊时的病变并无直接联系，不能反映病变的本质。因此，临床遇到舌的苔质与病情不符，或舌苔突然发生变化时，应注意询问患者近期尤其是就诊前一段时间内的饮食、服药等情况。

疾病的发展过程，是一个复杂的整体性变化过程，因此在分别掌握舌质、舌苔的基本变化及其主病时，还应同时分析舌质和舌苔的相互关系。一般认为察舌质重在辨正气的虚实，当然也包括邪气的性质；察舌苔重在辨邪气的浅深与性质，当然也包括胃气之存亡。从二者的联系而言，必须合参才能认识全面，无论二者单独变化还是同时变化，都应综合诊察。

二、闻诊

闻诊包括听声音和嗅气味两个方面的内容，是医护人员通过听觉和嗅觉了解由病体发出的各种异常声音和气味，以诊察病情。

（一）听声音

听声音，主要是听患者言语气息的高低、强弱、清浊、缓急等变化，以及咳嗽、呕吐、呃逆、嗳气等声响的异常，以分辨病情的寒热虚实。

1. 语言

一般来说，沉默寡言者多属虚证、寒证；烦躁多言者，多属实证、热证；语声低微，时断时续者，多属虚证；语声高亢有力者多属实证。

2. 呼吸

呼吸急促困难，甚至张口抬肩，鼻翼煽动，端坐呼吸，不能平卧的现象，可见于多种急慢性肺脏疾病。呼吸时鼻中气息粗糙多属实证，气息微弱多属虚证。发病急骤，呼吸困难，声高息涌气粗，以呼出为快，为实喘；发病缓慢，呼吸短促，似不相接续，但得引一长息为快，为虚喘，多因肺之气阴两虚，或肾不纳气所致。

3. 咳嗽

外感咳嗽，起病较急，病程较短，必兼表证，多属实证；内伤咳嗽，起病缓慢，病程较长或反复发作，多为虚证或虚中夹实证；咳声紧闷，多属寒湿；咳声清脆多属燥热；无力作咳，咳声低微者，多属肺气虚。

4. 呕吐

有声有物称为呕，有物无声称为吐。干呕是指欲吐而无物有声，或仅呕出少量涎沫。如吐势徐缓，声音微弱者，多属虚寒呕吐；而吐势较急，声音响亮者，多为实热呕吐。

5. 嗳气

嗳气是气从胃中上逆出咽喉时发出的声音。饱食之后，偶有嗳气不属病态。虚证嗳气，其声多低弱无力，多因脾胃虚弱所致；实证嗳气，其声多高亢有力，嗳后腹满得减，多为食滞胃脘、肝气犯胃、寒邪客胃而致。

6. 呃逆

呃声高亢，音响有力者，多属实、属热；呃声低沉，气弱无力者，多属虚、属寒。实证多因寒邪直中脾胃或肝火犯胃所致；虚证多因脾肾阳衰或胃阴不足所致。

7. 叹息

叹息又称"太息"，是指患者自觉胸中憋闷而长嘘气，嘘后胸中略舒的一种表现。多因气机不畅所致。

（二）嗅气味

嗅气味，主要是嗅患者病体、排出物、病室等的异常气味。

1. 病体气味

（1）口臭　多见于口腔本身的病变或胃肠有热。口腔疾病致口臭者，多为牙疳、龋齿或口腔不洁等；胃肠有热致口臭者，多见胃火上炎、宿食内停或脾胃湿热之证。

（2）鼻臭　指鼻腔呼气时有臭秽气味。其因有三：一是鼻涕，如鼻流黄浊黏稠腥臭之涕，缠绵难愈，反复发作，是鼻渊。二是鼻部溃烂，如梅毒、疠风或癌肿可致鼻部溃烂，而产生臭秽之气。三是内脏病变，如鼻呼之气带有"烂苹果味"，是消渴之重症。若呼气带有"尿臊气"，则多见于阴水患者，是病情垂危的险症。

（3）身臭　身体有疮疡、溃烂、流脓水，或有狐臭、漏液等均可致身臭。

2. 排出物气味

呕吐物气味臭秽，多为胃热炽盛；呕吐物气味酸腐，呈完谷不化之状，则为宿食内停；呕吐物腥臭，夹有脓血，可见于胃痈；嗳气酸腐，多因胃脘热盛或宿食停滞于胃而化热。

小便臊臭，其色黄混浊，属实热证；若小便清长，微有腥臊或无特殊气味，属虚证、寒证。

大便恶臭，黄色稀便或赤白脓血，为大肠湿热内盛；小儿大便酸臭，伴有不消化食物，为食积内停；大便溏泻，其气腥者为脾胃虚寒；矢气如败卵味，多因暴饮暴食，食滞中焦或肠中有宿屎内停所致。

月经或产后恶露臭秽，因热邪侵袭胞宫所致；带下气臭秽，色黄，为湿热下注；带下气腥，色白，为寒湿下注。

3. 病室气味

病室的气味由病体本身及其排出物等发出。瘟疫病开始即有臭气触人，轻则盈于床帐，重则充满一室；室内有血腥味，多是失血证；室内有腐臭气味，多有浊腐疮疡；室内有尸臭气味，是脏腑败坏；室内有尿臊气，多见于水肿病晚期；室内有烂苹果气味，多见于消渴病。

三、问诊

问诊，是医护人员通过询问患者或陪诊者，了解疾病的发生、发展、治疗经过、现在症状和其他与疾病有关的情况，以诊察疾病的方法。

问诊的内容主要包括：一般项目、主诉、病史和现在症等。

（一）问一般项目

问一般项目，包括姓名、性别、年龄、民族、职业、婚否、籍贯、现单位、现住址等。询问和记录一般项目，可以加强医患联系，追访患者，对患者诊治负责。同时也可作为诊断和治疗疾病的重要参考。

（二）问主诉和病史

1. 主诉

主诉是患者就诊时感受最明显或最痛苦的主要症状及其持续的时间。主诉通常是患者就诊的主要原因，也是疾病的主要矛盾。

2. 现病史

现病史包括疾病从起病之初到就诊时病情演变与诊察治疗的全过程。问现病史首先询问起病情况，有无明显的起病原因或诱因，是否有传染病接触史，疾病初起的主要症状、持续时间及程度等；其次询问病情演变过程，从起病到就诊时病情发展变化的主要情况；再则询问诊察治疗过程，要询问所做过的诊断与治疗情况。可为目前疾病的诊断提供依据，也是决定治疗的重要参考。

3. 既往史、生活史、家族史

（1）既往史　包括既往健康状况，曾患过何种主要疾病，其诊治的主要情况，现在是否痊愈，或留有何种后遗症，是否患过传染病。有无药物或其他过敏史。对小儿还应注意询问既往预防接种情况。

（2）生活史　包括患者的生活习惯、经历、饮食嗜好、劳逸起居、工作情况等。生活习惯，主要询问饮食有无偏嗜，有无烟酒等其他嗜好。生活经历，应询问出生地、居住地及时间较长的生活地区，尤其是注意有地方病或传染病流行的地区。工作劳逸，应询问劳动性质、强度、作息时间是否正常等。妇女应询问月经及生育史。

（3）家族病史　是指患者直系亲属或者血缘关系较近的旁系亲属的患病情况，有无传染性疾病或遗传性疾病。如有无近亲结婚等。

（三）问现在症

问现在症，是指询问患者就诊时的全部症状。通过问诊掌握患者的现在症状，了解疾病目前的主要矛盾，并围绕主要矛盾进行辨证，从而对疾病做出确切的判断，是问诊中重要的一环。临床常以明代张景岳的"十问歌"为顺序，清代陈修园又将其略作修改补充。《十问歌》即："一问寒热二问汗，三问头身四问便，五问饮食六胸腹，七聋八渴俱当辨，九问旧病十问因，再兼服药参机变，妇女尤必问经期，迟速闭崩皆可见，再添片语告儿科，天花麻疹全占验。"

1. 问寒热

是询问患者有无冷与热的感觉。寒与热是临床常见症状，问诊时应注意询问患者有无寒与热的感觉，二者是单独存在还是同时并见，临床常见以下四种情况：

（1）但寒不热　患者只有怕冷的感觉而无发热。可见于外感病初起尚未发热之时，或者寒邪直中脏腑经络，以及内伤虚证等。临床上有恶寒、畏寒之分。

①恶寒：患者自觉怕冷，得衣被、近火取暖，其寒不解。多为外邪袭表，卫阳温煦功能失常而致。

②畏寒：患者自觉怕冷，得衣被、近火取暖，其寒可缓解或消失。多为脏腑阳气虚衰，无力温煦机体而致。

（2）但热不寒　患者但觉发热而无怕冷的感觉。可见于里热证，由于热势轻重、时间长短及其变化规律的不同，临床上有壮热、潮热、微热之分。

①壮热：即患者身发高热（体温超过39℃），持续不退，属里实热证。

②潮热：即患者定时发热或定时热甚，有一定规律，如潮汐之有定时。外感与内伤疾病中皆可见有潮热。由于潮热的热势高低、持续时间不同，临床上又有以下三种情况：

阳明潮热：热势较高，热退不净，多在日晡时热势加剧，又称日晡潮热。是由邪热蕴结胃肠，燥屎内结而致，病在阳明胃与大肠。

湿温潮热：患者虽自觉热甚，但初按肌肤多不甚热，扪之稍久才觉灼手，又称之为"身热不扬"，多在午后热势加剧，退后热不净，是湿热病特有的一种热型。

阴虚潮热：午后或夜间发热加重，热势较低，往往仅能自我感觉，体温并不高，多见胸中烦热，手足心发热，故又称"五心烦热"。多见于阴虚证候。

（3）寒热往来　患者恶寒与发热交替发作，其寒时自觉寒而不热，其热时自觉热而不寒，界限分明，一日一发或一日数发，可见于少阳病及疟疾。

（4）恶寒发热　恶寒与发热同时并见，是外感表证的主要症状。

2. 问汗

问汗时要询问患者有无出汗，出汗的时间、部位、多少，出汗的特点、主要兼症以及出汗后症状的变化。常见有以下几种情况：

（1）无汗　外感内伤，新病久病都可见全身无汗。外感病中，邪郁肌表，气不得宣，汗不能达，属于卫气的调节功能失常；当邪气入里，耗伤营阴，导致津枯；内伤久病，肺气失于宣达或血少津亏，汗失生化之源，故无汗。

（2）有汗　询问出汗的时间、汗量的多少、病程的长短，常能判断疾病在表在里，阴阳或盛或衰，以及预后的善恶。

①如患者有汗，病程短，伴有发热恶风等症状，属太阳中风表虚证，是外感风邪所致。

②患者若大汗不已，伴有蒸蒸发热，面赤，口渴饮冷，属实热证。是里热炽盛，蒸津外泄，故汗出量多。

③若冷汗淋漓，或汗出如油，伴有呼吸喘促，面色苍白，四肢厥冷，脉微欲绝，此时汗出

常称为"脱汗""绝汗"。是久病重病正气大伤，阳气外脱，津液大泄，为正气已衰，阳亡阴竭的危候，预后不良。

④白天经常汗出不止，活动后尤甚，称为自汗。多属气虚或阳虚。

⑤患者经常睡则汗出，醒则汗止，称为盗汗。多属阴虚。

⑥患者先恶寒战栗，表情痛苦，辗转挣扎，继而汗出者，称为战汗。多见外感热病的过程中，邪正相争剧烈之时，是疾病发展的转折点。

（3）局部汗

①头汗：指患者仅头部或头颈部出汗较多，亦称"但头汗出"，头汗多因上焦邪热或中焦湿热上蒸；或病危虚阳浮越于上所致。

②半身汗：指半侧身体有汗，或半侧身体经常无汗，或上或下，或左或右。可见于中风先兆、中风、痿证、截瘫等病。多因患侧经络闭阻、气血运行不调所致。

③手足汗：指手心、足心出汗较多。多因热邪郁于内或阴虚阳亢，逼津外出而达四肢所致。

3. 问疼痛

疼痛是临床常见的一种自觉症状，应问清疼痛产生的原因、性质、部位、时间、喜恶等。

（1）疼痛的性质

①胀痛：痛且有胀感。多因气机郁滞所致。

②刺痛：疼痛如针刺，范围较小，部位固定不移。多因瘀血所致。

③绞痛：疼痛有剜、割、绞结之感，疼痛难以忍受。多为有形实邪突然阻塞经络，闭阻气机，或寒邪内侵，气机郁闭，导致血流不畅而成。

④窜痛：痛处不固定，或者感觉不到确切的疼痛部位。多为风邪留着机体的经络关节，阻滞气机，产生疼痛。

⑤掣痛：疼痛多呈条状或放射状，或有起止点，有牵扯感。多由筋脉失养或经阻滞不通所致，可见于胸痹、肝阴虚、肝经实热等。

⑥灼痛：感觉痛处发热，如病在浅表，有时痛处亦可触之觉热，多喜冷凉。多由火热之邪窜入经络，或阴虚阳亢，虚热灼于经络所致。

⑦冷痛：痛处有冷感。多因寒凝筋脉或阳气不足而致。

⑧重痛：疼痛伴有沉重感。多因湿邪困阻气机而致。多见于湿证。

⑨空痛：疼痛有空旷轻虚之感，喜温喜按。多为精血不足而致。

⑩隐痛：痛势较轻，可以耐受，隐隐而痛，持续时间较长。多因气血不足，或阳气虚弱，导致经脉气血运行滞涩所致。

（2）疼痛部位　询问疼痛的部位，可以判断疾病的位置及相应经络脏腑的变化情况。

①头痛：整个头部或头的前后、两侧部位的疼痛。头部不同部位的疼痛，一般与经络分布有关，如后头连项痛属太阳经病，前额痛属阳明经病，头侧部痛属少阳经病，头顶痛属厥阴经病，头痛连齿属少阴经病。

②胸痛：是指胸部正中或偏侧疼痛的自觉症状。胸居上焦，内藏心肺，所以胸痛以心肺病变居多。胸痛多由胸部气机不畅所致。

③胁痛：是指胁一侧或两侧疼痛。因胁为肝胆所居，又是肝胆经脉循行分布之处，故胁痛

多属肝胆及其经脉的病变。

④胃痛：凡寒、热、食积、气滞等病因及机体脏腑功能失调累及于胃，皆可影响胃的气机通畅，而出现疼痛症状。

⑤腹痛：诊察疼痛的确切部位，判断病变所在的脏腑。还要了解引起疼痛的原因，以辨病证的虚实。

⑥腰痛：腰脊骨痛，多病在骨；如腰痛以两侧为主，多病在肾；如腰脊痛连及下肢者，多病在下肢经脉；腰痛连腹，绕如带状，多病在带脉。

⑦背痛：背痛连及头项，伴有外感表证，是风寒之邪客于太阳经；背冷痛伴畏寒肢冷，属阳虚；脊骨空痛，不可俯仰，多为精气亏虚，督脉受损。

⑧四肢痛：四肢痛，多由风寒湿邪侵犯经络、肌肉、关节，阻碍其气血运行所致。

⑨周身痛：周身痛是指四肢、腰背等处皆有疼痛感觉。应注意区分外感、内伤。如新病周身酸重疼痛，多伴有外感表证，属外邪束表；若久病卧床周身疼痛，属气血亏虚，经脉不畅。

4. 问饮食与口味

包括询问口渴、饮水、进食、口味等几个方面。应注意有无口渴、饮水多少、喜冷喜热、食欲情况、食量多少、食物的善恶、口中有无异常的味觉和气味等情况。

（1）问口渴与饮水　询问患者口渴与饮水的情况，可以了解患者津液的盈亏和输布，以及证候的寒热虚实。

①口不渴：为津液未伤，见于寒证或无明显热邪之证。

②口渴：多由津液不足或输布障碍所致。

③口渴多饮：患者口渴明显，饮水量多，是津液大伤的表现。多见于实热证、消渴病及汗吐下后。

④渴不多饮：患者虽有口干或口渴感觉，但又不想喝水或饮水不多。是津液轻度损伤或津液输布障碍的表现。可见于阴虚、湿热、痰饮、瘀血等。

（2）问食欲与食量　询问患者的食欲与食量，可以判断患者脾胃功能的强弱，疾病的轻重及预后。

①食欲减退与厌食：食欲减退，又称"纳少"。厌食又称恶食，即厌恶食物。不思饮食与厌恶食物，均属脾胃不和，消化吸收功能减弱所致。食欲减退，患者不欲食，食量减少，多见于脾胃气虚、湿邪困脾等；厌食，多因伤食而致；若妇女妊娠初期，厌食呕吐者，为妊娠恶阻；饥不欲食，是患者感觉饥饿而又不想进食，或进食很少，可见于胃阴不足证。

②多食易饥：是患者食欲亢进，食量较多，食后不久即感饥饿，又称为"消谷善饥"，临床多伴有身体逐渐消瘦等症状，可见于胃火亢盛、胃强脾弱等，亦可见于消渴病。

③偏嗜：是指嗜食某种食物或异物。其中偏嗜异物者，又称异嗜，若小儿异嗜，喜吃泥土、生米等异物，多属虫积；若妇女停经而嗜食酸味，多为妊娠。

疾病过程中，食欲渐复，表示胃气渐复，预后良好；反之，食欲渐退，食量渐减，表示胃气渐衰，预后多不良。若病重不能食，突然暴食，食量较多，是脾胃之气将绝的危象，称"除中"。实际上是中气衰败，死亡前兆，属"回光返照"的一种表现。

（3）口味　是指患者口中的异常味觉。口淡乏味，多因脾胃气虚而致；口甜，多见于脾胃湿热证；口黏腻，多属湿困脾胃；口中泛酸，可见于肝胆蕴热证；若口中酸腐，多见于伤食

NOTE

证；口苦，属热证的表现，可见于火邪为病和肝胆郁热之证；口咸，多属肾病及寒证。

5. 问二便

是询问患者大小便的有关情况，如大小便的性状、颜色、气味、便量多少、排便的时间、两次排便的间隔时间、排便时的感觉及伴随症状等。询问二便的情况可以判断机体消化功能的强弱，津液代谢的状况，同时也是辨别疾病的寒热虚实的重要依据。

（1）问大便　健康人一般一日或两日大便一次，为黄色成形软便，排便顺利通畅。如受疾病的影响，其消化功能失职，则有黏液及未消化食物等粪便。气血津液失调，脏腑功能失常，可使排便次数和排便感觉等出现异常。

①便次异常：指排便次数增多或减少，有便秘和泄泻之分。

便秘：即大便秘结，指粪便在肠内滞留过久，排便间隔时间延长，便次减少，通常在四至七日以上排便一次，称为便秘。其病机总由大肠传导功能失常所致，可见于胃肠积热、气机郁滞、气血津亏、阴寒凝结等。

泄泻：又称便溏或溏泻，即大便稀软不成形，甚则呈水样，排便间隔时间缩短，便次增多，一日三四次以上。总由脾胃功能失调、水停肠道、大肠传导亢进所致，可见于脾虚、肾阳虚、肝郁乘脾、伤食、湿热蕴结大肠、感受外邪等。

②排便感觉异常：是指排便时有明显不适感觉，病因病机不同，产生的感觉亦不同。

肛门灼热：指排便时肛门有烧灼感。多因大肠湿热蕴结而致，见于湿热泄泻、暑湿泄泻等。

排便不爽：指腹痛且排便不通畅，而有滞涩难尽之感。多由肠道气机不畅所致，可见于肝郁犯脾、伤食泄泻、湿热蕴结等。

里急后重：指腹痛窘迫，时时欲便，肛门重坠，便出不爽。多由大肠湿热所致，见于痢疾。

滑泻失禁：指大便不能控制，呈滑出之状，甚则便出而不自知者，多因脾肾虚衰所致。

肛门气坠：指肛门有下坠之感，甚则脱肛。多见于久泻或久痢不愈。

（2）问小便　健康人在一般情况下，一昼夜排尿量为 1000 ～ 1800mL，尿次白天 3 ～ 5 次，夜间 0 ～ 1 次。排尿次数、尿量，可受饮水、气温、出汗、年龄等因素的影响而略有不同。受疾病的影响，若机体的津液营血不足，气化功能失常，水饮停留等，即可使排尿次数、尿量及排尿时的感觉出现异常。

①尿量异常：尿量异常，是指昼夜尿量过多或过少。

尿量增多：多因寒凝气机，水气不化，或肾阳虚衰，阳不化气，水液外泄而量多。可见于虚寒证、肾阳虚证及消渴病。

尿量减少：可因机体津液亏乏，尿液化源不足，或尿道阻滞，或阳气虚衰，气化无权，水湿不能下入膀胱而泛溢于肌肤所致。可见于实热证、水肿病、癃闭、淋证等。

②排尿次数异常

排尿次数增多：小便频数，常见于虚寒证及消渴病。

排尿次数减少：常见于各种热病和水肿病。

③排尿异常：是指排尿感觉和排尿过程发生变化，出现异常情况，如尿痛、癃闭、尿失禁、遗尿、尿闭等。

小便涩痛：即排尿不畅，且伴有急迫灼热疼痛感，多为膀胱湿热，灼伤经脉，气机不畅所致。可见于淋证。

癃闭：小便不畅，点滴而出为癃；小便不通，点滴不出为闭，统称为癃闭。实者多为湿热蕴结，肝气郁结，或瘀血、结石阻塞尿道而致。虚者多为年老气虚，肾阳虚衰，膀胱气化不利而致。

余沥不尽：即小便后点滴不禁。多为肾气不固所致。

小便失禁：指小便不能随意识控制而自行遗出。多为肾气不足，下元不固，下焦虚寒，膀胱失煦，不能制约水液而致。若患者神志昏迷，而小便自遗，则病情危重。

遗尿：指睡眠中小便自行排出，俗称尿床。多见于儿童。其基本病机为膀胱失于约束。可见于肾阴、肾阳不足，脾虚气陷等。

6. 问睡眠

了解患者有无失眠或嗜睡、睡眠时间的长短、入睡难易、有梦无梦等。临床常见有失眠、嗜睡。

（1）失眠　失眠又称"不寐""不得眠"，是指经常不易入睡，或睡而易醒，不易再睡，或睡而不酣，易于惊醒，甚至彻夜不眠的表现。可见于心脾两虚、心肾不交、肝阳上亢、痰火扰心、食滞胃腑等。

（2）嗜睡　又称多眠，是指神疲困倦，睡意很浓，经常不自主地入睡。其轻者神志清楚，呼之可醒而应，精神极度疲惫，困倦易睡，或似睡而非睡的状态，称为"但欲寐"。如日夜沉睡，呼应可醒，神志朦胧，偶可对答，称为"昏睡"。多见于湿邪困脾、脾气虚弱等，也可见于中风病。

7. 问经带

妇女有月经、带下、妊娠、产育等生理特点，发生疾病时，常能引起上述方面的病理改变。因此，对青春期开始之后的女性患者，除了一般的问诊内容外，还应注意询问其经、带等情况。

（1）问月经　月经指发育成熟女子胞宫周期性出血的生理现象。月经周期一般为28天左右，行经日数3～5天，每次经量中等（一般50～100mL），经色正红无块，经质不稀不稠。14岁左右月经初潮，49岁左右绝经，妊娠期及哺乳期一般月经不来潮。问月经应注意询问月经的周期，行经的天数，月经的量、色、质，有无闭经或行经腹痛，末次月经日期，初潮或绝经年龄等。据此可以判断机体脏腑功能状况及气血的盛衰。

①经期异常

月经先期：指连续2个月经周期提前7天以上。多因脾虚不摄，肾虚不足，冲任不固；或阳盛血热，肝郁化热，阴虚火旺，以致热扰冲任，血海不宁所致。

月经后期：指连续2个月经周期延后7天以上。多因营血亏损，肾精不足，阳气虚衰，无以化血，血海空虚；或气滞血瘀，寒凝血瘀，痰湿阻滞，冲任受阻所致。

月经先后无定期：指经期或提前，或延后7天以上，连续2个月经周期以上。多因肝气郁滞，或瘀血阻滞，或脾肾虚损，冲任失调所致。

②经量异常

月经过多：指月经量较常量明显增多。多因热伤冲任，迫血妄行；或气虚冲任不固，经血失约；或瘀阻胞络，络伤血溢等所致。

崩漏：指非行经期间阴道出血。来势急，出血量多者，称为崩；来势缓，出血量少，淋漓不止者，称为漏，合称崩漏。两者常可相互转化，交替出现。多因血热炽盛，或阴虚火旺，热伤冲任，迫血妄行；或脾肾气虚，冲任不固或瘀阻冲任，血不归经所致。

月经过少：指月经量较常量明显减少，甚至点滴即净。多因精血亏少，或气血两虚，血海失充；或寒凝血瘀，痰湿阻滞，冲任不畅所致。

闭经：指女子年逾 18 周岁，月经尚未来潮；或已行经后又中断，停经 3 个月以上。多因脾肾亏损，冲任不足；或肝肾不足，血海空虚；或气滞血瘀，阳虚寒凝，痰湿阻滞，胞脉不通所致。

③经色、经质异常：经色淡红质稀，多属血少不荣；经色深红质稠，多属血热内炽；经色紫暗，夹有血块，小腹冷痛者，多属寒凝血瘀。

④痛经：指在行经期或行经前后，出现周期性小腹疼痛，或痛引腰骶，甚至剧痛难忍。若经前或经期小腹胀痛或刺痛，多属气滞或血瘀；经期小腹冷痛，得温痛减者，多属阳虚寒凝；经期或经后小腹隐痛，多属气血两虚，肾精不足，胞脉失养所致。

（2）问带下　带下指妇女阴道内的少量无色透明、无臭的分泌物，具有润泽阴道、防御外邪入侵的作用，称为生理性带下。若带下量过多，淋漓不断，或伴有颜色、质地、气味等异常改变者，即为病理性带下。问带下应注意询问带下量的多少、色质和气味等情况。

①白带：带下色白量多、质稀少臭，多属脾肾阳虚，寒湿下注所致。

②黄带：带下色黄质黏、气味臭秽，多属湿热下注或湿毒蕴结所致。

③赤白带：白带中混有血液，赤白杂见，多因肝经郁热，或湿热下注所致。

8. 问小儿

小儿科古称"哑科"，不仅问诊困难，而且不一定准确。问诊时，若小儿不能述说，可以询问其亲属。问小儿，除了一般的问诊内容外，还要注意询问出生前后情况、喂养情况、生长发育情况、预防接种情况、传染病史等。

四、切诊

切诊包括脉诊和按诊两部分内容，脉诊是按脉搏；按诊是在患者身躯上一定的部位进行触、摸、按、压，以了解疾病的内在变化或体表反应，从而获得临床资料的一种诊断方法。

（一）脉诊

脉诊，是医护人员用手指切按患者的脉搏，根据脉动应指的形象，以了解病情，判断病证的诊察方法。

1. 脉诊的临床意义

脉象的形成与脏腑气血关系十分密切，脏腑气血功能失调，血脉运行受到影响，脉象就有变化，故通过诊察脉象的变化，可以判断疾病的病位、性质、邪正盛衰，以及推断疾病的进退预后。

2. 诊脉的部位

有遍诊法、三部诊法和寸口诊法。使用最多的是寸口诊法。寸口又称脉口、气口，其位置在腕后桡动脉搏动处，诊脉独取寸口的理论依据是：①寸口为手太阴肺经之脉，为气血会聚之处，而五脏六腑十二经脉气血的运行皆起于肺而止于肺，故脏腑气血之病变可反映于寸口；②手太阴肺经起于中焦，与脾经同属太阴，与脾胃之气相通，而脾胃为后天之本，气血生化之源，故脏腑气血之盛衰都可反映于寸口。

寸口分寸、关、尺三部，以桡骨茎突为标志，其稍内方的部位为关，关前（腕端）为寸，关后（肘端）为尺。两手各分寸、关、尺三部，共六部脉。寸、关、尺三部可分浮、中、沉三候，是寸口诊法的三部九候。

寸、关、尺分候脏腑，历代医家说法不一，目前多以下列为准：

左寸可候：心与膻中；右寸可候：肺与胸中。

左关可候：肝胆与膈；右关可候：脾与胃。

左尺可候：肾与小腹；右尺可候：肾与小腹。

3. 诊脉的方法和注意事项

（1）时间　诊脉时要求有安静的内外环境。诊脉之前，先让患者休息片刻，使气血平静，医生也要平心静气，然后开始诊脉。诊室也要保持安静。清晨是诊脉的最佳时间。

（2）体位　要让患者取坐位或正卧位，手臂平放和心脏近于同一水平，直腕仰掌，并在腕关节背垫上脉枕，这样可使气血运行无阻，以反映机体的真正脉象。

（3）指法

①选指：医护人员和患者侧向坐，用左手按诊患者的右手，用右手按诊患者的左手，应选用左手或右手的食指、中指和无名指三个手指指目。

②布指：诊脉下指时，首先用中指按在掌后高骨内侧关脉位置，接着用食指按在关前的寸脉位置，无名指按在关后尺脉位置。位置放准之后，三指应呈弓形，指头平齐，以指腹接触脉体。布指的疏密要和患者的身长相适应，身高臂长者，布指宜疏；身矮臂短者，布指宜密，总以适度为宜。

③运指

总按：三指平布，同时用大小相等的指力按脉。

单诊：分别用一个手指单按其中一部脉象。主要用于重点体会寸、关、尺某一部脉象的变化特征。

举法：手指轻按在寸口脉搏动部位皮肤上以体察脉象，又称"浮取"。

按法：手指用力较重，甚至按至筋骨间以体察脉象，又称"沉取"。

寻法：手指用力不轻不重，按至肌肉，并调节适当指力，或左右前后推寻，以仔细体察脉象，又称"中取"。

诊小儿脉可用"一指（拇指）定关法"，而不细分三部，因小儿寸口部短，不容三指定寸、关、尺。

（4）平息　一呼一吸称一息，诊脉时，医护人员的呼吸要自然均匀，用一呼一吸的时间去计算患者脉搏的至数，如正常脉象及病理性脉象之迟、数、缓、疾等脉，均以息计。平是平调的意思，要求医护人员在诊脉时，思想集中，全神贯注。

4. 正常脉象

正常脉象又称平脉，是健康无病之人的脉象。正常脉象有胃、神、根三个特点。

有胃：有胃气的脉象，正常脉象不浮不沉，不快不慢，从容和缓，节律一致。

有神：有神的脉象形态，即脉来柔和。

有根：三部脉沉取有力，或尺脉沉取有力。

平脉随人体内外因素的影响而有相应的生理性变化。妇女脉象较男子濡弱而略快，妇女婚后妊娠，脉常见滑数而冲和。年龄越小，脉搏越快，婴儿每分钟脉搏为 120 ～ 140 次；五六岁的幼儿，每分钟脉搏为 90 ～ 110 次；年龄渐长则脉象渐和缓。

凡常见六脉沉细等同，而无病象的叫作六阴脉；六脉常见洪大等同，而无病象的，叫作六阳脉。此外，有一些人，脉不见于寸口，而从尺部斜向手背，称斜飞脉；若脉出现于寸口的背侧，则称反关脉；还有出现于腕部其他位置者，都是生理特异脉位，是桡动脉解剖位置的变异，不属病脉。

5. 病理性脉象

疾病反映于脉象的变化，称为病脉。脉位分浮沉，浅显于皮下者为浮脉，深沉于筋骨者为沉脉。脉率是指脉动的速率，脉率分迟数。一息不足四至为迟，一息五六至为数。形即形态，包括脉管的粗细及其特殊形象，指下予以辨形，如芤脉似葱管，动脉似豆等。势即脉动的气势或力量，以辨虚实。如脉来势大，有力为实；脉动势小，无力为虚等。

（1）脉象分类与主病（表 5-5）

表 5-5　脉象分类与主病

类别	名称	脉象	主病
浮脉类	浮脉	轻取即得，重按稍减而不空，举之泛泛而有余，如水上漂木	表证，虚证
	洪脉	洪脉极大，状若波涛汹涌，来盛去衰	里热证
	濡脉	浮而细软，如帛在水中	虚证，湿证
	散脉	浮散无根，至数不齐，如杨花散漫之象	元气离散
	芤脉	浮大中空，如按葱管	失血，伤阴
	革脉	浮而搏指，中空外坚，如按鼓皮	亡血，失精，半产，漏下
沉脉类	沉脉	轻取不应，重按乃得，如石沉水底	里证。亦可见于无病之正常人
	伏脉	重手推筋按骨始得，甚则伏而不见	邪闭，厥证，痛极
	弱脉	极软而沉细	气血阴阳俱虚证
	牢脉	沉按实大弦长，坚牢不移	阴寒凝结，内实坚积
迟脉类	迟脉	脉来迟慢，一息不足四至	寒证。久经锻炼的运动员，脉迟而有力，不属病脉
	缓脉	一息四至，来去怠缓	湿证，脾胃虚弱
	涩脉	迟细而短，往来艰涩，极不流利，如轻刀刮竹	精血亏少，气滞血瘀，夹痰，夹食
	结脉	脉来缓，时而一止，止无定数	阴盛气结，寒痰血瘀，症瘕积聚

续表

类别	名称	脉象	主病
数脉类	数脉	一息脉来五至以上	热证。有力为实热，无力为虚热
	疾脉	脉来急疾，一息七八至	阳极阴竭，元阳将脱
	促脉	脉来数，时而一止，止无定数	阳热亢盛，气血痰食郁滞
	动脉	脉形如豆，厥厥动摇，滑数有力	痛证，惊证
虚脉类	虚脉	三部脉会之无力，按之空虚	虚证
	细脉	脉细如线，但应指明显	气血两虚，诸虚劳损，湿证
	微脉	极细极软，按之欲绝，似有若无	阴阳气血诸虚，阳气衰微
	代脉	脉来时见一止，止有定数，良久方来	脏气衰微，风证，痛证
	短脉	首尾俱短，不能满部	气病。有力为气滞，无力为气虚
实脉类	实脉	三部脉举按均有力	实证
	滑脉	往来流利，如珠走盘，应指圆滑	痰饮，食积，实热。妇女妊娠见滑脉，是气血充盛而调和的表现
	弦脉	端直以长，如按琴弦	肝胆病，痰饮，痛证，疟疾
	紧脉	脉来绷急，状若牵绳转索	寒证，痛证
	长脉	首尾端长，超过本位	肝阳有余，火热邪毒等有余之症

①浮脉类：浮脉类的脉象，有浮、洪、濡、散、芤、革六脉。因其脉位浅。

②沉脉类：沉脉类的脉象，有沉、伏、弱、牢四脉。脉位较深，重按乃得。

③迟脉类：迟脉类的脉象，有迟、缓、涩、结四脉。脉动较慢，一息不足四到五至。

④数脉类：数脉类的脉象，有数、疾、促、动四脉。脉动较快，一息超过五至。

⑤虚脉类：虚脉类的脉象，有虚、细、微、代、短五脉。脉动应指无力。

⑥实脉类：实脉类的脉象，有实、滑、弦、紧、长等五脉。脉动应指有力。

（2）相兼脉　相兼脉是指数种脉象并见的脉象。又称之为合脉，有二合脉、三合脉、四合脉之分。相兼脉象的主病，往往等于各个脉所主病的总和，如浮为表，数为热，浮数主表热，以此类推。

（二）按诊

按诊，就是医护人员用手直接触摸、按压患者体表某些部位，以了解局部的异常变化，从而推断疾病的部位、性质和病情的轻重等情况的一种诊病方法。

按诊的应用范围较广。临床上以按肌肤、按手足、按胸腹、按腧穴等为常用，兹分述如下：

1. 按肌肤

是为了探明全身肌表的寒热、润燥以及肿胀等情况。

凡身热初按甚热，久按热反转轻者，是热在表；若久按其热反甚，热自内向外蒸发者，为热在里。肌肤濡软而喜按者，为虚证；患处硬痛拒按者，为实证。轻按即痛者，病在表浅；重按方痛者，病在深部。

皮肤干燥者，尚未出汗或津液不足；皮肤干瘪者，津液不足；皮肤湿润者，身已汗出或津液未伤。皮肤甲错者，伤阴或内有干血。

按压肿胀，可以辨别水肿和气肿。按之凹陷，放手即留手印，不能即起者，为水肿；按之凹陷，举手即起者，为气肿。

2. 按手足

主要在探明寒热，以判断病证性质属虚属实，在内在外，以及预后。凡疾病初起，手足俱冷者，是阳虚寒盛，属寒证；手足俱热者，多为阳盛热炽，属热证。

3. 按胸腹

是根据病情的需要，有目的地对胸前区、胁肋部和腹部进行触摸、按压，必要时进行叩击，以了解其局部的病变情况。

4. 按腧穴

是按压身体上某些特定穴位，通过这些穴位的变化与反应，来推断内脏的某些疾病。腧穴的变化主要是出现结节或条索状物，或者出现压痛及敏感反应。肺病患者，有时可在肺俞穴摸到结节，有时在中府穴出现压痛；肝病患者可出现肝俞穴或期门穴压痛；胃病患者在胃俞穴和足三里穴有压痛；肠痈患者在阑尾穴有压痛。

此外，还可以通过指压腧穴做试验性治疗，从而协助鉴别诊断。如胆道蛔虫腹痛，指玉双侧胆俞穴则疼痛缓解，其他原因的腹痛则无效。

第二节　辨　证

"辨"就是辨明之意；"证"就是指的"证候"，证候是对疾病发展某一阶段本质的高度总结和概括，是对该阶段疾病的病因、病性、病位、病势以及邪正关系等所做的凝练总结。"辨证"指的是通过综合分析望、闻、问、切四诊资料，归纳总结、判断为某种证的诊断过程。

几千年来，经过历代中医人的努力，逐渐发展出了八纲辨证、脏腑辨证、气血津液辨证、经络辨证、卫气营血辨证、六经辨证、三焦辨证等辨证方法。这些方法各有其特点或者偏重，但是又相互联系，互相补充。

一、八纲辨证

八纲就是阴、阳、表、里、寒、热、虚、实，八纲辨证是对疾病的病位深浅、病邪性质、正邪盛衰等情况进行分析综合，归纳总结，是辨证论治的总纲。任何一个病证，通过望、闻、问、切四诊获得的信息，都可以用八纲来加以分析归纳，其中阴阳是总纲，可以概括其他六纲，表、实、热可以归纳为阳；而里、虚、寒则归属于阴。

八纲辨证的各个证候之间是有机联系、相互影响的，并不是单纯地把各种证候片面地划分为八个方面。因此，进行八纲辨证，必须要注意它们之间的兼夹、转化、真假的错综变化关系，才能准确诊断疾病。

（一）表里辨证

表、里是鉴别疾病的病位内外和病势深浅的两个纲领。它是一对相对的概念，就脏与腑相对而言，腑为表而脏为里；以身体的内和外来区分的话，脏腑骨髓为里，而身体的皮毛经络为表。一般而言，表证病轻浅，里证病深重。

1. 表证

外感疾病的初期常见表证，多指由外感六淫、疫疠邪气所产生的证候。多起病急、病程短、病情轻。

【临床表现】恶寒发热，头身疼痛，鼻塞，流涕，微咳嗽，咽痒痛，舌苔薄白或薄黄，脉浮等。

【证候分析】外感六淫之邪，客于肌表，遏制卫气的宣发，导致郁而发热。同时，卫气受遏阻，未能正常宣发，肌表失其温煦，故见恶寒；邪气壅滞，经络气血不通，不通则痛，故而头身四肢疼痛；肺主皮毛，外邪从口鼻、皮毛而入，肺气失宣，故有鼻塞、流涕、咳嗽；恶寒发热，头身疼痛，舌苔薄白，脉浮为表证的特征。

2. 里证

里证与表证相对而言，是指疾病深入气血、脏腑、骨髓等"里"的证候。多起病缓、病位深、病情重、病程长。

【临床表现】里证病因多样，病位深广。凡非表证及半表半里证的特定证候，一般都属里证范畴。以脏腑症状为主要表现。

【证候分析】一般起病缓、病位深、病情重、病程长。

3. 半表半里证

半表半里证是疾病过程中的一个特殊证型，可以是外邪由表传里，但是还没有入里；或者是里邪外透于表，正邪相争于表里之间的一个状态。

临床主要表现为寒热往来，心烦欲呕，胸胁胀满，口苦咽干，情绪低落，不欲纳食，目眩，脉弦等。

4. 表证和里证的鉴别（表5-6）

表 5-6　表证和里证的鉴别

鉴别项	寒热	兼证	舌象	脉象
表证	恶寒发热并见	头身疼痛、鼻塞流涕、喷嚏	舌苔无明显变化	脉浮
里证	但热不寒或但寒不热	脏腑症状为主	舌苔多有变化	脉沉

（二）寒热辨证

寒热是辨别疾病性质的两个纲领。阳盛则热，阴虚则热；阴盛则寒，阳虚则寒。寒证、热证反映人体阴阳的偏盛与偏衰，阳盛为实热证，阴虚为虚热证；阴盛为实寒证，阳虚为虚寒证。

1. 寒证

无论是实寒还是虚寒，表寒还是里寒，均是指本质属寒性的病理证候。

【临床表现】形寒肢冷，喜温，困倦喜卧，面色㿠白，口淡不喜饮，痰液、鼻涕清稀，小便清长，大便溏，舌淡苔白润滑，脉紧或迟等。

【证候分析】外寒侵袭或阳气亏虚，影响阳气温煦，故见形寒肢冷，蜷卧喜暖，面色㿠白；寒不消水，津液不伤，故口淡不渴；阳虚温化无力，以致痰涕清冷，小便清长；脾阳虚损，运

NOTE

化失司，而见大便稀溏；阳虚鼓脉无力，故脉迟，寒性收引则脉紧，舌淡苔白润滑为寒象。

2. 热证

无论是实热还是虚热，表热还是里热，均是指本质属热性的病理证候。

【临床表现】恶热喜凉，口干喜冷饮，面红目赤，烦躁不安，痰液、鼻涕黄稠，小便短赤，大便干结，舌红苔黄而燥，脉数等。

【证候分析】阳热偏盛，则喜凉恶热。火热之邪耗津伤液，则口干喜冷饮，痰涕黄稠，小便短赤；火性炎上，可见面红目赤；热扰心神，则烦躁不安；热灼津液，津亏肠燥，传导失司，则大便干结；舌红苔黄而燥，脉数为热证。

3. 寒证与热证的鉴别（表 5-7）

表 5-7　寒证和热证的鉴别

鉴别项	寒证	热证
寒热	恶寒喜暖	壮热恶热
口渴	口淡不渴	渴喜冷饮
面色	㿠白	红赤
四肢	冷	热
二便	小便色清量多，大便稀溏不成形	小便短赤，大便干结
舌象	舌淡苔白	舌红苔黄
脉象	数	迟或紧

（三）虚实辨证

虚实是辨别患者正邪盛衰的纲领。正气不足为虚，邪气充盛为实。

1. 虚证

虚证是人体正气亏虚的病理概括，先天不足、后天失养、久病耗伤均可以导致虚证。

【临床表现】复杂多样，常见有神疲乏力，倦怠懒言，面色萎黄或苍白，视物昏花，心慌气短，自汗，形寒肢冷，潮热盗汗，五心烦热，二便失禁，舌红无苔或少苔，脉数无力等。

【证候分析】虚证主要体现在气、血、阴、阳几个方面。气虚者，其主要表现为神疲倦怠，少气懒言，面色萎黄，二便失禁；血虚者，面色苍白无力，精神差，眼花心悸；阳虚者，形寒肢冷；阴虚者，五心烦热，潮热盗汗，舌红少苔。

2. 实证

实证是邪气充盛而正气不虚的病理概括。多为素体强壮，突感外邪，正邪相争所致，或脏腑失调导致气滞血瘀、食滞虫积、水湿痰饮凝聚所致。

【临床表现】常因病因、病性、病位不同而表现不一，常有：高热，面红目赤，烦躁胸闷，呼吸气粗，痰涎壅盛，或有水肿，积聚结块，瘀血肿痛，食滞虫积，腹痞满胀痛而拒按，大便秘结，小便淋沥不尽，苔厚腻，脉实有力等。

【证候分析】邪实而正不虚，正邪相争则发热，面红目赤。热扰心神则烦躁胸闷；邪阻气机，肺气失宣而胸闷气粗，腹痞满胀痛；水湿聚集生痰，则痰涎壅盛、水肿；气滞血瘀则有瘀血肿痛；腑气不通则便秘；湿热下注则小便不利；湿热蒸腾则苔厚腻；正邪相争则脉实有力。

3.虚证和实证的鉴别

虚实鉴别常需四诊合参、综合分析（表5-8）。

表 5-8　虚证和实证的鉴别

鉴别项	虚证	实证
体质	体弱	壮实
声音	声低息微	声高息粗
病程	久病	暴病
四肢	冷	热
舌象	舌淡嫩	舌质苍老
脉象	弱无力	有力

（四）阴阳辨证

阴阳是八纲之总纲。实、表、热为阳性证候；虚、里、寒为阴性证候。

1.阴证

凡属于"虚、里、寒"性质的证候，统称为阴证。

【临床表现】精神倦怠，畏寒肢冷，神疲乏力，声低气怯，口淡不渴，大便溏薄，小便清长，舌胖大，质淡嫩，脉沉迟。

【证候分析】精神倦怠，神疲乏力，声低气怯是虚证的表现；舌淡胖嫩，脉沉迟是里证的表现；畏寒肢冷，口淡不渴，大便溏薄不成形，小便清长是寒证的表现。

2.阳证

凡属于"实、表、热"性质的证候，统称为阳证。

【临床表现】发热微恶风，口干喜饮，神昏谵语，咽喉肿大，舌红苔黄，脉浮数。

【证候分析】发热微恶风是表证、热证的表现；口干渴饮，神昏谵语，咽喉肿大，是热证、实证的症状；舌红苔黄，脉浮数为表实热之征。

3.常见证候

（1）阴虚证

【临床表现】颧红面赤，潮热盗汗，五心烦热，舌干红少苔或无苔，脉细数无力。

【证候分析】病久伤肾水真阴，阳不潜藏，虚火上炎，故颧红面赤；虚火内扰，故五心烦热，潮热盗汗；舌红干少苔或无苔，脉细数无力为阴虚之征。

（2）阳虚证

【临床表现】畏寒肢冷，面色㿠白，大便稀溏不成形，小便次数增多，舌淡胖，苔白润，脉沉细无力。

【证候分析】病久伤肾中真火元阳，失于温煦，则畏寒肢冷；阳虚不能行腠理、温分肉，故面色㿠白；火不暖土，故大便稀溏不成形；肾虚膀胱失约，气化失常，则小便次数增多；舌淡胖，苔白润，脉沉细无力为阳虚之征。

（3）亡阴证

【临床表现】汗出如油，身热肢温，口舌干燥，肌肤干瘪，烦躁不安，小便量少或无，舌干红或苍老，脉细数无力。

【证候分析】阴液耗竭，故口舌干燥；阴虚则内热，虚热上扰则烦躁不安，周身暖和；津液化源告竭，则小便量少；舌红面干或苍老，脉细数无力为亡阴之象。

（4）亡阳证

【临床表现】大汗淋漓，肢冷畏寒，神疲倦怠嗜睡，舌淡白润滑，脉微欲绝。

【证候分析】阳气外脱，腠理开而津随阳脱，故汗出身冷；阳脱失于温煦，故恶寒而得热不解；功能消退殆尽，则神疲倦怠嗜睡；舌淡白润滑，脉微欲绝为亡阳之征。

二、气血津液辨证

气血津液辨证，是根据人体内气、血、津液代谢情况，来分析、判断疾病中有无气血津液亏损或运行障碍证候的辨证方法。

（一）气病辨证

根据气病发生发展的特点，常见的证候有气虚、气滞、气逆、气陷四种。

1. 气虚证

指气不足，气的推动、气化、固护功能减退，或者脏腑功能减退，表现出虚弱证候。

【临床表现】神疲乏力，少气懒言，气怯声低，头晕，自汗，易感冒，舌淡苔薄白，脉细弱无力。

【证候分析】气虚气化推动不足，脏腑功能减退，故有神疲乏力，气怯声低；气虚清阳不升，则有头晕；卫外不固，腠理开阖失司，则自汗出；劳则耗散正气，加剧气虚症状，故活动后诸症加剧；舌质淡苔薄白，脉细弱无力属气虚之证。

本证的辨证要点：病体虚弱，以神疲、乏力、气短、自汗、脉虚为主要表现。

2. 气陷证

指气的升举功能失常，表现为升举无力甚则下陷的证候。

【临床表现】头晕眼花，气短疲乏，脘腹、肛门坠胀不适或脱肛，眼睑、子宫等内脏下垂，舌质淡，苔白，脉沉而无力。

【证候分析】气的升举作用是维持脏器位置恒定的重要因素，升举无力则器官失于托举，故见脱肛、子宫脱垂等内脏下垂的表现；舌质淡，苔白，脉沉而无力均为气陷之证。

本证的辨证要点：体弱而瘦，以气短、气坠、脏器下垂为主要表现。

3. 气滞证

指气机运行不畅，甚则停留于机体局部的证候。

【临床表现】胸胁、脘腹或损伤部位的胀闷或疼痛，性质可为胀痛、窜痛、攻痛，症状时轻时重，部位不固定，胀痛常随嗳气、肠鸣、矢气等减轻，或症状随情绪变化而增减。

【证候分析】气机不畅则痞胀，障碍不通则痛，气得运行则痛减。因此，气机阻滞，运行不畅，就会出现脏腑气机阻滞，攻窜作痛。

本证的辨证要点：以胸胁脘腹或损伤部位的胀闷、胀痛、窜痛为主要表现。

4. 气逆证

指气的升降失调，气逆向上的证候。

【临床表现】肝气上逆，可见头痛、眩晕、昏厥；胃气上逆，则见恶心、呕吐、嗳气、呃逆等症；肺气上逆，则见咳嗽、喘息等症。

【证候分析】忧思恼怒伤肝，肝气之升发太过上逆而见头痛、眩晕、昏厥；胃以降为和，胃失和降，胃气上逆可见恶心、呕吐、嗳气、呃逆；肺失肃降，肺气上逆而发咳嗽、喘息。

本证的辨证要点：以咳喘或呕吐呃逆为主要表现。

（二）血病辨证

血病辨证主要包括血虚证、血瘀证、血寒证、血热证等。

1. 血虚证

是指以血液生化不足，对脏腑器官的濡养不足为主要表现的证候。

【临床表现】面色苍白，爪甲不荣，唇舌色淡，头晕心悸，四肢麻木不仁，妇女经血量少，甚则停经，经色淡，舌质淡苔白，脉细。

【证候分析】血液亏虚，不荣于肢末，则面色苍白，爪甲不荣，唇舌色淡，手足发麻；心藏血，心血亏虚不荣于心，故心悸；血虚清窍失养，故见头晕眼花；经血化生无源，故月经量低于正常，色淡；舌质淡，苔白，脉细为血虚之征。

本证的辨证要点：病体虚弱，以肌肤黏膜颜色淡白、脉细为主要表现。

2. 血瘀证

指血液流行不畅，瘀滞经络脉道引起的证候。

【临床表现】痛处固定不移，状如针刺，拒按，受寒及入夜后加剧，面色黧黑，肌肤甲错，皮下瘀斑，舌紫暗，舌体见瘀点，舌下络脉曲张，脉涩或结代。

【证候分析】瘀血内阻于经络，故痛处固定不移，拒按，疼痛如针刺，血属阴，自旺于阴分，故入夜加剧；瘀血停滞，血失濡养之职，故见面色黧黑，肌肤甲错；舌质紫暗或见瘀点，脉涩结代为瘀血之征。

本证的辨证要点：以固定刺痛、肿块、出血、瘀血色脉征为主要表现。

3. 血热证

指热入血分，热邪内盛的证候。

【临床表现】身热夜甚或潮热，口渴，面赤，心烦失眠，躁扰不宁，甚或狂乱，神昏谵语，或见各种出血，如吐血、鼻衄、咳血、尿血、便血，以及妇女月经先期等，血色深红，或斑疹显露，或为疮痈，舌红绛，脉滑数。

【证候分析】热入血分，血行加速，脉道扩张，故见面红目赤，舌绛，脉数；热盛而迫血妄行，血溢脉外，故表现为各种出血及妇女月经过多、经期提前等；热扰心神，故见心烦失眠，躁扰不宁，甚或狂乱，神昏谵语；身热夜甚，口渴为热邪升腾，耗伤津液之象。

本证的辨证要点：以身热口渴、斑疹吐衄、烦躁谵语、舌绛、脉数为主要表现。

4. 血寒证

指寒邪入血，血液凝滞收引，运行不畅为主要表现的证候。

【临床表现】恶寒而喜暖，少腹冷痛，得温觉舒，肢体发凉，妇女痛经，月经延期，经色暗，夹有血块，舌紫暗，苔白，脉沉涩迟。

【证候分析】寒邪客于经脉，血行不畅，故见恶寒喜暖，少腹冷痛，得温觉舒；寒凝胞宫，经血不能按时而下，故妇女月经推后，色暗有血块，痛经；舌紫暗，脉沉涩迟属血寒之征。

本证的辨证要点：以患处冷痛拘急、畏寒、唇舌青紫、妇女月经后期、经色紫暗有夹块等为主要表现。

（三）气血同病辨证

"气为血之帅，血为气之母"，气血互生互用，常相互影响，既见气病又见血病，即为气血同病。其形式多样，临床常见的有气血两虚证、气虚血瘀证、气滞血瘀证、气不摄血证、气随血脱证等。

各证的临床表现，一般是两个基本证候相合而同时存在。气滞血瘀证、气血两虚证的病机常常是互为因果。气虚血瘀证、气不摄血证，一般是气虚在先，为因、为本；血瘀或出血在后，为果、为标。气随血脱证则是因大失血而致血脱在前，而后元气随之消亡，病势危急。

（四）津液辨证

津液病辨证是通过分析津液代谢情况来判断疾病情况的辨证方法。根据病因病机的不同，可分为津液不足和水液停聚两个证型。

1. 津液不足证

是以津液亏少，机体失于濡润为主要表现的证候。

【临床表现】口唇干燥，鼻干咽干，皮肤失于润泽，小便短而少，大便燥结，舌红少津，脉细数。

【证候分析】津亏失去濡润之职，故口唇干燥，鼻干咽干，皮肤失于润泽；津伤则尿液化生无源，故小便短少；津枯肠燥，则见大便燥结；舌红而燥，脉细数皆为津液亏虚之象。

本证的辨证要点：以口渴尿少，口、鼻、唇、舌、皮肤、大便干燥为主要表现。

2. 水液停聚证

水液停聚证是指水液输布失常导致水液潴留的证候。

【临床表现】头面肢体或全身水肿，按之凹陷不易起，或为腹水，见腹部膨隆，叩之音浊，小便短少不利，身体困重，舌淡胖，苔白滑，脉濡缓。

【证候分析】病理性的"水"为质地清稀、流动性大的病理产物，水为有形之邪，水液输布失常而致泛溢肌肤，故以水肿、身体困重为主症；水液停聚腹腔而成腹水，故见腹部膨隆，叩之音浊；膀胱气化失司，水液停蓄而不泄，故见小便不利；舌淡胖，苔白滑，脉濡缓为水湿内停之征。

本证的辨证要点：以肢体浮肿，小便不利，或腹大痞胀，舌淡胖为主要表现。

三、脏腑辨证

脏腑辨证，是依据各脏腑的生理病理特点、脏腑之间的相互关系，对疾病进行总结归纳，进而判断邪正关系、病位、病性的辨证方法。

（一）肝与胆的辨证

肝胆相互络属，互为表里。肝为风木之脏，喜舒畅条达，主疏泄、藏血，在体为筋，其华在爪，开窍于目。胆为中清之府，有升发清阳之功，胆贮藏和排泄胆汁，以助消化，并与情志活动有关，有"胆主决断"之说。

1. 肝火上炎证

指肝火亢盛，内扰于肝，气火上逆的证候。

【临床表现】头晕胀痛，目赤肿痛，口苦口干，心烦易怒，轰然耳鸣，或胁肋灼痛，吐血，衄血，尿黄便秘，舌红苔黄，脉弦数。

【证候分析】肝火循经上攻头面，故头晕胀痛；如夹胆气上逆，则口苦口干；肝开窍于目，肝火上走于目睛，故目赤肿痛；热灼气阻，肝失舒畅条达，故胁肋灼痛；胆经入耳，热循经上冲于耳，则轰然耳鸣，火热耗津，故便秘尿黄；舌红苔黄，脉弦数为肝火上炎之象。

本证以头痛、烦躁、耳鸣、胁痛等与火热症状共见为辨证的主要依据。

2. 肝气郁结证

指肝失疏泄，气机郁结的证候。

【临床表现】激动易怒或闷闷不乐，头痛目眩，两胁闷胀或痛，乳房胀痛，善太息，月经不调，舌红，苔薄白或稍厚，脉弦。

【证候分析】肝失疏泄，气机郁滞，失其舒畅条达，故而情绪激动易怒；肝经循胁肋而行，肝气郁结，经气不利，则两胁闷胀或痛，乳房胀痛，太息。

本证多与情志因素有关，以情志抑郁、胸胁或少腹胀痛等为辨证的主要依据。

3. 肝阴虚证

指阴液不足，肝失濡养，虚热内扰所表现的证候。

【临床表现】双目干涩，头晕耳鸣，骨蒸潮热，五心烦热，胁肋隐隐灼痛，手足蠕动，舌红少津，脉弦细数。

【证候分析】肝肾同源，肝阴不足，不能上养清窍，则头晕耳鸣；肝开窍于目，肝阴亏虚，双目失养则两目干涩；虚火内扰，则见骨蒸潮热，五心烦热；肝络失养，疏泄失职，故胁肋隐隐灼痛；肝主筋，筋脉失养则手足蠕动；舌红少津，脉弦细数为肝阴虚之象。

本证以头晕、目涩、胁痛等与虚热症状共见为辨证的主要依据。

4. 肝阳上亢证

指肝肾阴虚，阴不制阳，肝阳亢于上的证候。

【临床表现】眩晕耳鸣，头目胀痛，口燥咽干，腰膝酸软，失眠梦多，舌红少苔，脉弦有力。

【证候分析】肝阴虚，阴不制阳，阳亢气血上冲，则有眩晕耳鸣，头目胀痛；肝阴亏虚，故见腰膝酸软，失眠梦多；舌红少苔，脉弦有力为肝阳上亢之象。

本证以眩晕耳鸣、头目胀痛、面红、烦躁、腰膝酸软等为辨证的主要依据。

肝火上炎、肝气郁结、肝阴虚、肝阳上亢四证的病机，常可互相转化，如肝气久郁，可以化火；肝火上炎，火热炽盛，可以灼烁肝阴；肝阴不足，可致肝阳上亢；而肝阳亢盛又可化火伤阴。所以在辨证上既要掌握其各自特征，又要分析其内在联系，才能做出准确判断。

5. 肝血虚证

指血液亏虚，肝失滋养所表现的证候。

【临床表现】爪甲不荣，面白无华，眩晕耳鸣，夜寐多梦，夜盲，或见肢体麻木，关节不利，手足震颤，妇女月经量少，舌淡苔白，脉弦细。

【证候分析】肝血亏虚，无以荣养，故而面白无华，爪甲不荣，眩晕耳鸣，夜盲；筋脉失养，则见肢体麻木，关节不利，手足震颤；女子以肝为先天，肝血不足，则月经量少色淡；舌淡苔白，脉弦细为血虚之征。

本证多有体弱、失血等病史，以眩晕、视力减退、经少、肢麻手颤等与血虚证共见为辨证的主要依据。

6. 寒凝肝脉证

指寒邪侵袭，凝滞肝脉的证候。

【临床表现】囊缩引痛，遇寒加剧，得热痛减，少腹冷痛牵引睾丸胀痛，舌苔白滑，脉沉迟。

【证候分析】肝经支脉绕阴器，抵少腹，寒凝肝脉，经脉挛缩，故囊缩引痛；寒性收引，故见少腹冷痛牵引睾丸胀痛；热则气血通利，寒则气血凝滞，故遇寒加剧，得热痛减；舌苔白滑，脉沉迟为寒凝肝脉之征。

本证以少腹、前阴、颠顶冷痛与实寒证共见为辨证的主要依据。

7. 肝胆湿热证

指湿热蕴结肝胆经脉的证候。

【临床表现】胁肋灼痛，身目发黄，口苦黏腻，会阴潮湿瘙痒，舌红苔黄腻，脉弦数。

【证候分析】肝胆属下焦，湿热蕴结肝胆，故胁肋灼痛，湿热内阻，胆汁不循常道，泛溢肌肤，则身目发黄；湿热熏蒸于咽，故口苦黏腻；肝经绕阴器，湿热循经下注，则见会阴潮湿瘙痒；舌红苔黄腻，脉弦数，为湿热内蕴肝胆之征。

本证以胸胁胀痛、身目发黄，或阴部瘙痒、带下黄臭等与湿热证共见为辨证的主要依据。

8. 胆郁痰扰证

指肝胆失于疏泄，郁而化热，痰热互结所表现的证候。

【临床表现】胆怯易惊，惊悸不宁，耳鸣目眩，胸闷太息，口苦黏腻，舌苔黄腻，脉弦滑。

【证候分析】痰热互结，胆气不宁，失于决断，故见胆怯易惊，惊悸不宁；胆经支脉络目入耳，痰浊上扰清空，故耳鸣目眩；胆经络胸胁，胆气郁滞，则见胸闷善太息；痰热上溢于咽，故口苦黏腻；舌苔黄腻，脉象弦滑为痰热内蕴之征。

本证以胆怯、惊悸、失眠、眩晕、呕恶等为辨证的主要依据。

（二）心与小肠的辨证

心者君主之官，神明出焉，主血脉，藏神，开窍于舌，其华在面。心与小肠相表里，二者经脉相连，气血相通。

1. 心气虚证、心阳虚证、心阳暴脱证

心气虚证，是指心气亏损，导致运血无力，心功能减退所表现的证候。心阳虚证，是指心阳虚弱，温煦无力所表现出的虚寒证候。在心阳虚的基础上，再感寒邪，或者劳累过度，心的阴阳离绝导致出现心阳暴脱的危证。

【临床表现】心慌胸闷，稍动尤甚，面色㿠白，健忘惊怯，多梦易惊，自汗出，舌淡苔白，脉弱。如见有畏寒肢冷，心痛，舌淡胖，苔白滑，脉沉细弱者为心阳虚证。若突然出现猝然昏厥，四肢厥冷，冷汗淋漓，唇甲青紫，面白脉微，则是心阳暴脱之危候。

【证候分析】心气虚证，主要是心气亏虚，功能不足。在此基础上，若出现虚寒症状则为心阳虚证；而如果在心阳虚的基础上出现亡阳症状则为心阳暴脱证。

心气虚证以心悸、神疲与气虚症状共见为辨证的主要依据；心阳虚证以心悸怔忡、心胸憋闷与阳虚症状共见为辨证的主要依据；心阳暴脱证以心悸胸痛、冷汗、肢厥、脉微为辨证的主要依据。

心气虚证、心阳虚证、心阳暴脱证均有心悸怔忡、胸闷气短、活动后加重、自汗的表现，三证的鉴别见表 5-9。

表 5-9 心气虚证、心阳虚证、心阳暴脱证的鉴别

心气虚证	心阳虚证	心阳暴脱证
神疲与气虚症状：面色淡白或㿠白，舌淡苔白，脉虚	心胸憋闷与阳虚症状：畏寒肢冷，心痛，面色㿠白或晦暗，舌淡胖苔白滑，脉微细	心悸胸痛与亡阳症状：突然冷汗淋漓，四肢厥冷，呼吸微弱，面色苍白，口唇青紫，神志模糊或昏迷

2. 心血虚证与心阴虚证

指心血不足、心阴不足所表现的证候。

【临床表现】心悸怔忡，失眠多梦，是心血虚与心阴虚的共同表现。若兼见面白无华或萎黄，唇舌色淡，眩晕，脉细等症为心血虚证。若见五心烦热，颧红目赤，骨蒸潮热，舌红少津，脉细数为心阴虚证。

【证候分析】血虚无以荣养肌肤，则可见面色萎黄或㿠白无华，唇甲色淡；

血虚无以上荣清窍，则见眩晕；血虚脉道失充，则脉象细弱；而若心阴虚，阴虚内热，虚热上炎，则颧红目赤；虚热内扰，故见骨蒸潮热，五心烦热；舌红少津，脉细为阴虚内热之象。

心血虚证与心阴虚证均可见心悸、失眠、多梦等症，但心血虚证以血虚症状为特征而无热象，心阴虚证以阴虚症状为特征而有明显热象。

3. 心脉痹阻证

指心脏脉络痹阻不通所表现的证候。

【临床表现】心前区胸闷不适，甚至有压榨感，或感胸痛，可以放射至肩背颈臂，舌紫暗或见瘀斑瘀点，脉细涩。

【证候分析】心脉痹阻，气血不通，胸阳不展，故而心前区胸闷不适，有压榨感或胸痛；手少阴心经循行于手臂内侧，交出腋下，故见疼痛放射至肩背颈臂；舌紫暗或见瘀斑瘀点，脉细涩为心脉痹阻之征。

本证以心悸怔忡、心胸憋闷疼痛与瘀血症状共见为辨证的主要依据。因致痛之因有别，应辨别疼痛特点及兼证以审证求因。

4. 心火亢盛证

指心火炽盛，扰乱心神，上炎口舌，心热下移所表现的证候。

【临床表现】心烦懊恼不得卧，重则狂躁谵语，小便黄，大便干，舌尖红绛或见口舌生疮，脉数有力。

【证候分析】心火亢盛，心神不安，轻则心烦懊恼不得卧，重则狂躁谵语；舌为心之苗，心火上炎则见舌尖红绛或口舌生疮；脉数有力为里热征象。

本证以发热、心烦、舌赤生疮、尿赤灼痛为辨证的主要依据。

5. 痰火扰心证

指痰火互结，扰动心神所表现的证候。

【临床表现】气粗高热，喉间痰鸣，烦躁易怒，甚则躁狂谵语，或见心烦失眠，痰多胸闷，

头晕目眩，喜怒无常，舌红苔黄腻，脉滑数。

【证候分析】因外感邪热所致的痰火扰心证多表现为高热气粗，痰多黄稠，以及痰蒙心窍所致的躁狂谵语，神志不清；而内伤引起的多表现为失眠心烦，头晕目眩，喜怒无常；舌红苔黄腻，脉滑数则为痰热内盛之象。

本证以神志狂躁、神昏谵语与痰热症状共见为辨证的主要依据。

（三）脾与胃的辨证

脾胃共处中焦，互为表里。脾主运化水谷，胃主受纳腐熟，脾升胃降，共同完成饮食物的消化吸收与输布。脾为气血生化之源，后天之本，脾还具有统血、主四肢肌肉的功能。

1. 脾气虚证与脾阳虚证

脾气虚证，是指脾气不足、脾失健运出现的证候。脾阳虚证，是指在脾气虚的基础上出现阳虚的证候。

【临床表现】肢体倦怠，少气懒言，食少腹胀是脾气虚和脾阳虚的共同症状。面色萎黄，大便溏薄，舌淡苔白，脉缓弱为脾气虚的症状。肢冷蜷卧，畏寒喜暖，大便稀薄，小便清长，舌淡胖，脉沉迟无力为脾阳虚的症状。

【证候分析】脾气虚弱，故肢体倦怠，少气懒言；脾虚运化无力，故面色萎黄，则大便溏薄；舌淡苔白，脉缓弱是脾气虚弱之征；肢冷蜷卧，畏寒喜暖，舌淡胖，脉沉迟无力为脾阳虚弱之征。

脾气虚证以食少腹胀、便溏与气虚症状共见为辨证的主要依据；脾阳虚证有畏寒肢冷、脘腹隐痛喜温等寒象。

2. 中气下陷证

指因脾气虚弱，升举乏力下陷引起的证候。

【临床表现】脘腹重坠作胀，食后益甚，或便意频数，肛门重坠，或久泻不止，甚或脱肛，或子宫下垂，气短懒言，神疲乏力，头晕目眩，面白无华，食少便溏，舌淡，苔白，脉缓或弱。

【证候分析】中气不足，故少气乏力，肢体倦怠；脾虚升举无力，故脘腹、肛门重坠作胀，甚或脱肛或子宫脱垂；清阳不升则头晕目眩；舌淡苔白，脉弱皆为中气下陷的表现。

本证以脘腹重坠、内脏下垂与气虚症状共见为辨证的主要依据。

3. 脾不统血证

指脾虚统摄无权，导致血液外溢所表现的证候。

【临床表现】肌衄，齿衄，便血，尿血，或妇女月经量多，甚至崩漏，常伴面色无华，神疲懒言，纳差食少，乏力困倦，舌淡苔白，脉细弱。

【证候分析】脾虚统血无权，血渗毛孔、齿龈而出，则为肌衄、齿衄；溢于肠胃、膀胱则为便血、尿血；冲任不固，血循胞宫而下，则为月经量多甚至崩漏；舌淡苔白，脉细弱为脾不统血之征。

本证以各种慢性出血与气血两虚症状共见为辨证的主要依据。

4. 寒湿困脾证

指寒湿内盛，中阳受困所表现的证候。

【临床表现】头身困重，口淡不渴，脘痞腹胀，口腻纳呆，舌淡胖苔白腻，脉濡。

【证候分析】"因于湿，首如裹"，寒湿困阻，故见头身困重；寒不消水，故口淡不渴；寒湿伤中阳，故脘腹痞闷胀痛，湿滞气机，则口腻纳呆；舌淡胖苔白腻，脉濡缓为寒湿困脾之征。

本证以纳呆、腹胀、便溏、身重、苔白腻等为辨证的主要依据。

5. 湿热蕴脾证

指湿热内蕴中焦，导致脾胃功能失调所表现的证候。

【临床表现】头身困重，肢软乏力，脘痞腹胀，纳呆，便溏黏腻，舌红苔黄腻，脉濡数。

【证候分析】"因于湿，首如裹"，湿热困脾，故头身困重，肢软乏力；湿热伤中，故脘痞腹胀，纳呆；脾为湿困，升举乏力，湿性黏滞，故便溏黏腻；舌红苔黄腻，脉濡数为湿热蕴脾之征。

本证以纳呆、腹胀、便溏不爽、身重、苔黄腻为辨证的主要依据。

6. 胃寒证

指寒邪伤胃或胃腑阴寒凝滞所表现的证候。

【临床表现】胃脘冷痛，甚则拘急拒按，得温痛减，遇寒加剧，口淡不渴，泛吐清水，舌苔白滑，脉弦迟。

【证候分析】寒邪在胃，胃阳受困，故胃脘冷痛，得温痛减，遇寒加剧；寒不消水，故口淡不渴；舌苔白滑，脉迟是寒证的表现。

本证多有寒冷刺激的诱因，以胃脘、腹部冷痛、痛势急剧等为辨证的主要依据。

7. 胃热证

指胃火内炽所表现的证候。

【临床表现】胃脘灼热疼痛，反酸，胃灼热，善饥易食，口臭，牙龈肿痛，渴喜冷饮，大便秘结，小便短赤，舌红苔黄，脉数。

【证候分析】炽热在胃，热伤胃络，故胃脘灼热疼痛；胃主受纳，阳热亢进，则善饥易食；胃络入齿龈，胃火循经上炎，故见口臭，牙龈肿痛；火盛伤津，故见大便秘结，小便短赤；舌红苔黄，脉滑数为胃热之征。

本证以胃脘灼痛、消谷善饥与实热症状共见为辨证的主要依据。

8. 胃阴虚证

指胃阴不足所表现的证候。

【临床表现】胃脘嘈杂隐痛，饥不欲食，口燥咽干，大便干结，或脘痞不舒，或干呕呃逆，舌红少津，脉细数。

【证候分析】胃阴不足，则胃阳偏亢，虚热内生，热郁胃中，胃气不和，致脘部嘈杂隐痛，饥不欲食；胃阴亏虚，上不能滋润咽喉，则口燥咽干；下不能濡润大肠，故大便干结；胃失阴液滋润，胃气不和，可见脘痞不舒，阴虚热扰，胃气上逆，可见干呕呃逆；舌红少津，脉象细数是阴虚内热的征象。

本证以胃脘嘈杂、灼痛、饥不欲食与虚热症状共见为辨证的主要依据。

9. 食滞胃脘证

指胃脘腐熟不及，食物停滞所表现的证候。

【临床表现】胃脘胀闷疼痛，嗳腐吞酸或泻下稀溏酸腐臭秽，舌苔厚腻，脉滑数。

NOTE

【证候分析】食物停滞胃脘则脘部胀闷疼痛；食物停滞，损伤胃气，腐熟功能不及，故嗳腐吞酸或泻下稀溏酸腐臭秽；舌苔厚腻，脉滑数为食浊内积之征。

本证多有伤食病史，以脘腹痞胀疼痛、呕泻酸馊腐臭等为辨证的主要依据。

胃病寒热虚实证的鉴别见表 5-10。

表 5-10   胃病寒热虚实证的鉴别

鉴别项	胃寒证	胃热证	胃阴虚证	食滞胃脘证
疼痛性质	冷痛	灼痛	隐痛	胀痛
呕吐	清水	嗳腐气秽	干呕	酸腐食物
口味	口淡不渴	口臭，渴喜冷饮	口燥咽干	口中腐酸
大便	便溏	秘结	干结	酸臭
舌象	舌淡苔白滑	舌红苔黄	舌红少苔	苔厚腻
脉象	沉迟	滑数	细数	滑

（四）肺与大肠的辨证

肺居胸中，经脉下络大肠，与大肠相为表里。肺主气，司呼吸，主宣发肃降，通调水道，外合皮毛，开窍于鼻。大肠主传导，排泄糟粕。

1. 风寒犯肺证

指风寒袭肺，肺失宣降所表现的证候。

【临床表现】恶寒发热，头项强痛，咳嗽，痰稀色白，鼻流清涕，脉浮紧。

【证候分析】风寒袭肺，太阳经气不利，故见头项强痛；寒邪外束，正邪相争，则恶寒发热；肺在液为涕，肺失宣降，津液输布失常，故痰液稀薄色白；肺开窍于鼻，寒邪束肺，鼻窍不通气致鼻塞流清涕；脉浮紧为风寒之征。

本证多有外感风寒病史，以咳嗽、咯稀白痰与风寒表证共见为辨证的主要依据。

2. 风热犯肺证

指风热侵犯肺卫所表现的证候。

【临床表现】发热微恶风寒，咽痛口干，咳嗽，痰稠色黄，舌尖红，苔薄黄，脉浮数。

【证候分析】风热袭肺，正邪相争则发热，风性开泄，腠理开张，故微恶风寒；喉为肺之门户，热邪外袭，壅于咽部，故咽痛口干；肺失清肃则咳嗽，热邪煎灼津液，故痰稠色黄；舌尖红苔薄黄，脉浮数为风热之征。

本证多有感受风热病史，以咳嗽、痰少色黄与风热表证共见为辨证的主要依据。

3. 燥热犯肺证

指燥邪伤肺所表现的证候。

【临床表现】痰黏难咯或干咳无痰，眼、鼻、咽、唇干燥，舌红，脉数。

【证候分析】燥胜则干，肺为娇脏，燥邪伤肺，肺失清肃，故痰黏难咯或干咳无痰；燥邪伤津，所以眼、鼻、咽、唇干燥；舌红，脉数为燥热之象。

本证与气候干燥有关，以干咳少痰、鼻、咽、口、舌干燥等为辨证的主要依据。

风热犯肺证与燥热犯肺证的鉴别见表 5-11。

表 5-11　风热犯肺证与燥热犯肺证的鉴别

鉴别项	风热犯肺证	燥热犯肺证
发病季节	冬春多见	秋季多见
主症	咳嗽，痰稠色黄	干咳，痰少质黏
兼证	身热恶风，鼻塞流黄浊涕，口干咽痛	唇、舌、咽、鼻干燥
舌象	舌尖红，苔薄黄	舌红苔白或黄
脉象	浮数	数

4. 痰湿壅肺证

指痰湿壅阻于肺，肺失宣降所表现的证候。

【临床表现】咳嗽痰多，痰白稀，量多，易咳，胸闷，甚则气喘痰鸣，舌淡苔白腻，脉滑。

【证候分析】脾虚水液输布失司，凝聚为痰，阻于肺间，肺失宣降，故咳嗽多痰，痰液黏腻色白，易于咳出；痰湿阻滞气道，则气喘痰鸣；舌淡苔白腻，脉滑为痰湿内阻之征。

本证以咳喘、痰白量多易咳等为辨证的主要依据。

5. 肺气虚证

指肺气不足和卫表不固所表现的证候。

【临床表现】面白无华，体倦懒言，声音低怯，气短、气少不足以息，动则尤甚，自汗畏风，常易感冒，舌淡苔白，脉虚弱。

【证候分析】肺气虚则体倦懒言，声音低怯；肺气不足，故气短、气少不足以息；气虚卫表不固，故自汗畏风，常易感冒；舌淡苔白，脉虚弱为气虚之征。

本证多有久病咳喘、体弱等病史，以咳嗽无力、气短而喘、自汗与气虚症状共见为辨证的主要依据。

6. 肺阴虚证

指肺阴亏虚而致虚热内生所表现的证候。

【临床表现】口燥咽干，痰黏难咳或干咳无痰，潮热盗汗，五心烦热，舌红少津，脉细数。

【证候分析】肺阴不足，虚热内生，灼液成痰，故痰黏难咳或干咳无痰；阴液不足，咽喉失于濡润则口燥咽干；阴不制阳，虚热内扰则潮热盗汗，五心烦热；舌红少津，脉细数为阴虚内热之征。

本证以干咳、痰少难咳、潮热盗汗等为辨证的主要依据。

7. 大肠湿热证

指湿热浸淫大肠所表现的证候。

【临床表现】腹痛，大便次数多甚至暴泻，臭秽，肛门灼热，或里急后重，大便臭秽，黏腻不爽，下痢赤白脓血，口渴喜饮，舌红苔黄腻，脉滑数。

【证候分析】湿热之气下迫，故见暴注下泻，肛门灼热；湿热浸淫大肠，气机不畅故腹痛，里急后重；湿性氤氲黏腻，故大便黏腻而不爽；湿热迫血妄行，故下痢脓血；湿热伤津，津伤不润，故口渴喜饮；舌红苔黄腻，脉滑数为湿热之象。

本证以腹痛、暴泻、下痢脓血、大便黄稠臭秽等与湿热症状共见为辨证的主要依据。

（五）肾与膀胱的辨证

肾者两枚，左右各一，其左者为肾，右者为命门。肾主藏精，受五脏六腑之精而藏之，主生长发育生殖，生髓而充脑窍，开窍于耳，在体为骨，其华在发。肾又主水，为水之下源，主全身水液代谢，并有纳气功能，潜藏肾火，吸纳元气。肾与膀胱互为表里，膀胱为津液之腑，具有贮尿排尿的作用。

1. 肾阳虚证

指肾阳虚衰，机体失于温煦和气化所表现的证候。

【临床表现】声低懒言，精神倦怠，形寒肢冷，下肢为甚，得热而寒不解，腰酸膝软，面色黧黑，性欲减退，小便清长，夜尿多，舌淡胖苔白，脉沉弱。

【证候分析】阳气不足，脏腑功能低下，故声低懒言，精神倦怠；阳虚不能温煦，则形寒肢冷；肾阳根于涌泉，肾虚始于下，故尤以下肢尤甚，再者阳虚不能温分肉、充腠理，故而得热而寒不解；腰为肾之府，肾虚腰府失养，则腰酸膝软；命门火衰，性功能减退，男子见阳痿早泄，女子见宫寒不孕；肾阳虚，气化失职，肾气不固，故小便清长，夜尿频多；肾者主水，在色为黑，肾虚极，真脏色外露，故面色黧黑；舌淡胖苔白，脉沉弱为肾阳虚之征。

本证以腰膝酸冷、性欲减退、夜尿多与虚寒症状共见为辨证的主要依据。

2. 肾阴虚证

指肾阴不足，虚热内扰所表现的证候。

【临床表现】耳鸣眩晕，腰酸膝软，骨蒸潮热，盗汗心烦，男子早泄遗精，女子经少经闭，舌红少苔，脉细数。

【证候分析】肾真阴不足，无以注骨生髓充盈脑窍，则耳鸣眩晕；肾虚腰失所养，故腰膝酸痛；虚热迫津外泄，故见骨蒸潮热；虚热内生，扰动心神，故心烦；阴虚无以制阳，而致相火妄动，扰动精室，故早泄遗精；阴亏经血乏源，故经少经闭；舌红少苔，脉细数为阴虚之征。

本证以腰膝酸软、头晕耳鸣、遗精、经少等与虚热症状共见为辨证的主要依据。

3. 肾精不足证

指肾精亏虚，机体失于滋养和推动所表现的证候。

【临床表现】女子经闭不孕，男子精少不育。小儿五迟五软，身材矮小，发育迟缓，智力减退。成人过早衰老，牙齿松动甚至脱落，发白甚至脱发，耳聋耳鸣，反应迟钝等。

【证候分析】肾主藏精，主生殖，肾精亏虚，则经闭不孕或精少不育；肾主生长发育，肾精亏虚，故见小儿五迟五软，发育迟缓，智力减退；肾其华在发，肾精亏虚故见发白脱发；齿为骨之余，肾精不足，则牙松、掉牙；肾精亏虚，髓海失养，故见耳聋耳鸣，反应迟钝。

本证多与先天不足有关，以生长发育迟缓、早衰、生育功能低下等为辨证的主要依据。

4. 肾气不固证

指肾气不足，失于统摄所表现的证候。

【临床表现】神倦乏力，声低懒言，腰酸膝软，小便频数而清，甚或尿失禁，舌淡苔白，脉沉弱。

【证候分析】肾气亏虚，功能减退，故神倦乏力，声低懒言；肾虚腰府失养，则腰酸膝软；肾气亏虚，膀胱气化失司，固摄无权，故见小便频数而清长，甚或尿失禁；舌淡苔白，脉沉弱为肾气不固之征。

本证以腰膝酸软，小便、精液、经带、胎气不固与气虚症状共见为辨证的主要依据。

肾阳虚证、肾阴虚证、肾精不足证与肾气不固证的鉴别见表 5-12。

表 5-12　肾病四证的鉴别

鉴别项	肾阳虚证	肾阴虚证	肾精不足证	肾气不固证
生殖	男子阳痿早泄，女子宫寒不孕	遗精早泄，经少经闭	精少不育，经闭不孕	滑精，早泄，带多，滑胎
二便	小便清长，五更泄泻	溲黄，便干	变化不大	小便频数而清，余沥不尽，遗尿失禁，夜尿频数
其他症状	形寒肢冷，浮肿	失眠多梦，潮热盗汗，咽干颧红	痿软，发脱齿摇，健忘耳聋，动作迟缓，足痿无力，精神呆钝	神疲懒言
舌象	舌淡胖苔白	舌红少津	舌淡红苔白	舌淡苔白
脉象	沉细	细数	沉细	沉弱

5. 肾不纳气证

指肾失固摄之能，气不归元所表现的证候。

【临床表现】神疲倦怠，气怯声低，喘息气促，气不得续，呼多吸少，动则益甚，脉浮大无根。

【证候分析】肾为气之根，主受纳诸气，肾虚纳气无权，气不归元，故喘息气促，气不得续，呼多吸少，动则益甚；肾虚无根，虚阳浮越，故脉见浮大无根。

本证以久病咳喘、呼多吸少、动则尤甚与气虚症状共见为辨证的主要依据。

6. 膀胱湿热证

指湿热蕴结膀胱所表现的证候。

【临床表现】尿频、尿急、尿痛，尿黄赤浑浊，小腹痛胀迫急，舌红苔黄腻，脉滑数。

【证候分析】湿为有形之邪，易阻碍气机，湿热蕴结膀胱，气血运行不畅，故小腹痛胀迫急；湿热浸淫膀胱，气化功能失司，故尿频、尿急、尿痛；湿热内蕴，热盛伤津，津液浓缩，故尿赤混浊；舌红苔黄腻，脉滑数为湿热内蕴之象。

本证以小便频急、灼涩疼痛与湿热症状共见为辨证的主要依据。

（六）脏腑兼病辨证

脏腑与脏腑之间同时发病者，称为脏腑兼病。

1. 心肾不交证

指心火亢盛，肾水亏虚，水火相失调所表现的证候。

【临床表现】腰膝酸软，耳鸣头晕，心烦懊恼不得卧，甚至神昏谵语，心悸怔忡，舌红，脉细数。

【证候分析】肾真阴亏虚，腰府失养，则腰膝酸软；肾生髓，脑为髓海，髓海空虚，故见耳鸣头晕；肾阴亏虚，无以上济心火，心火独亢于上，扰动心神，故心烦懊恼不得卧，甚至神昏谵语；阴不制阳，躁动益甚，故发为心悸怔忡；舌红，脉细数为心肾不交之征。

NOTE

本证以心烦、失眠、腰酸、耳鸣与虚热症状共见为辨证的主要依据。

2. 肝火犯肺证

指肝火亢盛循经上逆犯肺所表现的证候。

【临床表现】烦躁易怒，两胁灼痛，耳鸣如雷，喘息咳嗽，声音洪亮，咳痰色黄，舌红苔薄黄，脉弦数。

【证候分析】肝为将军之官，性急，肝火亢盛，则烦躁易怒；肝经循胸胁而布，肝火气盛，旁及经络，故两胁灼痛；肝经络于耳，肝火亢盛为实，故耳鸣声大如雷；木火刑金，上逆犯肺，故喘息咳嗽；邪实而正未虚，故咳声洪亮；邪热犯肺，津液代谢障碍，故咳痰色黄；舌红苔薄黄，脉弦数为肝火犯肺之征。

本证以胸胁灼痛、急躁、咳嗽痰黄或咳血与实热症状共见为辨证的主要依据。

3. 肝胃不和证

指肝盛犯胃，肝胃失和所表现的证候。

【临床表现】烦躁易怒，胸胁满闷，喜叹息，胃脘胀痛或气窜攻冲作痛，嗳气欲吐，舌红苔薄黄，脉弦。

【证候分析】肝为将军之官，喜条达而恶抑郁，肝气不疏，故烦躁易怒，胸胁满闷；气郁满闷，叹息而气得舒展，故喜叹息；肝气过盛，肝木乘土，横逆犯胃，则胃脘胀痛或气窜攻冲作痛；胃气上逆，故见嗳气欲吐；舌红苔薄黄，脉弦为肝胃不和之象。

本证以脘胁胀痛、嗳气吞酸、情绪抑郁等为辨证的主要依据。

4. 肝肾阴虚证

指肝肾阴液亏虚，失于濡养所表现的证候。

【临床表现】腰痛膝酸，头目晕眩，耳鸣恍惚，颧红如腮，烦热盗汗，骨蒸潮热，舌红少苔，脉细数。

【证候分析】肾阴为五脏阴液之根，肾阴亏虚，水不涵木，腰府、膝府失于滋养，则腰膝酸软；阴液亏虚，髓海失养，故见头目晕眩，耳鸣恍惚；阴液亏虚，虚阳无根浮越于外，故颧红如腮，烦热盗汗；虚热内盛，逼迫津液外泄，则骨蒸潮热；舌红少苔，脉细数，为肝肾阴虚之征。

本证以腰酸胁痛、眩晕、耳鸣等与虚热症状共见为辨证的主要依据。

5. 心脾两虚证

是心血亏虚，脾气不足所表现的证候。

【临床表现】神疲倦怠，头晕，声低懒言，食少，腹胀，便溏，面色萎黄或苍白，唇舌色淡，失眠易惊，心悸怔忡，舌淡嫩，脉细弱。

【证候分析】脾气不足，故神疲倦怠，声低懒言；脾虚运化无力，则食少，腹胀，便溏；气血生化无源，心血亏虚，不荣于面，则面色萎黄或苍白，唇舌色淡；心藏神，心血亏虚，心神失养，则头晕，失眠易惊，心悸怔忡；舌淡嫩，脉细弱为心脾两虚之证。

本证以心悸、神疲、头晕、食少、腹胀、便溏等为辨证的主要依据。

6. 肺脾气虚证

指脾肺两脏气虚所表现的证候。

【临床表现】形寒肢冷，畏寒自汗，久咳不止，气短不足以息，痰白质稀，神倦疲乏，气怯声低，大便溏薄质稀，食欲不振，舌淡苔白，脉细弱。

【证候分析】肺主皮毛，肺气亏虚，卫外不固，则形寒肢冷，畏寒自汗；肺司呼吸，肺气虚损，宣降失职，气逆于上，则久咳不止，气短不足以息；气虚导致全身脏腑功能活动减退，故气怯声低；肺主通调水道，肺气亏虚，水湿敷布失常，聚湿生痰，则痰白质稀；脾气亏虚，脾失健运，见大便溏薄质稀，食欲不振；舌淡苔白，脉细弱为气虚之征。

本证以咳嗽、气喘、咯痰、食少、腹胀、便溏与气虚症状共见为辨证的主要依据。

四、经络辨证

经络辨证，是以经络学说为主要理论依据，对患者的临床症状、体征进行全方位的综合分析，以判断疾病的经络归属，进而分析疾病发生的原因、性质及病情转归的一种辨证方法。经络辨证可分为十二经辨证和奇经八脉辨证。

（一）十二经辨证

十二经脉，包括手足三阳经和三阴经。十二经脉病证的共同特点主要有：一是反映经脉所属脏腑的病变，比如足阳明胃经主要表现为胃脘胀痛、食欲减退、呕吐等症状。二是辨位归经，将经脉循行所过部位的病变作为归经的一种依据，如前额头痛归为阳明头痛，侧头痛归为少阳头痛，后枕头痛归为太阳头痛，颠顶头痛归为厥阴头痛；上肢外侧上缘出现丘疹、疱疹归于大肠经。三是经脉脏腑之间在生理上密切相连，在病理上息息相关，一经受邪常会影响他经。

1. 手太阴肺经病证

指手太阴肺经循行经过之处及肺脏功能失调所表现的证候。

【临床表现】恶寒发热，鼻塞流涕，咳嗽咽痛，喘促胸闷，上肢内侧前缘沿经不适或麻木疼痛，小便次数增多等。

【证候分析】肺主皮毛，邪气郁于肌表，卫气郁闭，则见恶寒发热；肺开窍于鼻，肺气失宣，故鼻塞流涕；气机不畅，致咳嗽喘促胸闷，肺经运行受阻，则上肢内侧前缘沿经不适或麻木疼痛；肺失宣降，水液运化失调，故见小便次数增多。

2. 手阳明大肠经病证

指手阳明大肠经循行经过之处及大肠功能失调所表现的证候。

【临床表现】鼻衄，下齿痛，颈部、咽喉部肿痛，面瘫，面肌痉挛，腹痛，肠鸣，泄泻，便秘，上肢外侧前缘沿经酸痛、麻木等不适感。

【证候分析】手阳明大肠经贯颊入齿，故齿痛，颈部及咽喉部肿痛；其经络循行达目，热邪炽盛，烧灼津液，则口干目赤；热邪迫血妄行，鼻窍失养，则鼻衄；病邪阻滞经络，运行不畅，故见疼痛；腹痛，肠鸣，泄泻，便秘则为所属大肠腑的常见病变。

3. 足阳明胃经病证

指足阳明胃经循行经过之处及胃功能失调所表现的证候。

【临床表现】胃脘胀痛，呕吐肠鸣，鼻病，目疾，面瘫，面肌痉挛，头颈痛，上齿痛，咽喉肿痛，前额头痛，下肢外侧前缘、足背、足中趾沿经酸痛、麻木等不适感，肌肉萎缩失用。

【证候分析】胃经受邪，因此就会出现胃脘胀痛、呕吐肠鸣等所属胃腑的常见病症；病邪阻滞经络，运行不畅，则见经脉循行部位的不适疼痛。

NOTE

4. 足太阴脾经病证

指足太阴脾经循行经过之处及脾脏功能失调所表现的证候。

【临床表现】脘腹胀满，纳差食少，乏力困倦，水肿，舌根强直，大便稀溏，下肢内侧前缘沿经酸痛、麻木等不适感，足大趾活动受限。

【证候分析】脾主运化，既运化水谷又运化水湿，脾失健运则见脘腹胀满，纳差食少，大便稀溏，水肿，乏力困倦等症；脾经系舌本，故见舌根强硬；病邪阻滞经络，运行不畅，故见下肢内侧前缘沿经酸痛、麻木等不适感。

5. 手少阴心经病证

指手少阴心经循行经过之处及心脏功能失调所表现的证候。

【临床表现】心慌，胸闷，胸痛，口干喜饮，肩臂内侧疼痛不适，手掌心热。

【证候分析】心属火，火热内盛，则心慌，胸闷，胸痛；心经夹于咽喉，火热炎上，耗损心阴，则口干喜饮；肩臂内侧、掌中皆为心经循行的位置，故见肩臂内侧疼痛不适，手掌心热。

6. 手太阳小肠经病证

指手太阳小肠经循行经过之处及小肠功能失调所表现的证候。

【临床表现】耳鸣，目眩，咽痛，肩臂疼痛不适。

【证候分析】小肠经循颈上达颊部，过目至耳，故见耳鸣，目眩，咽痛；小肠经循绕肩臂、肘部，故见肩臂不疼痛不适。

7. 足太阳膀胱经病证

指足太阳膀胱经循行经过之处及膀胱功能失调所表现的证候。

【临床表现】发热恶寒，鼻塞流清涕，头颈部疼痛，目睛疼痛，颈项强直，腰部、膝部、足踝部处疼痛，活动障碍。

【证候分析】邪客于表，阳气不能外越，故见发热恶寒，鼻塞流清涕；膀胱经上达颠顶，循行头面部，故见头颈部疼痛；膀胱经起于目内眦，故见目睛疼痛；腰部、膝部、足踝部皆为膀胱经循行之处，故可见腰部、膝部、足踝部处疼痛，运动受限。

8. 足少阴肾经病证

指足少阴肾经循行经过之处及肾脏功能失调所表现的证候。

【临床表现】口干舌燥，咽干，咽喉肿痛，面色黧黑，头晕目眩，气喘急促，腰背痿软无力，足底疼痛，心烦，易惊，寐差。

【证候分析】肾阴不足，虚火上炎，故有口干舌燥，咽干，咽喉肿痛；肾属水，水色黑，肾虚则头面及脑窍精髓失养，故见面色黧黑，头晕目眩；金水相生，子病及母，肺气失宣，故见气喘急促；心肾不交，病邪阻滞肾经所行之腰背、足底部位，故见心烦，易惊，寐差。

9. 手厥阴心包经病证

指手厥阴心包经循行经过之处及心包络功能失常所表现的证候。

【临床表现】手掌心热，臂肘挛急，胸胁支满，腋下肿胀，胸闷，心悸，胸痛。

【证候分析】手厥阴之脉起于胸中，循胸出胁入掌中，故其所循行的部位发生病变，则见手掌心热，臂肘挛急，胸胁支满，腋下肿胀；气血运行不畅，则见胸闷，心悸，胸痛。

10. 手少阳三焦经病证

指手少阳三焦经循行经过之处及三焦功能失调所表现的证候。

【临床表现】耳鸣，耳聋，胸胁不适，汗出，目痛，耳后疼痛，咽喉肿痛，肩臂痛，肘部、食指、小指活动不利。

【证候分析】三焦经脉系耳后，外邪侵犯，故见耳鸣，耳聋；三焦出气以温肌肉、充皮肤，故汗出；三焦主气，气机抑郁不畅，故见胸胁不适；咽喉、肩臂、肘部、食指、小指皆是本经循行之所处，经络不通皆可引起疼痛不适。

11. 足少阳胆经病证

指足少阳胆经循行经过之处及胆腑功能失常所表现的证候。

【临床表现】往来寒热，胸胁痛，善太息，口苦，头额痛，目锐眦痛，耳痛，耳鸣，腋下痛，缺盆中痛，足小趾、次趾痿废不用。

【证候分析】少阳主枢，外邪侵犯，正邪相争则往来寒热，气机失常，胆液上溢而口苦；胆气不舒，情志不畅，故善太息；头额、目耳、胸胁、缺盆、胫骨等皆为胆经所过之处，经气不利皆可引起疼痛不适。

12. 足厥阴肝经病证

指足厥阴肝经循行经过之处及肝脏功能失调所表现的证候。

【临床表现】面色晦暗无华，头痛，咽干，目赤，腰胁痛，活动时尤甚，胸胁胀满，腹泻，妇女少腹疼痛等。

【证候分析】肝血不足，不能上荣，故见头痛，面色无华；肝经循喉咙系颊，则见咽干；足厥阴肝经与别络会于腰踝之间，故可见腰痛，活动时尤甚；肝经夹胃贯膈，过阴器抵少腹，则见胸胁胀满，腹泻，妇女少腹疼痛等。

（二）奇经八脉辨证

1. 督脉病证

指督脉循行经过之处及与其相关的脏腑功能失调所表现的证候。

【临床表现】脊柱强直，腰骶及脊背部疼痛，角弓反张，头部昏重。

【证候分析】督脉走于脊里之间，入脑上颠，病邪阻滞，经气不利，故腰骶及脊背部疼痛，项背强直；督脉失养，脑海失养，则头部昏重。

2. 任脉病证

指任脉循行经过之处及与其相关脏腑功能失调所表现的证候。

【临床表现】脐下至少腹阴器疼痛，男子疝气，女子赤白带下或少腹积聚。

【证候分析】任脉易外感寒邪侵犯，寒邪凝滞经脉，经络血气通行不畅，则脐下至少腹阴器疼痛；任脉主血，阴寒凝滞，气血瘀阻，则见男子疝气，女子赤白带下或少腹积聚。

3. 冲脉病证

指冲脉循行经过之处及其相关脏腑功能失调所表现的证候。

【临床表现】气逆里急，或气上冲胸、咽喉，咳嗽，男子阳痿，女子胎漏不安或经闭不孕。

【证候分析】冲脉为十二经脉之海和血海，由于冲脉之气与足阳明之气相并而上逆，故见气上冲胸、咽喉，咳嗽等症；冲脉与任脉共同调节生殖功能，气血亏虚或冲任失调，可见男子阳痿、女子胎漏不安等。

NOTE

4. 带脉病证

指带脉循行经过之处及其相关脏腑功能失调所表现的证候。

【临床表现】腰膝酸软乏力，腹胀，带下赤白或清稀，闭经，漏胎。

【证候分析】带脉环腰，束诸脉，人身之气赖带脉才得以上下流行，带脉经气不畅，故见腰膝酸软乏力；中气不足，运化失司，水湿困阻，则腹胀，带下清稀；带脉虚损，胞胎失养，则见闭经，漏胎。

5. 阴跷脉、阳跷脉病证

指阴跷脉、阳跷脉循行经过之处及其相关脏腑功能失调所表现的证候。

【临床表现】阴跷为病，阳缓而阴急；阳跷为病，阴缓而阳急。阳急则狂走，目不昧；阴急则阴厥。

【证候分析】阴跷、阳跷二脉起于足跟，阴跷循下肢内侧，阳跷循下肢外侧，二者相互调控关节，能保持肢体运动协调敏捷；两脉均经过目内眦，若阴跷患病，阴寒偏盛，则下肢厥冷；阳跷患病，阳气偏亢，则目赤疼痛，或寐差、谵妄狂躁。

6. 阴维脉、阳维脉病证

指阴维脉、阳维脉循行经过之处及其相关脏腑功能失调所表现的证候。

【临床表现】阴维为病苦心胸痛，阳维为病苦寒热；若阴阳失调，不能相济，可见精神恍惚，疲倦乏力。

【证候分析】人身阴脉统于任脉，阳脉统于督脉；阴维脉起于诸阴交，以维系周身各阴经，其由内踝而上行于营分，若阴维脉受病邪，可见心胸痛。阳维脉起于诸阳会，以维系周身各阳经，其由外踝而上行于卫分，若阳维脉受病邪，可见恶寒发热。若二脉不能相互维系，阴阳失调，阳气耗损，则疲倦乏力；阳精亏虚则精神恍惚。

五、其他辨证

中医学的辨证方法，尚有六经辨证、卫气营血辨证、三焦辨证等，主要适用于对外感病进行辨证。

六经辨证是《伤寒论》辨证论治的纲领，其将外感病的演变情况，根据证候的属性，以阴阳为总纲分为两大类，即太阳病证、阳明病证和少阳病证，合称为三阳病证；太阴病证、少阴病证和厥阴病证，合称为三阴病证。凡正盛邪实，抗病力强，病势亢奋，表现为热、为实者，多属三阳病证；凡正气衰弱，病邪未除，抗病力低下，病势虚衰，表现为寒、为虚者，多属三阴病证。六经辨证主要用来阐述外感病不同阶段的病理特点，并指导临床治疗和护理。

卫气营血辨证是《温热论》中创立的一种适用于外感温热病的辨证方法。将外感温热病发展过程中不同病理阶段所反映的证候，分为卫分证、气分证、营分证、血分证四类。四类证候依次标志着温热病邪侵袭人体后由浅入深的层次。卫分主皮毛，是最表层，也是病的起始。气分主肌肉，较皮毛进一步深入。营血主里，营主里之浅层，血主里之深层。

三焦辨证是《温病条辨》中创立的一种适用于外感温热病的辨证方法。将外感温热病发展过程中不同病理阶段所反映的证候，归纳为上焦病证、中焦病证、下焦病证。用于阐明三焦所属脏腑在温热病发展过程中不同阶段的病理变化、证候表现及其传变规律。

【复习思考题】

1. 简述恶寒和发热同时并见有何临床意义？

2. 何谓善色、恶色？各有何临床意义？

3. 试述失神的特征及临床意义。

4. 试述面部赤色的主病及临床意义。

5. 试述假神的特征及临床意义。

6. 中医有哪些辨证方法？什么是八纲辨证？

7. 什么是表证？什么是里证？二者的关系如何？

8. 如何区别寒证与热证？

9. 十二经脉病证的共同特点是什么？

10. 什么是肝肾阴虚证？

扫一扫，知答案

NOTE

第六章　中医护理及养生原则

【学习目标】

识记： 中医护理的基本原则和中医治未病的概念。

理解： 中医养生的概念及特点。

应用： 中医护理的基本原则和中医养生方法的运用。

第一节　中医护理原则

中医护理的基本原则是以中医学的基本理论为指导，以望、闻、问、切四诊所收集的临床资料为依据，对患者进行全面综合的分析，并根据患者不同的病症，制定出相应的护理法则。其主要内容包括"护病求本""扶正祛邪""调整阴阳""标本缓急""同病异护，异病同护"及"三因制宜"等。

一、护病求本

护病求本，即治病求本在中医临床护理中的应用，是指在治疗、护理疾病时，必须抓住疾病的本质，针对其本质采取相应措施。护病求本是辨证施护的根本原则。

《素问·阴阳应象大论》曰："治病必求于本。""本"是指疾病的本质。在疾病发生、发展的过程中，病情变化多端，会出现病情表现与疾病本质一致的情况，也会出现表现与本质不一致的情况，基于"护病必求于本"的原则，故有正护法与反护法的不同。

（一）正护法

正护法，指疾病的临床表现与本质相一致所实施的护理方法，又称逆护法。"逆"指的是逆其证候性质和表象而进行护理。正护法是临床最常用的一种方法。常用的正护法有以下四种（表 6-1）。

1. 寒者热之

指寒病表现为寒象，则采用温热的护理方法，即"寒者热之"，又称以热治寒。如寒证患者在护理上应采用保暖的方法，室温宜高，最好住向阳病室，中药应温热服，饮食以性温之品为主，忌生冷之品。

2. 热者寒之

指热病表现为热象，则采用寒凉的护理方法，即"热者寒之"，又称以寒治热。如表热证采用辛凉解表法，里热证采用苦寒攻里法等。

3. 虚则补之

指虚性病证表现为虚象，则采用补益的护理方法，即"虚者补之"。如阳气虚衰采用扶阳益气法，阴血不足则采用滋阴养血法等。

4. 实则泻之

指实性病证表现为实象，则采用攻邪泻实的护理方法，即"实者泻之"。如瘀血证采用活血化瘀法，火热毒盛采用清热解毒法等。

表 6-1　常用的正护法

项目	疾病本质	临床表现	护理方法
寒者热之	寒病	寒象	温热
热者寒之	热病	热象	寒凉
虚则补之	虚性病证	虚象	补益
实则泻之	实性病证	实象	攻邪泻实

（二）反护法

反护法，指顺从疾病外在表现的假象而护理的方法，其所采用的方药性质及方法与疾病证候中假象的性质相同，又称从护法。适用于疾病的征象与其本质不完全一致的病症。某些严重而复杂的疾患，常有寒热虚实的真、假象共存的状况，因而常用反护法。常用反护法有以下四种（表 6-2）。

表 6-2　常用的反护法

项目	疾病本质	临床表现	护理方法
寒因寒用	真热假寒证	假寒征象	寒凉
热因热用	真寒假热证	假热征象	温热
塞因塞用	真虚假实证	闭塞不通征象	补益
通因通用	真实假虚证	通泄征象	通利

1. 寒因寒用

指用寒凉性质的药物及方法治疗护理具有假寒征象的病证，适用于真热假寒证。例如：热厥证常表现为小便短赤等里热征象，但同时又出现四肢厥冷、脉沉等假寒之象，其本质是阳热内盛，深伏于里，格阴于外，故见一派寒冷之假象。治疗护理时，应抓住其热盛本质，给予寒凉药物及护理时以清热降温为主，才能使假寒的现象消失。

2. 热因热用

指用温热性质的药物及方法治疗护理具有假热征象的病证，适用于真寒假热证。例如：阴寒内盛，格阳于外，故形成阴寒本质，阳热假象的现象。此时患者虽有下利清谷、四肢厥逆、

NOTE

脉微欲绝等真寒征象，但反见身热、面赤等假热之象。治疗护理时，应抓住其阴寒的本质，给予温热的护法，如给予温热性的药物和食物，汤药宜温服，室温宜偏高，注意保暖等，才能使假热消失。

3. 塞因塞用

指用补益性质的药物及方法治疗护理具有闭塞不通征象的病证，适用于真虚假实证。脏腑气血不足，功能低下，亦可产生闭塞不通的症状，针对其虚的本质，当以补益之法，助脏腑气血冲盛，则功能健旺，通而不塞。例如：脾气虚则运化无力，出现脘腹胀满、纳呆、舌淡、脉虚无力等，宜用健脾益气，以补开塞的护法，予以山药粥、大枣粥等补气健脾，并配合针灸、推拿等疗法，加强药效和振奋脾气，脾气健运则脘腹胀满消失。

4. 通因通用

指用具有通利性质的药物及方法治疗护理具有通泄征象的病证，适用于真实假虚证。例如：瘀血阻滞引起的崩漏，出现阴道流血，淋漓不断，或突然量多，夹有血块，经色紫暗，腹痛拒按等，宜用活血化瘀的方法治疗，在护理上可使用穴位按摩、耳穴埋籽、艾灸以及服用活血化瘀类食物，使瘀血祛则血止。

总的来看，不论正护法还是反护法，均是究其疾病本质而言，虽说方法不一，但都离不开"护病必求于本"的原则。

二、扶正祛邪

中医学认为，疾病是正气与邪气矛盾双方斗争的过程，邪气是导致疾病发生的重要条件，而正气是疾病发生的内在因素，起主导作用，即"正气存内，邪不可干"。扶正祛邪是中医护治的基本思路与原则，治疗与护理离不开扶助正气及祛除邪气两个方面。

扶正，是使用各种扶助正气的治疗方法及护理手段的总称。如运用药物、气功、饮食、锻炼、养生等方法增强体质，提高机体的抗病能力，以达到祛除疾病、预防疾病的目的。主要适用于单纯正气虚而无外邪者，或邪气不盛的虚证，即所谓"虚则补之"。应该根据不同病证，分别采用益气、养血、滋阴、助阳等相应的护理措施。如患者气虚乏力，首先嘱其减少活动量，多休息，保持体力即保存人体正气；同时适当安排好业余文娱生活，摆脱患病期间的紧张、焦虑等负面情绪，有利于扶助正气；在饮食上，食用一些补气养血、滋阴壮阳的食物，如大枣、花生、桂圆、甲鱼、黑木耳等。

祛邪，是指祛除邪气，排除或削弱病邪侵袭和损害的一种治疗护理原则。包括解表、攻下、利水、消导、破血、豁痰等治疗与护理方法。祛邪适用于以邪实为主而正气未衰的实性病证，邪去则正安。由于邪气所在部位不同，祛邪方法也不同，如外感寒邪患者用发汗解表法促使寒邪外出，具体方法有：起居避风寒，保暖；汤药宜温热服，服后盖被取暖，饮热稀粥，以助药力，祛邪外出。

临床运用要根据邪正的盛衰与消长情况，合理应用扶正祛邪的原则。根据病证虚实的不同情况，尤其是机体正气的盛衰，选用扶正、祛邪、先扶正后祛邪、先祛邪后扶正、扶正祛邪并用等方法，以达到"扶正不留邪，祛邪不伤正"的目的。

三、调整阴阳

调整阴阳是指纠正疾病过程中机体阴阳的偏盛偏衰，损其有余而补其不足，恢复人体阴阳的相对平衡。阴阳的相对平衡维持着人体正常的生命活动过程，当这种平衡被打破，人体就会出现相应的病理变化，被认为是疾病发生、发展变化的内在根据。因而调整阴阳是临床上治疗护理疾病的一条基本原则，即"谨察阴阳所在而调之，以平为期"。调整阴阳包括损其有余和补其不足两个方面。

（一）损其有余

指阴或阳一方偏盛有余的病证，应当采用"实则泻之"的方法治疗护理，又称损其偏盛。例如，阳偏盛表现出的阳盛而阴相对未虚的实热证，应采用"热者寒之"清泻阳热的方法治疗护理，如病室选择宜凉爽通风；服药温度宜凉服或微温服；避免情绪过激；饮食上辅以西瓜汁、梨汁、藕汁、绿豆等清热生津之品，共泻阳热之火。

（二）补其不足

指阴或（和）阳偏衰不足的病证，应当用"虚则补之"的方法来治疗护理，又称补其偏衰。对阴虚、阳虚、阴阳两虚的病证，用滋阴、补阳、阴阳双补来补其不足。如用滋阴的方法护治阴虚证，用温阳的方法护治阳虚证，用阴阳双补的方法护治阴阳两虚证，以达到阴阳协调平衡。

四、标本缓急

标本缓急是指分清疾病的标与本，有利于从复杂的疾病矛盾中找出和处理其主要矛盾或矛盾的主要方面。在疾病发展过程中的不同阶段，会受到多种不同因素的影响，病情出现轻重缓急的不同表现，护理上应了解疾病的全过程，综合进行分析，才能透过现象看到本质，配合治疗，采用"急则护其标，缓则护其本，标本俱急则宜标本兼护"，这是处理疾病过程中不同矛盾的灵活方法，同样也是针对疾病的本质而言的。

（一）急则护其标

指标病甚急，如不先护治标病，即将危及生命或影响本病总体治疗的一种方法。如溃疡病患者，当出现呕血、便血时，护理上应做好止血或血脱时的抢救准备。哮喘患者一旦哮喘发作，护理上应给予端坐位，吸氧或其他止喘的护理。常见病程中出现的危重症状如：高热、剧烈呕吐、剧痛、大出血、尿闭、抽搐、喘促、昏迷、虚脱等，当这些症状出现时，均应急则治（护）其标，否则可能会危及生命。

（二）缓则护其本

指在标病不急的情况下，或在标病得到控制的情况下，治疗护理的重点应针对疾病本质。临床上在治（护）本的同时，标病也随之消失或减轻。多见于慢性病或恢复期患者，护理上应注重精神情志的调摄，加强锻炼以增强体质，适当的食补等，达到减缓或预防的目的。

（三）标本兼护

指在标病、本病俱急的状况下所采取的一种护理原则。如气虚患者又复感外邪而感冒，气虚不足以战胜外邪，气虚为本，外邪为标，单纯祛邪又恐进一步损伤正气，这时即应扶正祛邪，标本同治（护）。

NOTE

五、同病异护，异病同护

临床上一种病可以包括几种不同的证，不同的病在其发展过程中也可以出现同一种证，治疗护理时不仅要辨病，更应辨证，以证而确定施治和施护方法，则出现了中医学特有的"同病异护"和"异病同护"。这种针对疾病发展过程中不同质的矛盾用不同方法来解决的治疗护理方法，是辨证施治（护）的精神实质。

（一）同病异护

指同一种病，由于发病的原因、时间、地域不同，或所处的疾病的阶段不同，或患者的体质差异，故表现出不同的证候，治疗护理也有差异。如感冒有风寒、风热之不同，护理方法也不同。

（二）异病同护

指对不同疾病发生、发展过程中所表现的相同证候，采取同样的方法治疗护理，称为异病同护。如脱肛、子宫下垂是不同的疾病，辨证均为中气下陷，护治都采取补中益气法，具体措施为：嘱患者注意休息，不宜从事重体力劳动，多做缩肛运动；食用黄芪或党参炖母鸡、薏苡仁粥、茯苓粥以益气健脾；多吃蔬菜、水果及芝麻、花生、核桃等富含脂类及纤维的食物，保持大便通畅；针刺百会、关元以补中益气。

六、三因制宜

三因制宜包括因时、因人、因地制宜。因时制宜指根据不同季节气候特点来确定保健、养生、用药、护理的原则，比如一年四季，根据气候不同而有不同的养生方法；因地制宜是根据地理环境与生活习惯的特点确定保健、养生、用药、护理的原则，如地域不同，用药护理或饮食护理可不同；因人制宜指根据患者性别、年龄、体质等差异，制定合适的护理原则，如临床可以制定个性化的护理措施。三因制宜之间联系密切，因时、因地制宜强调护理不仅看人，还要看到气候、地理的因素；因人制宜强调不应只看病证，还应重视个体差异，只有这样，才能更有效地实施适宜的护理措施。

七、预防为主

预防就是采取一定的措施，防止疾病的发生与发展。要想拥有健康的身体，首先要预防疾病的发生。中医学早已认识到预防疾病的重要性。预防疾病的发生同样是护理工作的任务之一，护理人员不仅要护理好已患疾病的人，还要做好预防疾病的宣传教育，并实施预防疾病的具体措施。

第二节　中医养生原则

中医养生学是中华民族优秀文化的一个重要组成部分，其历史悠久，源远流长。在漫长的历史过程中，中国人民非常重视养生益寿，并在生活实践中积累了丰富的经验，创立了既有系统理论、多种流派、多种方法，又有民族特色的中医养生学，为中国人民的保健事业和中华民族的繁衍昌盛做出了杰出的贡献。

一、中医养生的概念及特点

（一）中医养生的概念

养生就是根据生命发展的规律，采取能够保养身体，减少疾病，增进健康，延年益寿的手段，所进行的保健活动。

"养生"一词最早见于《庄子·内篇》。所谓"养"，即保养、调养、培养、补养、护养之意；所谓"生"，就是生命、生存、生长之意。养生是通过养精神、调饮食、练形体、固精气、适寒温等各种方法去实现的，是一种综合性的强身益寿活动。

中医养生学是在中医基础理论的指导下，探索和研究中国传统的颐养身心，增强体质，预防疾病，延年益寿的理论和方法，并用这种理论和方法指导人们保健活动的实用科学。

自古以来，人们把养生的理论和方法称为"养生之道"。例如《素问·上古天真论》曰："上古之人，其知道者，法于阴阳，和于术数，食饮有节，起居有常，不妄作劳，故能形与神俱，而尽终其天年，度百岁乃去。"此处的"道"，就是养生之道。能否健康长寿，不仅在于能否懂得养生之道，而更为重要的是能否把养生之道贯彻应用到日常生活中去。历代养生家由于各自的实践和体会不同，他们的养生之道在静神、动形、固精、调气、食养及药饵等方面各有侧重，各有所长。从学术流派来看，又有道家养生、儒家养生、医家养生、释家养生和武术家养生之分，他们都从不同角度阐述了养生理论和方法，丰富了养生学的内容。

（二）中医养生的特点

中医养生是数千年来养生学家和劳动人民以他们的智慧和实践经验创造的一种独特的保健方法，并蕴含着中医基础理论的精华。中医养生具有以中医理论为指导，以和谐适度为宗旨，以预防为核心，适用范围广泛的基本特点。

1. 以中医理论为指导

整体观念和辨证论治是中医学的两大基本特点。而中医养生学作为其分支学科，也将这两大特征融合深化为综合、辨证的调摄方法。

由中医整体观念衍生的"天人相应""形神合一"观点，帮助人们去认识人体生命活动及其与自然、社会的关系。因此中医养生强调体内气血阴阳平衡，强调人与自然环境，与社会环境的协调，以及心理与生理的协调一致。并提出天、地、人三者对健康的影响因素，即要顺应自然环境、社会环境和生命变化的内在规律，保护生机，遵循自然变化的规律，使生活起居、饮食护理、运动养生等生命活动随着时间、空间的移易和四时气候的改变而进行综合调整。

辨证论治作为中医理论体系的诊疗特点，指导中医养生需要按照个体不同情况区别对待。反对千篇一律的养生护理模式，而是针对疾病的不同证候有的放矢，这也体现了中医养生的动态整体平衡和审因施养的思想。《黄帝内经》中就提出因人、因时、因地制宜的养生护理观念。例如，因年龄而异，应注意分阶段养生；顺乎自然变化，注意四时养生；重视环境与健康长寿的关系，注意环境养生等。又如传统运动养生的运用原则，应提倡根据个体证候类型的需要，分别选用动功、静功或动静结合之功。这样，不但可从整体上调节体质偏颇，达到益寿延年之效，又可根据个体气血阴阳虚实的实际情况进行辨证、调整，从而收到最佳摄生保健效果。

2. 以和谐适度为宗旨

东晋医药学家葛洪提出"养生以不伤为本"的观点，其"不伤"指的即是养生需遵循阴阳平衡，掌握和谐适度，注意调和。阴阳是人体生命活动的基本属性，而阴阳平衡又是维持生命活力的根本。所以只有脏腑、经络、气血等保持相对稳定协调，维持"阴平阳秘"的生理状态，人体才能处于平衡状态，从而维持健康的身体状态。故中医养生需遵循适度原则，凡事超过了特定的范围，则会向对立面转化，即物极必反。同理，人的生命活动及脏腑器官等也有其恒定的承受范围，一旦超过人体的耐受能力，则破坏了其生理平衡。因此，这就要求中医养生应以和谐适度为宗旨。例如，在饮食护理方面，要求饮食有节，五味调和，使体内营养均衡，脏腑功能稳定。又如《灵枢·本脏》曰："是故血和则经脉流行，营复阴阳，筋骨劲强，关节清利矣。卫气和则分肉解利，皮肤调柔，腠理致密矣。志意和则精神专直，魂魄不散，悔怒不起，五脏不受邪矣。寒温和则六腑化谷，风痹不作，经脉通利，肢节得安矣。此人之常平也。"文中的"血和""卫气和""志意和""寒温和"也体现了和谐适度的养生思想。

3. 以预防为核心

中医养生始终强调"治未病"的观点，即防止机体出现疾病是保持健康、延年益寿至关重要的环节。这一观点最早见于《黄帝内经》。《素问·四气调神大论》曰："是故圣人不治已病治未病，不治已乱治未乱，此之谓也。夫病已成而后药之，乱已成而后治之，譬犹渴而穿井，斗而铸锥，不亦晚乎！"这说明古代医家早已认识到预防疾病的重要性。中医所指的"未病"包括了两层含义：第一层含义指的是在未病之前，采取各种措施，做好预防工作，以防止疾病的发生，即未病先防。第二层含义是疾病发生后，应早期诊断，早期治疗，以防止疾病的发展，也就是既病防变。因此，中医养生以预防为核心，体现在养生保健、预防疾病，早诊断早治疗、已病防变、病后防复三个方面。

4. 适用范围广泛

养生保健实可与每个人的一生相始终。人生自妊娠于母胎之时，直至耄耋老年，每个年龄阶段都存在着养生的必要性。人在未病之时，患病之中，病愈之后，也都需视情况施以辨证的养生措施。同时，体质、性别、年龄、地域之不同，也有着与之对应的养生方法。因此，中医养生的适应范围是非常广泛的。随着物质、文化、医疗和生活水平的不断提高，人们对养生保健也越来越重视，并且把养生保健活动看作是人生活动的一个重要组成部分。

二、中医养生的基本原则和方法

（一）中医养生的基本原则

中医养生的基本原则包括顾护正气、天人相应、动静结合、辨因施养、综合调养、持之以恒等。

1. 顾护正气

正气，泛指人体防御疾病、抵抗外邪和患病康复再生的功能。《素问·刺法论》中指出："正气存内，邪不可干。"就是认为身体的强弱及是否患病，很大程度上取决于自身正气充足与否。在一般情况下，如果人体正气旺盛，邪气便不易侵袭机体，机体就不会发病。即使犯病，症状也较为轻，并且容易治愈。因此，中医养生强调要保养人体正气以防病，主要通过护肾保精、调理脾胃、养心调神、慎避邪气等方法，以达到强身健体、防病抗老的养生目的。

2. 天人相应

人处于天地之间，其生命活动必须与天地万物的变化规律一致，才能够预防疾病，维持健康状态。影响人体健康的因素诸多，但其根源不外乎天、地、人三个方面。因此，这就要求天人相应的养生法应该遵循以下两个方面。

（1）人与自然的和谐统一　具体表现在顺应四时的季节变化和顺应昼夜的变化。《灵枢·五癃津液别》指出："天暑衣厚则腠理开，故汗出……天寒则腠理闭，气湿不行，水下留于膀胱，则为溺与气。"说明春夏季节自然界阳气旺盛，气血趋向于表，故皮肤松弛，易出汗；秋冬天寒，阳气收藏，故皮肤致密，汗少。因此，养生应该注重"春夏养阳，秋冬养阴"，这就是人与自然和谐统一的表现之一。

（2）人与社会的和谐统一　人不仅仅是自然界的一部分，也是社会环境中密不可分的成员。人具有社会属性，因此人的性格、爱好、体质和疾病的产生都与社会因素息息相关。随着社会的进步与发展，现代医学模式已经逐渐向"生物－心理－社会"医学模式转变，其符合中医学的整体观，也与中医养生的整体思想相一致。因此，社会环境的安定，是人民安居乐业、健康长寿的前提保障。

3. 动静结合

动与静，是万事万物在一定时间和空间内产生的运动形式，也是对事物动态表现形式的高度概括。正如《类经附翼·医易》所说："天下之万理，出于一动一静。"所以，动与静，一阳一阴，相互依存。阳气主动，是人体运动的根本；阴精主静，是人体物质的本源。两者相互依存，不可偏废，亦不可太过，要做到协调互济，动静适宜。动静结合作为中医养生的一大法则，在养生实践活动中应通过权衡来判断动静适宜的度，灵活调控以达到形神共养的效果。动静结合的养生法则可以通过以下两个方面实现。

一是外动以养形。动，即运动和劳动。形为形体，是人体生命存在的基础。华佗提出："人体欲得劳动，但不当使极耳，动摇则谷气得消，血脉流通，病不得生。譬如户枢，终不朽也。"意为人体应适当运动，动形可使脾胃健运，气血生化之源充足。动形养生的常用方法有功法练习、体育锻炼、舞蹈、散步等。

二是内静以养神。静是指精神上的清净和形体上不过劳，相对安静的状态。《素问·痹论》曰："静则神藏，躁则消亡。"故静则百虑不思，神不过用，身心的清流有助于神气的潜腔内守。《素问·上古天真论》曰："恬恢虚无，真气从之，精神内守，病安从来？"由此得知，静心养神的关键在于心境的安宁淡泊，摒除杂念，故正气自守，外邪不易侵袭。静以养神的方法有修性怡神，和情畅志等。

同时，中医养生的动与静，应保持两者的适宜，动静适度，劳逸结合。可采用太极拳、五禽戏、八段锦等导引术，以达到"动中有静""以静制动"的保健养生效果。

4. 辨因施养

由于环境、地域因素，或个体的性别、年龄、体质及生活习惯等因素，对于疾病的发生、发展变化与转归均有着不同程度的影响。这些因素概括起来主要体现在天、地、人三个方面。因此，中医养生保健需因时、因地、因人施养。

（1）因时施养　此处之"时"，即指自然界的时令气候特点，又指年、月、日的时间变化规律。《灵枢·岁露》曰："人与天地相参也，与日月相应也。"说明自然界的天地阴阳之气的运动变化与人体密切联系。再如《素问·四气调神大论》提出："故阴阳四时者，万物之终始也，死生之本也。逆之则灾害生，从之则苛疾不起，是谓得道。"意为人应在精神、情志、行为等方面，顺应四时规律的变化进行调整，从而达到养生保健，预防疾病之目的。例如《素问·生气通天论》所言："故阳气者，一日而主外，平旦人气生，日中而阳气隆，日西而阳气已虚，气门乃闭。"正是说明养生应根据阳气初生、隆盛、潜藏的不同时间，调节起居，安排作息。

（2）因地施养　不同的地域，可见气候、寒热湿燥、水质、土壤性质等不同，因而生在不同地域的人们具有一定程度的体质差异和生活习惯差异，从而使其生理活动和病理变化也存在着一定的区别。故不同地域人群的养生保健，应根据实地情况采用不同的方法进行养生，顺应地理环境，充分利用有利因素进行保健养生，避免不利因素，防治地方病的发生，做好预防保健。例如在湖南、四川、湖北等地，人们的饮食习惯多为辛辣，这其实就是对当地不良环境的适应。由于以上地区潮湿多雨，在酷暑盛夏，食用适量的辣椒、姜之类的辛辣食物，可使腠理开泄以排出汗液，祛除湿气，机体就可以适应气压低、湿度大的自然环境。

（3）因人施养　根据人群的性别、体质、年龄等不同特点，予以制定相应的养生原则，称为"因人施养"。男女两性在身体结构和生理功能上有所不同，因此，养生调摄上应各有侧重。男子以精气为主，而精气的衰弱首先从肾气开始，故男子应该重视肾精的养护。女子气有余而血常不足，故应以养血为主。同时，人体由于禀赋、生活环境等方面差异而形成各自不同的身体素质。因此养生应根据个体体质类型不同，选择适宜的养生方法。生命历程可划分为胚胎、婴儿、儿童、少年、青年、壮年、老年等不同时期。而各个时期人体的精神、生理、心理都有着不同特点，其养生内容也有着各自不同的特点。例如清代吴鞠通的《温病条辨·解儿难》曰："古称小儿纯阳，此丹灶家言，谓其未曾破身耳，非盛阳之谓，小儿稚阳未充，稚阴未长也。"其中"稚"是指幼嫩尚未成熟，意为小儿脏腑娇嫩，形气未充，抗病能力低下，易于发病。因此，在日常生活中应寒温慎护，节制饮食。而对于老年人来说，活动度减少，故肌肉力量减退，神经系统反应较慢，协调能力差，则宜选择动作缓慢柔和，肌肉协调放松的运动，例如太极拳、太极剑等。

5. 综合调养

人是一个有机的整体，无论哪一个脏腑、肌肉、组织发生了功能障碍，都会影响整体生命活动的正常进行。所以，养生必须从整体全局着眼，全面考虑，综合调养。综合调养作为养生的指导原则之一，是采用多种养生方法对机体进行全面的调理保养。

综合调养的内容，不外于人与自然的关系，以及脏腑、经络、气血、精神情志等方面，具体包括顺四时、慎起居、调饮食、调情志、动形体，以及针灸、推拿按摩、药物养生等。

6. 持之以恒

恒，即持久、经常之意。养生保健不仅要方法合适，而且要经常坚持不懈地努力，才能不断改善脏腑功能和体质。其内容主要有以下三点：

（1）养生贯穿一生　在人的一生中，各种因素都会影响最终寿限，因此，养生必须贯穿人生的自始至终。中国古代养生家非常重视整体养生法。金元时期著名医家刘完素提出人一生"养、治、保、延"的摄生思想。告诫为人父母者，生命出生之前常为一生寿夭强弱的决定性时期，应当高度重视节欲节饮，以保全精血，造福后代。

（2）练功贵在精专　中医养生保健的方法有很多，要根据自己各方面的情况，合理选择。选定之后，就要专一、精练，切忌见异思迁，朝秦暮楚。因为每一种功法都有自身的规律，专一精练能强化生命运动的节律，提高生命运动的有序化程度。如果同时练几种功法，对每一种功法都学不深远，则起不到健身作用，而且各种功法的规律不完全相同，互有干扰，会影响生命活动的有序化，身体健康水平则难以提高。

（3）养生重在生活化　提倡养生生活化，就是要积极主动地把养生方法融入日常生活的各个方面。如作、息、坐、卧、衣、食、住、行等，必须符合人体的生理特点、自然和社会的规律，才能给我们的工作、学习和健康带来更多的益处。总之，养生是人类之需，社会之需，日常生活中处处都可以养生，只要把养生保健的思想深深扎根生活之中，掌握健身方法，就可做到防病健身，祛病延年，提高健康水平。

（二）中医养生的基本方法

中医养生的基本方法包括情志养生、起居养生、饮食养生、运动养生、药物养生以及传统养生技术等。

1. 情志养生

情志养生是在中医养生基本原则的指导下，通过宁心静神、保形养神、调志摄神、节制七情、移情修神等，以保护和增强人的精神心理健康，排解不良情绪，恢复心理平衡，达到形神俱健、预防疾病、延缓衰老的养生疗效。

（1）宁心静神　老子心法十字诀中提出："万法唯心，万道唯心。心为人之主宰，亦为精气神之主宰。炼精、炼气、炼神，均须先自炼心始。"说明宁心静神为养生之根本，心神清明，则血气和平，有益健康。随后《黄帝内经》强调了"恬惔虚无"的养生防病思想。充分说明了思想上保持清静，畅达情志，可使精气神内守而不散失，保持人体形神合一的生理状态，有利于防治疾病，维持健康状态。

（2）调志摄神　所谓调志，就是要树立为全人类服务的伟大志向，有坚定的生活信念，对生活充满希望和乐趣。即要有健康的心理、高尚的理想和道德情操，这也是每个人的生活基石和精神支柱。

（3）节制七情　也就是情志制约法，又称以情胜情法。其是根据情志及五脏间存在的阴阳五行生克原理，用互相制约、互相克制的情志，来转移和干扰原来对机体有害的情志，以达到协调情志的目的。如朱丹溪宗《黄帝内经》之旨指出："怒伤，以忧胜之，以恐解之；喜伤，以恐胜之，以怒解之；忧伤，以喜胜之，以怒解之；恐伤，以思胜之，以忧解之；惊伤，以忧胜之，以恐解之，此法惟贤者能之。"这些均为情志既可致病，又可治病的理论，在心理保健上有着特殊的治疗意义。

（4）移情修神　移情法，即通过一定的方法和措施改变人的思想焦点，或改变其周围环境，使其与不良刺激因素脱离接触，从而从情感纠葛中解放出来，或转移到另外的事物上去。《素问·移精变气论》曰："古之治病，惟其移精变气，可祝由而已。"其本质就是转移患者的精神，以达到调整气机，精神内守的作用。

2. 起居养生

起居养生，是指在中医基础理论的指导下，顺应自然变化的规律，合理安排日常生活作息、运动锻炼等一系列的养生措施。孙思邈在《千金要方·养性序》中指出："善摄生者，卧起有四时之早晚，兴居有至和之常制。"说明生活起居与养生关系非常密切。而起居养生常用的方法有安卧有方、劳逸适度、着装适体、二便通畅等。

3. 饮食养生

饮食养生是根据食物的四性五味等特点，合理地摄取、搭配食物，以达到强身健体、延年益寿、防治疾病的一种养生方法。饮食是人体赖以生存和维持生命健康不可缺少的物质之一。人们很早就认识到饮食对于人体健康的重要性，如《汉书·郦食其传》曰："而民人以食为天。"又有《素问·平人气象论》中提出："人以水谷为本，故人绝水谷则死。"因此，合理的饮食及均衡的营养是维持人体健康的前提，中医饮食养生则是通过适度地摄入食物来补益精气，纠正脏腑阴阳功能失调，主要有饮食有节、调和五味、荤素搭配、三因制宜等方法。

（1）饮食有节　即饮食要有节制，主要体现在两个方面，一是指进食要定量，二是指进食时间。《吕氏春秋·季春纪》曰："食能以时，身必无灾，凡食之道，无饥无饱，是之谓五脏之葆。"

定量是指进食宜饥饱适中。进食定量，饥饱适中，则脾胃的消化、吸收功能运化正常，人便可及时得到营养供应，以保证各种生理功能活动。反之，过饥或过饱，都对人体健康不利。而有规律的定时进食，则可以保证消化、吸收功能有节奏地进行活动，脾胃则可协调配合，有张有弛。食物则可在机体内有条不紊地被消化、吸收，并输布全身。如果食无定时，或忍饥不食，影响了胃肠消化的正常规律，皆易导致脾胃运化失调，消化能力减弱，食欲逐渐减退，有损健康。

（2）调和五味　中医将食物分为酸、苦、甘、辛、咸五种，统称"五味"。从中医的五行学来看，五味不同，对应之五脏不同，对人体的作用也各有差异。《素问·生气通天论》指出："阴之所生，本在五味；阴之五宫，伤在五味。"又如："是故谨和五味，骨正筋柔，气血以流，腠理以密，如是则骨气以精，谨道如法，长有天命。"说明饮食需要根据人体的生理需要，选取、搭配相应性味的食物，从而达到营养全身、健康长寿的目的。

（3）荤素搭配　饮食物的种类多种多样，所含营养成分各不相同，只有做到合理搭配，才能使人体获得不同的营养来源，以满足生命活动的需要。因此，全面的饮食，适量的营养，乃是保证生长发育和健康长寿的必要条件。正如《素问·脏气法时论》中指出："五谷为养，五果为助，五畜为益，五菜为充，气味合而服之，以补精益气。"

（4）三因制宜　随四时气候的变化而调节饮食，也是饮食养生的原则之一。元代忽思慧所著的《饮膳正要》中说："春气温，宜食麦以凉之；夏气热，宜食菽以寒之，秋气燥，宜食麻以润其燥；冬气寒，宜食黍以热性治其寒。"因此，中医饮食养生需因时、因地、因人制宜，合理选择膳食。

4. 运动养生

运动养生是运用传统的体育运动方式进行锻炼，以活动筋骨，调节气息，静心宁神来畅达经络，疏通气血，和调脏腑，达到增强体质、益寿延年的目的。融合了中医特色的运动养生则是以中医学为理论指导，注重意守、调息和动形的协调统一，融导引、气功、武术、医理为一体的运动养生方法。

运动养生按运动特点可分为动功和静功两大类。动功就是将意念活动、各种调整活动的方法与肢体运动结合起来的一类养生方法，如太极拳、太极剑、八段锦、五禽戏、易筋经等。静功则是以站、坐、卧一系列外表上静的姿势配合意念活动和各种高速呼吸方法的一类养生方法，如放松功、保健功、内养功、六字诀、站桩功、固精功等。

5. 药物养生

具有抗老防衰作用的药物，称为延年益寿药物。运用这类药物来达到延缓衰老，强身健体目的的方法，即是药物养生。药物养生主要通过其扶正固本、祛邪泻实、调和阴阳等功能，使先天之本充实，脏腑功能协调，从而达到治病强身、延年益寿的目的。常用的剂型多种多样，如养生药茶、养生药酒、养生药膳、养生膏方等。

6. 传统养生技术

《灵枢·经别》曰："夫十二经脉者，人之所以生，病之所以成，人之所以治，病之所以起。"说明人的生长与健康，病的酿成与痊愈，与人体经络有密切关系。传统养生技术就是以中医经络学说为基础，利用中医灸法、推拿、刮痧、拔罐、敷贴疗法，激发经络气血运行，促进人体新陈代谢，从而达到防病治病、养生保健的目的。

（1）艾灸养生　是以艾叶为可燃材料或其他热源在身体某些特定部位或穴位上施灸，以达到和气血、调经络、养脏腑、益寿延年的目的。艾灸从形式上分，可分为艾炷灸、艾条灸、温针灸三种；从方法上分，又可分为直接灸、间接灸和悬灸三种。保健灸则多以艾条灸为常见，而直接灸、间接灸和悬灸均可采用。在操作过程中可根据体质情况及所需的养生要求选好穴位，将点燃的艾条或艾炷对准穴位，使局部感到有温和的热力，以感觉温热舒适，并能耐受为度。

（2）推拿养生　主要是通过对身体局部刺激，产生疏通经络、调畅气血、培补元气、调理脏腑的功效，从而调整人体各部分功能的协调统一，保持机体阴阳相对平衡，以增强机体的自然抗病能力。常用的基本手法可分为按压类、摆动类、摩擦类、捏拿类、捶振类、活动关节类手法。

（3）刮痧养生　是以中医经络理论为指导，通过特制的刮痧器具及相应的手法，借助一定介质，在体表进行反复刮动、摩擦，使皮肤局部出现红色粟粒状，或暗红色出血点等"出痧"变化，从而起到活血透痧的作用。因其简、便、廉、效的特点，临床应用广泛，并且越来越多地运用到强身健体、减肥美容等养生保健领域。常用的养生刮痧法，根据不同部位可分为头部、面部、颈部、背部、胸胁部、腹部及四肢刮痧。

（4）拔罐养生　是以罐为工具，利用燃火、抽气等方法产生负压，使之吸附于体表，造成局部瘀血，以达到通经活络、行气活血、消肿止痛、祛风散寒等防病治病作用的疗法。根据不同的养生保健需要，通常可分为留罐法、闪罐法、走罐法、刺络拔罐法、留针拔罐法及药罐法等。

（5）敷贴养生　是将中药配制成丸、散、膏等剂型，施于腧穴或患病部位，利用中医对穴位的刺激作用来养生保健、防治疾病的方法。敷贴法主要是通过调和气血、解毒化瘀、扶正祛邪，从而促进机体功能的恢复，以达到内病外治的目的。中医常常选取三伏天时使用贴敷疗法，意在自然界中阳气最为旺盛的环境下，药力更易直达脏腑，可激发正气，起到防治疾病的功效。对于哮喘、慢性支气管炎等寒冷季节发病加重的疾病而言，在阳气旺盛而未发病的夏季提前预防，可以减轻其在冬季发作时的症状，促进疾病康复。

NOTE

【复习思考题】

1. 中医护理的基本原则有哪些?

2. 何谓治未病?

3. 如何理解中医养生?

4. 如何结合中医学理论来阐述中医养生的基本特点?

5. 中医养生的基本原则有哪些?

扫一扫，知答案

附录一 《中医体质分类与判定》标准

《中医体质分类与判定》标准是我国第一部指导和规范中医体质研究及应用的文件。该标准的编写和颁布，旨在为体质辨识及中医体质相关疾病的防治、养生保健、健康管理提供依据，使体质分类科学化、规范化，体现中医学"治未病"的思想，为实施个体化诊疗提供理论和实践支持，提高国民健康素质。

本标准简明实用，可操作性强，符合医疗法规和法律要求，具有指导性、普遍性及可参照性，适用于从事中医体质研究的中医临床医生、科研人员及相关管理人员，可作为临床实践、判定规范及质量评定的重要参考依据。

1. 判定方法

每一问题按 5 级评分，计算原始分及转化分，依标准判定体质类型。标有 * 的条目需要先逆向计分，即：$1 \rightarrow 5$，$2 \rightarrow 4$，$3 \rightarrow 3$，$4 \rightarrow 2$，$5 \rightarrow 1$，再用公式计算转化分。

原始分 = 各个条目的分值相加。

转化分数 =[（原始分 – 条目数）/（条目数 ×4）] ×100

2. 判定标准

平和质为正常体质，其他 8 种体质为偏颇体质。判定标准见附表 1–1。

附表 1–1　平和质与偏颇体质判定标准表

体质类型	条件	判定结果
平和质	转化分 ≥ 60 分	是
	其他 8 种体质转化分均 < 30 分	
	转化分 ≥ 60 分	基本是
	其他 8 种体质转化分均 < 40 分	
	不满足上述条件者	否
偏颇体质	转化分 ≥ 40 分	是
	转化分 30 ～ 39 分	倾向是
	转化分 < 30 分	否

3. 示例

示例 1：某人各体质类型转化分如下：平和质 75 分，气虚质 56 分，阳虚质 27 分，阴虚质 25 分，痰湿质 12 分，湿热质 15 分，血瘀质 20 分，气郁质 18 分，特禀质 10 分。

根据判定标准，虽然平和质转化分 ≥ 60 分，但其他 8 种体质转化分并未全部 < 40 分，其中气虚质转化分 ≥ 40 分，故此人不能判定为平和质，应判定为是气虚质。

示例2：某人各体质类型转化分如下：平和质75分，气虚质16分，阳虚质27分，阴虚质25分，痰湿质32分，湿热质25分，血瘀质10分，气郁质18分，特禀质10分。

根据判定标准，平质转化分≥60分，同时，痰湿质转化分在30～39分之间，可判定为痰湿质倾向，故此人最终体质判定结果基本是平和质，有痰湿质倾向。

4. 中医体质分类与判定表

平和质（A型）

请根据近一年的体验和感觉，回答以下问题	没有（根本不）	很少（有一点）	有时（有些）	经常（相当）	总是（非常）
（1）您精力充沛吗	1	2	3	4	5
（2）您容易疲乏吗 *	1	2	3	4	5
（3）您说话声音低弱无力吗 *	1	2	3	4	5
（4）您感到闷闷不乐、情绪低沉吗 *	1	2	3	4	5
（5）您比一般人耐受不了寒冷（冬天的寒冷，夏天的冷空调、电扇等）吗 *	1	2	3	4	5
（6）您能适应外界自然和社会环境的变化吗	1	2	3	4	5
（7）您容易失眠吗 *	1	2	3	4	5
（8）您容易忘事（健忘）吗 *	1	2	3	4	5
判断结果：□是　□基本是　□否					

气虚质（B型）

请根据近一年的体验和感觉，回答以下问题	没有（根本不）	很少（有一点）	有时（有些）	经常（相当）	总是（非常）
（1）您容易疲乏吗	1	2	3	4	5
（2）您容易气短（呼吸短促，接不上气）吗	1	2	3	4	5
（3）您容易心慌吗	1	2	3	4	5
（4）您容易头晕或站起时晕眩吗	1	2	3	4	5
（5）您比别人容易患感冒吗	1	2	3	4	5
（6）您喜欢安静、懒得说话吗	1	2	3	4	5
（7）您说话声音低弱无力吗	1	2	3	4	5
（8）您活动量稍大就容易出虚汗吗	1	2	3	4	5
判断结果：□是　□倾向是　□否					

阳虚质（C型）

请根据近一年的体验和感觉，回答以下问题	没有（根本不）	很少（有一点）	有时（有些）	经常（相当）	总是（非常）
（1）您手脚发凉吗	1	2	3	4	5
（2）您胃脘部、背部或腰膝部怕冷吗	1	2	3	4	5
（3）您感到怕冷、衣服比别人穿得多吗	1	2	3	4	5
（4）您比一般人耐受不了寒冷（冬天的寒冷，夏天的冷空调、电扇等）吗	1	2	3	4	5
（5）您比别人容易患感冒吗	1	2	3	4	5
（6）您吃（喝）凉的东西会感到不舒服或者怕吃（喝）凉的东西吗	1	2	3	4	5
（7）您受凉或吃（喝）凉的东西后，容易腹泻（拉肚子）吗	1	2	3	4	5
判断结果：□是　□倾向是　□否					

阴虚质（D型）

请根据近一年的体验和感觉，回答以下问题	没有（根本不）	很少（有一点）	有时（有些）	经常（相当）	总是（非常）
（1）您感到手脚心发热吗	1	2	3	4	5
（2）您感觉身体、脸上发热吗	1	2	3	4	5
（3）您皮肤或口唇干吗	1	2	3	4	5
（4）您口唇的颜色比一般人红吗	1	2	3	4	5
（5）您容易便秘或大便干燥吗	1	2	3	4	5
（6）您面部两颧潮红或偏红吗	1	2	3	4	5
（7）您感到眼睛干涩吗	1	2	3	4	5
（8）您感到口干咽燥、总想喝水吗	1	2	3	4	5
判断结果：□是　□倾向是　□否					

NOTE

痰湿质（E 型）

请根据近一年的体验和感觉，回答以下问题	没有 （根本不）	很少 （有一点）	有时 （有些）	经常 （相当）	总是 （非常）
（1）您感到胸闷或腹部胀满吗	1	2	3	4	5
（2）您感到身体沉重不轻松或不爽快吗	1	2	3	4	5
（3）您腹部肥满松软吗	1	2	3	4	5
（4）您有额部油脂分泌多的现象吗	1	2	3	4	5
（5）您上眼睑**比别人肿** （上眼睑有轻微隆起的现象）吗	1	2	3	4	5
（6）您嘴里有黏黏的感觉吗	1	2	3	4	5
（7）您平时痰多，特别是咽喉部总感到有痰堵着吗	1	2	3	4	5
（8）您有舌苔厚腻或舌苔厚厚的感觉吗	1	2	3	4	5
判断结果：□是　□倾向是　□否					

湿热质（F 型）

请根据近一年的体验和感觉，回答以下问题	没有 （根本不）	很少 （有一点）	有时 （有些）	经常 （相当）	总是 （非常）
（1）您面部或鼻部有油腻感或者油亮发光吗	1	2	3	4	5
（2）您易生痤疮或疮疖吗	1	2	3	4	5
（3）您感到口苦或嘴里有异味吗	1	2	3	4	5
（4）您有大便黏滞不爽、解不尽的感觉吗	1	2	3	4	5
（5）您小便时尿道有发热感、尿色浓（深）吗	1	2	3	4	5
（6）您带下色黄（白带颜色发黄）吗 （**限女性回答**）	1	2	3	4	5
（7）您的阴囊部位潮湿吗（**限男性回答**）	1	2	3	4	5
判断结果：□是　□倾向是　□否					

血瘀质（G型）

请根据近一年的体验和感觉，回答以下问题	没有（根本不）	很少（有一点）	有时（有些）	经常（相当）	总是（非常）
（1）您的皮肤在不知不觉中会出现青紫瘀斑（皮下出血）吗	1	2	3	4	5
（2）您两颧部有细微红丝吗	1	2	3	4	5
（3）您身体上有哪里疼痛吗	1	2	3	4	5
（4）您面色晦暗或容易出现褐斑吗	1	2	3	4	5
（5）您容易有黑眼圈吗	1	2	3	4	5
（6）您容易忘事（健忘）吗	1	2	3	4	5
（7）您口唇颜色偏暗吗	1	2	3	4	5

判断结果：□是 □倾向是 □否

气郁质（H型）

请根据近一年的体验和感觉，回答以下问题	没有（根本不）	很少（有一点）	有时（有些）	经常（相当）	总是（非常）
（1）您感到闷闷不乐、情绪低沉吗	1	2	3	4	5
（2）您容易精神紧张、焦虑不安吗	1	2	3	4	5
（3）您多愁善感、感情脆弱吗	1	2	3	4	5
（4）您容易感到害怕或受到惊吓吗	1	2	3	4	5
（5）您胁肋部或乳房胀痛吗	1	2	3	4	5
（6）您无缘无故叹气吗	1	2	3	4	5
（7）您咽喉部有异物感，且吐之不出、咽之不下吗	1	2	3	4	5

判断结果：□是 □倾向是 □否

NOTE

特禀质（Ⅰ型）

请根据近一年的体验和感觉，回答以下问题	没有（根本不）	很少（有一点）	有时（有些）	经常（相当）	总是（非常）
（1）您没有感冒时也会打喷嚏吗	1	2	3	4	5
（2）您没有感冒时也会鼻塞、流鼻涕吗	1	2	3	4	5
（3）您有因季节变化、温度变化或异味等原因而咳喘的现象吗	1	2	3	4	5
（4）您容易过敏（对药物、食物、气味、花粉或在季节交替、气候变化时）吗	1	2	3	4	5
（5）您的皮肤容易起荨麻疹（风团、风疹块、风疙瘩）吗	1	2	3	4	5
（6）您的皮肤因过敏出现过紫癜（紫红色瘀点、瘀斑）吗	1	2	3	4	5
（7）您的皮肤一抓就红，并出现抓痕吗	1	2	3	4	5
判断结果：□是　□倾向是　□否					

附录二　干支历法

干支历法，简称干支，中国古代主要用来纪年、纪月、纪日、纪时、纪方位。古代医家运用干支组合推求六十甲子年中各年的气候变化规律和发病规律，研究其对人体生理、病理的影响，用以指导对疾病的防治和护理。

一、干支历法概述

干支，为十天干和十二地支的简称，源自远古时代对天象的观测，是中国古代计算年、月、日、时的次序以及推算五运六气变化的代表符号。历法，即根据天象变化的自然规律，计量时间间隔，判断气候变化，预示季节来临的法则。

（一）天干地支的含义

天干，又称十天干，即甲、乙、丙、丁、戊、己、庚、辛、壬、癸。天干最早是用来纪日的，日为阳，阳为天，故称"天干"。"干"有个之意，如颜师古注《汉书·食货志》云："干，犹个也。"天干的先后不仅是一个数字符号，还包含着万物由发生至少壮，至繁盛，至衰老，至死亡，至更始的含义在内。

地支，又称十二地支，即子、丑、寅、卯、辰、巳、午、未、申、酉、戌、亥。地支最早是用来纪月的，月为阴，阴为地，故称"地支"。一年十二个月，每月建一支：正月建寅，二月建卯，三月建辰，四月建巳，五月建午，六月建未，七月建申，八月建酉，九月建戌，十月建亥，十一月建子，十二月建丑。地支的先后，与天干的意义相同，仍是万物的发展由微而盛，由盛而衰，反复变化的进展过程。

（二）天干地支的阴阳五行属性

1. 干支的阴阳属性

天干、地支各有阴阳属性，天干为阳，地支为阴。干支本身又可再分阴阳，划分方法是按干支的排列顺序，奇数为阳，偶数为阴。天干中甲、丙、戊、庚、壬属阳，为阳干；乙、丁、己、辛、癸属阴，为阴干。地支中子、寅、辰、午、申、戌属阳，为阳支；丑、卯、巳、未、酉、亥属阴，为阴支。

2. 干支配属五行

天干分成甲乙、丙丁、戊己、庚辛、壬癸五对，然后分别配五行，地支也可以分别配五行。天干地支各有两种五行配属方法：

（1）干支配属五行和方位

天干相配的结果是：甲乙属木，应东方；丙丁属火，应南方；戊己属土，应中央；庚辛属金，应西方；壬癸属水，应北方。这是结合五方五时生物生长收藏的规律为依据而确立的，例如甲乙属木，应东方，东方为木位，应春季，春气主生，万物萌发。

地支相配的结果是:寅卯属木,巳午属火,辰未戌丑属土,申酉属金,亥子属水。这是根据方位与月建(北斗星的斗柄)来确定的。例如火是南方之气,旺于夏,巳午的月建是四月、五月,位于南方,所以巳午属火。

(2)干支化运与化气配属

天干化五运的结果是:甲己化土,乙庚化金,丙辛化水,丁壬化木,戊癸化火。

地支化气的结果是:丑未主土,卯酉主金,辰戌主水,巳亥主木,子午寅申主火。

(三)干支历法的推算

天干和地支配合可以用来纪年、纪月、纪日、纪时。十天干和十二地支相互配合,谓之甲子,《素问·六微旨大论》中记载:"天气始于甲,地气始于子,子甲相合,命曰岁立,谨候其时,气可与期。"

天干与地支的配合是天干在上,地支在下,按干支的顺序向下排列。天干的第一位是甲,地支的第一位是子,两者配合起来便是甲子。从甲子开始,依次推算到癸亥,共得六十次,便称为一周或一个甲子(附表1-2)。

附表1-2　干支纪年的排列次序表

1	2	3	4	5	6	7	8	9	10
甲子	乙丑	丙寅	丁卯	戊辰	己巳	庚午	辛未	壬申	癸酉
11	12	13	14	15	16	17	18	19	20
甲戌	乙亥	丙子	丁丑	戊寅	己卯	庚辰	辛巳	壬午	癸未
21	22	23	24	25	26	27	28	29	30
甲申	乙酉	丙戌	丁亥	戊子	己丑	庚寅	辛卯	壬辰	癸巳
31	32	33	34	35	36	37	38	39	40
甲午	乙未	丙申	丁酉	戊戌	己亥	庚子	辛丑	壬寅	癸卯
41	42	43	44	45	46	47	48	49	50
甲辰	乙巳	丙午	丁未	戊申	己酉	庚戌	辛亥	壬子	癸丑
51	52	53	54	55	56	57	58	59	60
甲寅	乙卯	丙辰	丁巳	戊午	己未	庚申	辛酉	壬戌	癸亥

在六十年中,天干往复轮周六次(10干×6次=60年),地支往复轮周五次(12支×5次=60年)。用以纪年,六十年就是一个周期,故《素问·天元纪大论》曰:"天以六为节,地以五为制。周天气者,六期为一备;终地纪者,五岁为一周……五六相合,而七百二十气为一纪,凡三十岁;千四百四十气,凡六十岁,而为一周,不及太过,斯皆见矣。"

用以纪日、纪时,则以十干反复六次,十二支反复五次,排成甲子,再乘以六,便为一年三百六十五日的大概日数。《素问·六节藏象论》曰:"天有十日,日六竟而周甲,甲六复而终岁,三百六十日法也。"

二、干支历法在中医护理学中的体现

（一）五运六气

五运六气主要研究自然界气候变化的规律及其与人体的关系，由于五运六气与干支历法关系密切，故又被称为"五运六气历"。《黄帝内经》中应用"五运六气历"，以天干地支作为运算符号进行推演，阐明六十甲子年中天度、气数、气候、物候、疾病变化与防治规律，从时空角度反映天地人的统一。

1. 五运

五运，是木运、火运、土运、金运、水运的统称。运者，轮转运动，循环不已之谓。《素问·天元纪大论》曰："夫五运阴阳者，天地之道也。"五运有大运、主运、客运之分，其变化都是以当年纪年的天干及其阴阳属性为准则的。

大运主管每年全年的气候变化和发病规律，故又称"岁运"。天干化五运，每两干统一运。具体推算方法在《素问·天元纪大论》中有记载："甲己之岁，土运统之；乙庚之岁，金运统之；丙辛之岁，水运统之；丁壬之岁，木运统之；戊癸之岁，火运统之。"即甲己之年为土运，乙庚之年为金运，丙辛之年为水运，丁壬之年为木运，戊癸之年为火运。这种推算方法是以五年为一循环的。在五年中，每运值一年，按五行相生次序排列，即土—金—水—木—火—土，循环往复。大运是推算客运和主运的关键。

主运是指五运之气分主于一年五个运季的岁气，反映一年五个运季的气候变化，基本上每年相同，所以称为主运。主运的推算，从每年大寒日始，按五行相生的次序，即：木为初运，火为二运，土为三运，金为四运，水为终运。每个运季的时间为七十三日零五刻。五个运季的气候常规，是以六气的五行属性为基本规律，即初运属木主风，二运属火主暑热，三运属土主湿，四运属金主燥，终运属水主寒。各个运季所主的气候，每年是一样的。

客运是指每年五个运季中的特殊岁气变化，因其每岁有变更，各季有不同，如客之来去，故称为客运。客运的推算是在每年值年大运的基础上进行的，即每年值年大运就是当年客运的初运。客运的推算，是按照当年大运确定初运后，便循着五行相生的关系推移，每步约为七十三日零五刻，行于主气之上，与主运相对，逐岁变迁，十年一周。客运主管一年之内各个运季的气候异常变化。

2. 六气

六气是风、寒、暑、湿、燥、火六种气候的简称。六气以三阴三阳为主，结合地支，用以说明和推算每年气候的一般变化和特殊变化。每年的六气，一般分为主气、客气、客主加临三种情况。主气用以述其常，客气用以测其变。主气和客气相合，称为客主加临，可以用来进一步分析气候的复杂变化。

根据《素问·五运行大论》记载，十二地支配六气的规律是："子午之上，少阴主之；丑未之上，太阴主之；寅申之上，少阳主之；卯酉之上，阳明主之；辰戌之上，太阳主之；巳亥之上，厥阴主之。"即逢子午年为少阴君火之气所主，逢丑未年为太阴湿土之气所主，逢寅申年为少阳相火之气所主，逢卯酉年为阳明燥金之气所主，逢辰戌年为太阳寒水之气所主，逢巳亥年为厥阴风木之气所主。

3. 五运六气的结合

五运和六气在运用时是相互结合的，"天干取运，地支取气"，故天干与地支的配合，代表着运和气的结合。每年的年号，都是由一个天干和一个地支组成的。五运六气在医学上主要用以推测每年的气候变化，预测疾病的发生和流行，指导对疾病的预防、治疗和护理。

4. 五运六气对护理的指导

五运六气在阴阳五行的理论基础上加以拓展，更加全面地观察和总结了气候与生命的周期现象，例如人在不同气候中的常见病、多发病，自然和人的气化规律及病机问题等。根据干支推五运和六气，再根据各年各运季节气的气候特点，确定疾病的防治和护理原则。

《黄帝内经》把五运主病和六气为病，论述得详实而系统。《素问·五运行大论》指出五运主病的原因是："五气更立，各有所先，非其位则邪，当其位则正。"即按一年五季的当令时序提前或错后，都可能因此而致病。六气合于四时，能促进万物生长，但六气太过或不及，就会成为致病因素，则为六淫。因此，人们要以五运六气为指导，根据气运的变化进行养生保健和疾病护理。

（二）子午流注

子午流注，是以"天人相应"的观点为理论基础，认为人体功能活动、病理变化受自然界气候变化等影响而呈现一定的规律。根据这种规律，选择适当时间进行养生、护理和疾病防治，可以获得较佳的疗效。因此提出"因时施治""按时针灸""择时给药"等。

"子午"代表的是时间，子、午是地支的第一数和第七数。从时间上看，一天有十二个时辰，子为夜半，午为日中，是阴阳对立的两个名词，子为阳之始，午为阴之始；从方位上看，子午分别代表正北方及正南方；在气机升降方面，子时则气升，午时则气降。因此，"子午"除了有时间的意义，还具有阴阳和方位的含义。

"流注"二字是指自然界的水流动转注，流为流动，注为灌注。比喻自然界江河湖海水流的汇合和往返不息，也包含宇宙万物瞬息万变的状态。古代医家将人体的气血循环比作水流，用以阐明十二经脉气血流注盛衰的过程，这个盛衰过程通过十二经脉的五输穴体现，故五输穴以井、荥、输、经、合来命名，水之发出为井，渐成为细流为荥，所注为输，所行为经，然后汇合入出于泽海。

参考文献

1. 郑洪新，吉文辉．中医药文化基础．北京：中国中医药出版社，2011．

2. 黄海波．中国传统文化与中医．北京：人民卫生出版社，2014．

3. 罗尧岳，肖政华．中医护理理论基础．北京：中国中医药出版社，2017．

4. 徐桂华，胡慧．中医护理学基础．北京：人民卫生出版社，2016．

5. 魏凤琴．五脏精气血津液理论及其指导意义．中医药学刊，2006（5）：897-898．

6. 刘艳丽，王秀秀，韩金祥．中医"气"学说研究60年．辽宁中医杂志，2014，41（11）：2299-2303．

7. 董慧娟，郎庆波．中医护理学．上海：第二军医大学出版社，2012．

8. 徐桂华，刘虹．中医护理学基础．北京：中国中医药出版社，2012．

9. 李德新．中医基础理论．北京：人民卫生出版社，2001．

10. 陈净莹，何秀堂．中医护理学．武汉：华中科技大学出版社，2016．

11. 池建淮，胡慧．中医护理学基础．北京：人民卫生出版社，2014．

12. 王琦，靳琦．亚健康中医体质辨识与调理．北京：中国中医药出版社，2012．

13. 中华中医药学会．中医体质分类与判定．世界中西医结合杂志，2009，4（4）：303-304．

14. 孙广仁，郑洪新．中医基础理论．3版，北京：中国中医药出版社，2012．

15. 王琦．中医体质学．北京：人民卫生出版社，2005．

16. 陈佩仪．中医护理学基础．北京：人民卫生出版社，2017．

17. 马烈光．中医养生学．北京：中国中医药出版社，2012．

18. 于睿，姚新．中国养生与食疗．北京：人民卫生出版社，2017．

NOTE